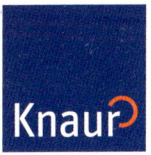

Münstedt | Thienel

Patientenratgeber
Krebs

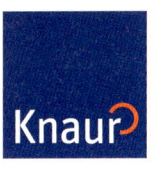

Prof. Dr. med. Karsten Münstedt | Petra Thienel

Patientenratgeber
Krebs

Alternative Therapien medizinisch bewertet

www.knaur-ratgeber.de

Inhalt

Zum besseren Verständnis 14
Vorwort 16

TEIL 1
Aktuelle Übersicht

Krebs – eine Krankheit auf dem Vormarsch 20
Schulmedizin oder »alternative Medizin«? 21
Welche Therapie ist sinnvoll? 26
Nebenwirkungen und Gefahren von
   unkonventionellen Heilmethoden 27
Krebs – Vergangenheit und Gegenwart 29

TEIL 2
Alternative Therapien

Therapien mit positiver Wirkung

- Akupunktur 40
- Astragalus membranaceus – Chinesische Tragantwurzel .. 41
- Avemar® 44
- BCG-aktive Immuntherapie 46
- Bromelain 48

Inhalt

- Cannabinoide 49
- Enzymkombination nach Wolf und Ransberger 51
- Grüner Tee 52
- Honig – Apitherapie 54
- Hyperthermie 56
- Indol-3-Carbinol aus Kohlarten 59
- Lycopin 61
- Magnesium 62
- Polyphenole und Flavonoide 63
- Propolis – Apitherapie 66
- Selen 67
- Shiitake 69
- Taurolidin 71
- Thymophysin® 25-/-50 von Firma CytoChemia 72
- Vitamin D 73
- Zink 75

Therapien mit nicht gesicherter Wirkung

- *Agaricus blazei murrill* (ABM) 77
- AHCC® (Aktive Hexose Correlated Compound) 78
- Alkylglycerol 79
- Aloe vera (*Aloe barbadensis* Miller) 81
- Anthocyane und Betalaine 83
- Arabinoxylan (Lentin Plus 1, MGN-3, BioBran, PeakImmune4, Noxylane4) 84
- Aromatherapie 86
- Asant 88

- B-Vitamine 89
- Beta-D-Glucan 93
- Bierhefeflocken, Bierhefetabletten, Bierhefepulver 94
- Biomun T® und VIATHEN-T® 96
- Calcium 97
- Careimmun® Basic 99
- CoD™-Methode 100
- Coenzym Q 10 102
- Colibiogen® oral oder Colibiogen® inject N 103
- Culevit® 105
- Dendritische Zellen 107
- Diät-Konzept nach Kousmine 109
- *Eleutherococcus senticosus* Maxim 110
- Factor AF 2 Loges 111
- Fucoidan aus braunem Seetang 113
- Fußreflexzonenmassage 114
- Ginseng *(Panax ginseng)*,
  Amerikanischer Ginseng *(Panax quinquefolius)* 116
- Glutathion (reduziertes) 117
- *Hericium* 120
- Hildegard von Bingen 121
- Hyperbare Oxygenation (HBO) –
  Sauerstoffüberdruckbehandlung 122
- Isoprinosine®, Delimmun®, Imunovir®,
  Viruxan®, Prinosine®, Virimun® 124
- Katzenkralle 125
- Klassische homöopathische Einzelmittel 127
- Klette 136

Inhalt

- Klettenlabkraut 137
- Kolostralmilch 138
- Kombucha (Indisch-Japanischer Teepilz, *Fungus japonicus*) 140
- Komplexhomöopathie 141
- Kurkuma oder Gelbwurz 145
- Lapachotee 146
- L-Arginin 148
- L-Carnosin 149
- Leinsamen und Leinöl 151
- LeukoNorm CytoChemia® 153
- Löwenzahn *(Taraxacum officinale)* 154
- Maitake 156
- Man-Koso 3 158
- Modifizierte Zitruspektine (MCP) 159
- Melatonin 160
- Milchkefir 162
- Milchsäuretherapie nach Kuhl 163
- Mistel 166
- Mutaflor® (Ardeypharm) 169
- Nonifrüchte 171
- Öl-Eiweiß-Kost nach Budwig 172
- Orthomol flavon m 174
- Orthomol Immun – Orthomol Immun pro 175
- Osteopathie 176
- Pollen – Apitherapie 178
- Polyerga® 179
- *Polyporus umbellatus* 181

- Prostasol® 182
- Protecton Zellaktiv® 184
- Regazell energen plus 185
- Reishi (Ling Zhi) 186
- Rooibostee (Aspalathus linearis) 188
- Rote-Bete-Kur nach Seeger 189
- Schisandrafrüchte (Wuweizi) 191
- Schlenzbäder, Schlenzkur, Überwärmungsbäder nach Schlenz 192
- Thymustherapie 194
- TransferFaktor 196
- Veilchen und Veilchensalbe 197
- Vita Biosa 199
- Vitamin A 201
- Vitamin C 202
- Vitamin E (Alpha-Tocopherol) 203
- Wasserkefir (Japanische Meeresalge, Japankristall, Japanische Kristallalge) 205
- Weihrauch, Indischer Weihrauch 207
- Xantho-C 208
- Zitronensäure 209

Therapien ohne Wirkung

- 714-X 211
- Aktiv-spezifische Immuntherapie (ASI) 212
- Alzoon® 213
- Amrit Kalash 214

Inhalt

- Antineoplaston-Therapie 215
- Arthrokelan U 217
- Arzneipflanzen nach Maria Treben 218
- Autologe Tumortherapie nach Klehr (ATC) 219
- Auto-Sanguis-Stufentherapie 220
- Béres Tropfen N-Plus 222
- Bienengift – Apitherapie 223
- Buserelin (nach Hackethal) 224
- Carctol® 225
- Carnivora® 227
- Carzodelan forte® 228
- Chaparral-Tee 230
- Chelattherapie 231
- Coley Vaccine 233
- Colon-Hydro-Therapie und Darmreinigung 236
- Dehydroepiandrosteron (DHEA) 237
- Deuterium-depletiertes Wasser (DDW) 239
- Dimethylsulfoxid (DMSO) 240
- Divya Punarnavadi Mandur 241
- Edelsteintherapie 242
- Eigenbluttherapie 246
- Elektroneuraltherapie 248
- Epican Forte™ von Dr. Rath 250
- Ergamisol® 251
- Esberitox® 252
- Essiac® 254
- Flor Essence 255

- Frequenztherapie nach Rife und Clark 256
- Frischzellentherapie 258
- Furfural 259
- Galavit® 261
- Galvanotherapie – Beispiel Bioelektrotherapie (BET) 262
- Geistheilung 264
- Gelée royale – Apitherapie 265
- Gelum®-Tropfen 266
- Genistein und Daidzein aus Soja und Rotklee 268
- (Neue) Germanische Medizin nach Hamer 270
- (Organisches) Germanium 271
- H 11 (for cancer) 273
- Haelan 951 274
- Haifischknorpel 276
- Hämatogene Oxidationstherapie (HOT) und ultraviolette Bestrahlung des Blutes (UVB) 277
- Hoxsey-Therapie 279
- Hydrazinsulfat ($N_2H_6SO_4$) 281
- Immunoaugmentative Therapie (IAT) nach Burton 282
- Inositol-Hexaphosphat (IP-6) 284
- Ionisiertes alkalisches Wasser (Microwater) 285
- Japanischer Pestwurz *(Petasites japonicus)* 287
- Jomol®-Therapie 288
- Kimun® 289
- Krebiozen, Carcalon, Kreatine, Lipopolysaccharide C 291
- Krebskur-total nach Breuss 292
- Krebstherapie nach Di Bella 293
- Laetril, Vitamin B_{17}, Amygdalin 294

Inhalt

- LIV. 52® 295
- Magnetfeldtherapie 297
- Medizinische Hefe 300
- Megamin® 301
- Micom I.I.I.I., O2 MYGAIII 303
- Mutterkraut 304
- Nachtkerzensamenöl 305
- Neoblastine® 307
- NeySOL®L66, NeyDIL®66 307
- Neythymun® 310
- Ozontherapie 312
- Padma® 28 313
- Pankreasenzyme nach Beard 315
- PC-SPES® 316
- Pestwurz *(Petasites officinalis, Petasites hybridus)* 318
- Petroleum (Oleum petrae album rectif.) 319
- Physiatrone nach Solomides 321
- Polonine 322
- Psychische Chirurgie 323
- Reinkarnationstherapie 324
- Schlangengiftreintoxin 325
- Schwedenbitter 328
- Squalen 329
- Systemische Krebs-Mehrschritt-Therapie (sKMT) 330
- Tian Xian 333
- Trypanosomenttherapie 335
- Tumosteron® 336

- Ukrain 339
- Urintherapie 340
- Urmedizin nach Konz 342
- VG 1™ (nach Govallo) 343
- Weintraubendiät 345

Sinnvolle Kombinationen von komplementären Therapien 347

Sinnvolle Methoden zur Zeit der Operation 347

Maßnahmen begleitend zur Chemotherapie 348

Maßnahmen begleitend zur Strahlentherapie 353

Maßnahmen begleitend zur Hormontherapie 353

Maßnahmen nach Abschluss der Behandlung 353

Diätetische Zweittumorprävention 356

Register 358

Impressum 368

Zum besseren Verständnis

Der Gesetzgeber macht es Autoren schwer, die Betroffene und andere interessierte Personen über die sogenannte Alternativmedizin informieren wollen. Da dieses Buch versucht, für einen rational denkenden Menschen nachvollziehbare Informationen zum Thema zu geben, besteht die Gefahr, dass dies als »Werbung« im Sinne des Gesetzgebers verstanden wird. Dieses Buch ist keinesfalls als Ratgeber zur Laienmedikation bei Krebserkrankungen zu verstehen. Aus oben genannten Gründen möchten/müssen wir auf Folgendes hinweisen:

1. Im Buch werden zu einzelnen Themen zum Teil die Namen von Präparaten erwähnt, die immer wieder im Internet und anderen Medien mit Krebs und dem Immunsystem in Verbindung gebracht werden. Diese Produkte sind meist nicht für das Anwendungsgebiet Krebsbekämpfung, Krebsprävention und damit verbundene Indikationen zugelassen, dennoch werden sie von bestimmten Berufsgruppen oder hinter vorgehaltener Hand als Wundermittel bei Krebs angepriesen. Die Diskussion der Substanzen beschränkt sich insbesondere auf diese Anwendung in den Grauzonen und nicht auf zugelassene Indikationen. In gar keinem Fall sollen hier in anderen Anwendungsbereichen etablierte Therapien diskreditiert werden.

2. Für alle genannten Nahrungsergänzungsmittel ist es nicht erlaubt, medizinische Anwendungsgebiete wie Krebs zu benennen. Der Einsatz von Nahrungsergänzungsmitteln ist nur erlaubt, um Mangelzustände zu beseitigen. Sie dürfen nicht zur Beseitigung von Krankheiten eingesetzt werden und dürfen in Deutschland keinen therapeutischen Nutzen haben. Sie haben

in Deutschland mehr den Status von Nahrungsmitteln, auch wenn gelegentlich der Eindruck entsteht, dass es sich um Arzneimittel handeln würde. Eine Zulassung ist in Deutschland nicht erforderlich, um mit ihnen Handel zu treiben. Hier ist Vorsicht geboten, denn andere Länder haben für Nahrungsergänzungsmittel andere Regeln, so dass im Internet der Eindruck entstehen kann, dass es sich um Arzneimittel handelt. Auch hier wurde im Buch die allgemeine Diskussion in den Medien aufgegriffen und diskutiert. Auch hier geht es nicht um den Einsatz als Nahrungsergänzungsmittel im Allgemeinen, sondern die oft mit dem Einsatz verbundenen Wünsche bei Krebspatienten.

3. Für die registrierten homöopathischen Arzneimittel darf kein Anwendungsgebiet durch den Hersteller benannt werden.

4. Nur Arzneimittel und Medizinprodukte werden im Rahmen einer Zulassung auf Qualität, Wirksamkeit und Unbedenklichkeit geprüft. Diese Produkte werden durch das Bundesinstitut für Arzneimittel und Medizinprodukte überwacht. Es besteht eine Meldepflicht für unbekannte Nebenwirkungen.

5. Die im Buch aufgeführten Dosierungen zu den einzelnen Produkten sind die in den Medien gefundenen Einnahmehinweise. Es handelt sich dabei aber nicht um empfohlene Dosierungen. Vor Gebrauch aller genannter Produkte sollten eventuell mitgelieferte Beipackzettel genauestens studiert werden.

6. Die aufgeführten Kapitel erheben nicht den Anspruch, vollständig zu sein. Sie entsprechen aber weitgehend dem aktuellen Stand der Forschung. Zu einzelnen Teilbereichen sollten weitere Quellen zu Rate gezogen werden. Möglicherweise müssen einige Methoden in Zukunft anders bewertet werden. Alle näheren Einzelheiten sollten immer mit dem behandelnden Arzt abgeklärt werden. Das Buch kann und soll den Besuch bei einem kompetenten Arzt nicht ersetzen.

Vorwort

Die Diagnose Krebs bedeutet für jeden Betroffenen einen Schock, denn es ist allgemein bekannt, dass die Erkrankung in vielen Fällen nicht heilbar ist. So ist es in jeder Weise verständlich, dass Betroffene und ihre Angehörigen nach Möglichkeiten suchen, die Heilungschancen zu verbessern. Bei der Suche ist es unvermeidlich, dass sie irgendwann auf den Bereich der alternativen und komplementären Medizin stoßen, der oftmals auch Heilung in aussichtslosen Fällen, mindestens aber die Linderung der durch die Schulmedizin verursachten Beschwerden und Nebenwirkungen verspricht. Doch der Bereich ist unübersichtlich, denn welches Krankheitskonzept und welche der mehr als 200 Methoden soll man wählen, welche sind nutzlos und welche vielleicht sogar gefährlich?

Seriöse Information

Auf dem Markt finden sich verschiedene Bücher und auch viele Internetseiten zum Thema Krebs, die eher persönliche Ansichten als wissenschaftlich belegte Tatsachen verbreiten. Sie geben vor, den Betroffenen helfen zu wollen, und nutzen das Vertrauen aus, das viele Menschen dem geschriebenen Text entgegenbringen. Wichtig ist jedoch festzuhalten, dass diese Inhalte nicht überprüft sind.

Dieses Buch möchte Betroffenen eine weitgehend objektive Übersicht über den Bereich der komplementären und alternativen Heilmethoden bei Krebs geben. Um dem Leser die Übersicht zu vereinfachen, wurden die verschiedenen Methoden in drei Kategorien eingeteilt:

Als **GRÜN** werden Mittel eingestuft, die bei Krebserkrankungen geprüft wurden und entweder ergänzend (komplementär) oder anstelle einer schulmedizinischen Therapie (alternativ) positive Wirkungen gezeigt haben.

Bei **GELB** markierten Methoden kann man davon ausgehen, dass ein Patient keinen größeren Schaden bei der Anwendung nimmt. Sie können aber nicht als unproblematisch angesehen werden, denn entweder ist ihre Wirkung nicht belegt oder es treten – neben einer Wirkung – auch gehäuft unerwünschte Wirkungen auf.

ROT markierte Methoden müssen als wirkungslos angesehen werden, oder es sind gefährliche Nebenwirkungen zu erwarten. Von der Anwendung solcher Produkte wird abgeraten.

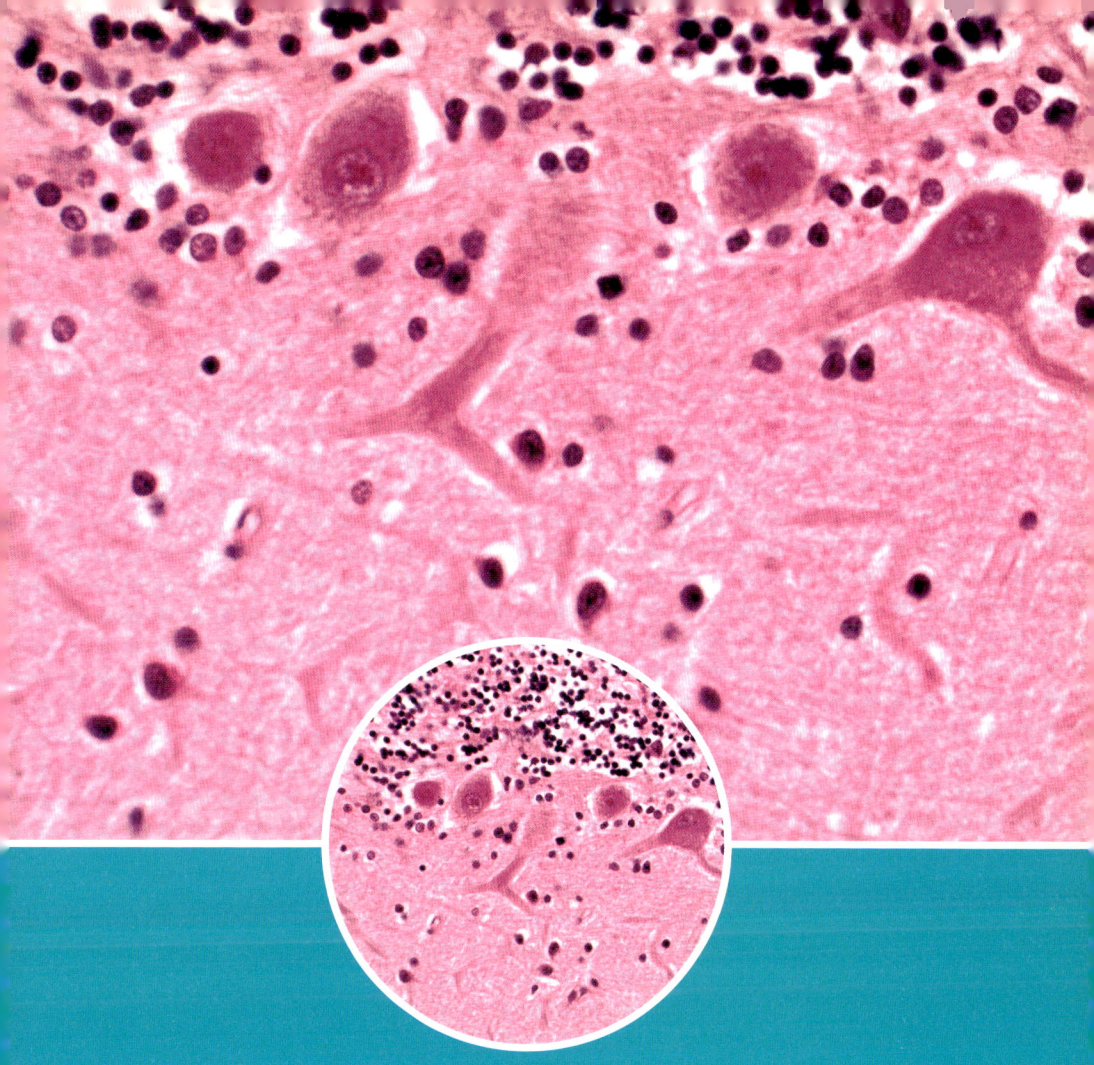

TEIL 1
Aktuelle Übersicht

Krebs – eine Krankheit auf dem Vormarsch

Von den etwa 10^{13} Zellen eines menschlichen Körpers entwickelt sich in der Regel nur eine Zelle im Laufe des Lebens zur Krebsgeschwulst. Berücksichtigt man, dass jeden Tag etwa 10^4 Veränderungen in der Erbsubstanz (DNS) jeder Zelle entstehen, die durch Reparaturprozesse korrigiert werden müssen, ist das Risiko, an Krebs zu erkranken, eigentlich relativ gering.

Die sogenannte Schulmedizin hat viel erreicht. Die Lebenserwartung in Westeuropa hat sich in den vergangenen 100 Jahren deutlich erhöht. Die gefürchteten Infektionskrankheiten, an denen früher Millionen verstorben sind, gibt es zwar noch, sie können jedoch mit Antibiotika meist effektiv behandelt werden. Entsprechend übernahmen andere Krankheiten die Spitze der Todesursachenstatistik. Da aber auch sie immer besser in den Griff zu bekommen sind, werden sie in nächster Zeit den ersten Platz an die bösartigen Tumorerkrankungen abtreten müssen, wenn man den Schätzungen glauben kann.

Damit scheint das Problem »Krebs« insgesamt an Bedeutung zuzunehmen. Der Umstand, dass die Schulmedizin keine dem Bereich der Infektiologie vergleichbaren Erfolge aufzuweisen hat, wurde ihr als Versagen ausgelegt. Es ist aber wichtig, dass man sich um ein objektives Bild bemüht. In manchen Bereichen ist eine Tumorerkrankung kein Todesurteil. Wenn Tumoren früh erkannt werden, lassen sie sich beispielsweise meist durch eine Operation entfernen. In vielen Fällen haben die Tumoren dann auch noch nicht gestreut, und der Patient ist geheilt. Ein gutes Beispiel dafür ist das Endometriumkarzinom oder der Gebärmutterschleimhautkrebs. Hier liegt die Heilungsrate bei über 80 %.

Wie sind die Heilungschancen?

Ein wesentliches Problem für viele Patienten ist oft die fehlende Kenntnis, wie gut oder wie schlecht ihre Heilungschancen sind. Entsprechend wichtig ist es, mit dem behandelnden Arzt über dieses Thema zu sprechen, um die Heilungschancen und die Möglichkeiten der Verbesserung sorgfältig zu diskutieren. Mithilfe von Computerprogrammen ist es heute möglich, bei einigen Tumorerkrankungen eine recht gute Vorhersage zu den Heilungschancen zu geben. Sie ermöglichen auch eine Aussage darüber, inwieweit die Heilungschancen durch Chemotherapie und/oder Hormontherapie verbessert werden können. Ein bewährtes Programm dieser Art ist »Adjuvant!«, das von Ärzten genutzt werden darf und die Heilungschancen bei Brust-, Darm- und Lungenkrebs berechnet (unter http://www.adjuvantonline.com). In Abhängigkeit von den individuellen Gegebenheiten muss dann über die weitere Therapie gesprochen werden.

Was bedeutet Evidenz-basierte Medizin?

Alle Beratungen in der Schulmedizin beruhen auf dem Grundsatz der Evidenz-basierten Medizin, d.h., ein Behandlungsvorschlag muss auf rational nachvollziehbaren Ergebnissen von Untersuchungen und klinischen Studien beruhen. In vielen Bereichen gibt es schon Therapieleitlinien, die aufbauend auf aktuellen Untersuchungen sinnvolle Wege der Behandlung aufzeigen. Bei seltenen Tumoren sollte der Arzt die Fachliteratur nach neuen Erkenntnissen durchsuchen, um eine zeitgemäße Therapie zu gewährleisten.

Schulmedizin oder »alternative Medizin«?

Die Schulmedizin ist bisher nicht in der Lage, eine Heilung bei allen Arten von Tumoren und in allen Stadien zu gewährleisten. Es ist jedoch zutreffend, dass sich die Behandlungsergebnisse in den letzten Jahren verbessert haben und dass auch die Lebensqualität stärker in den Blickpunkt getreten ist, wobei sowohl weniger nebenwirkungsreiche Medikamente als auch effektive Begleittherapien entwickelt wurden. In jedem Fall ist der Nutzen einer schulmedizinischen Therapie gut dokumentiert und nachprüfbar. Entsprechend wichtig ist es für Patienten zu realisieren, dass es keine Alternative zur sogenannten Schulmedizin gibt.

Dennoch reißt die Kritik an der Schulmedizin nicht ab. Gleichzeitig lässt eine »alternative Medizin« oder »Naturmedizin« Menschen aufhorchen. Die Protagonisten dieser Medizinrichtungen suggerieren, dass es sich bei diesen Heilmethoden nicht um etwas Schädliches, sondern etwas Leichtes, gut Verträgliches, vielleicht sogar Natürliches handelt.

Gefahren pflanzlicher Heilmittel

Natürlich, biologisch oder pflanzlich ist keinesfalls gleichzusetzen mit gefahrlos. Dazu ein Beispiel: Um 1998 war das pflanzliche Antidepressivum Kava-Kava ein großer Verkaufserfolg in den deutschen Apotheken. Dieses Mittel wurde als echte Alternative zu chemischen Stoffen gehandelt und war frei auf dem Markt erhältlich. Was damals noch niemand wusste, war die stark leberbelastende Wirkung dieses Mittels. Getrieben von dem Glauben, etwas Pflanzliches und somit Natürliches gegen Angst- und Spannungszustände gefunden zu haben, nahm das Produkt an Popularität zu. Danach häuften sich Berichte über Unverträglichkeiten, und auch Todesfälle wurden registriert. Heute ist das pflanzliche Arzneimittel vom deutschen Markt verschwunden. Das Bundesinstitut für Arzneimittel- und Medizinprodukte hat den Vertrieb von Kava-haltigen Medizinprodukten wegen zahlreicher und zum Teil schwerster Leberschädigungen in Deutschland verboten.

Im Gegensatz zu natürlichen Stoffen stehen die chemischen Erzeugnisse. Hört der Laie jedoch das Wort »chemisch«, wird damit sofort etwas Körperfremdes, Unnatürliches assoziiert. Da es sich bei schulmedizinischen Krebsarzneimitteln um echte chemische Stoffe handelt, wird gefolgert, dass sie im Allgemeinen für den Körper schädlich sind. Doch in den meisten Fällen leiten sich »chemische« Wirkstoffe von Naturstoffen ab. Bekannte Beispiele sind das Atropin aus der Tollkirsche, Herzglycoside aus dem Fingerhut, Chemotherapeutika wie Vinca-Alkaloide aus dem Madagascar-Immergrün sowie Taxane aus der Eibe.

Der Nachteil von Naturstoffen: Sie sind Vielstoffgemische, die unterschiedliche Mengen an Wirkstoffen enthalten, abhängig von der Sorte und dem Standort der Pflanze, aber auch von lokalen Witterungsbedingungen oder den späteren Extraktionsverfahren.

Der Vorteil der chemischen Herstellung von Substanzen: Die Konzentration, in der sie vorliegen, ist definiert. Sie sind befreit von anderen Wirkstoffen aus der Pflanze, die für unerwünschte Wirkungen, meist Nebenwirkungen genannt, verantwortlich sind.

Überholter Dualismus

Bei vielen Patienten ergibt sich ein zweigeteiltes Weltbild mit der Schulmedizin einerseits und der alternativen Medizin andererseits. Doch diese Zweiteilung ist nicht sinnvoll. Eine Einteilung, die den Erkenntnisstand zu den Methoden berücksichtigt, erscheint wesentlich sinnvoller. Besser unterscheidet man:

- **Standardtherapien** (inklusive anerkannter Naturheilverfahren): Diese Therapien sind zum Standard erklärte, überprüfte, wissenschaftliche Behandlungsformen. Hier findet man die meisten schulmedizinischen Therapien, aber auch einige Naturheilverfahren wie die Hydro- und Thermotherapie, Bewegungs- und Atemtherapie, Massageverfahren oder Ernährungstherapie, die einen Teil der Schulmedizin darstellen.

- **Experimentelle Therapien:** Dies sind noch nicht zugelassene Therapien mit Arzneimitteln, die sich in der wissenschaftlichen Erprobungsphase befinden.

- **Unkonventionelle Therapien:** Dabei handelt es sich um Therapieformen, die nicht zum medizinischen Standard gehören. Sie sind verbreitet, aber wissenschaftlich nicht oder noch nicht ausreichend überprüft. Beispiele: Homöopathie, Anthroposophie, Traditionelle Chinesische Medizin, Ayurveda.

- **Außenseitermethoden:** Diese Therapieverfahren erscheinen nicht plausibel und basieren auf unbeweisbaren Behauptungen. Beispiele: Geistheilung, Esoterik sowie weitere Therapien, die meist mit dem Namen der Erfinder verbunden sind.

- **Paramedizin** (Scharlatanerie, Quacksalberei): Bei der Paramedizin steht nicht das körperliche und geistige Wohl der Patienten an erster Stelle. Meist wird versucht, aus deren verzweifelter Situation möglichst viel Kapital zu schlagen. Dabei verstehen es die Scharlatane und Quacksalber sehr gut, sich zu tarnen: Sie passen ihre Methoden aktuellen Trends an und verbrämen das Ganze pseudowissenschaftlich, so dass sie oft nur schwer zu entlarven sind.

Neben diesen Begriffen finden sich andere Begriffe, die nachfolgend erläutert werden sollen.

- **Ganzheitsmedizin:** Die Ganzheitsmedizin geht auf den Augenarzt Werner Zabel zurück, der ab 1950 im Rahmen der »Berchtesgadener Fortbildungskurse für Ganzheitsmedizin« das Konzept einer »Körper-Geist-Seele-Einheit« wieder offensiv thematisierte und den Menschen als eine Einheit ansah. Ganzheitsmedizin wird oft synonym mit Alternativmedizin und Komplementärmedizin gebraucht.

- **Alternative Medizin:** Alternativmedizin stellt einen Sammelbegriff verschiedenster Therapieformen dar, die einen anderen Ansatz als die Schulmedizin haben. Die Homöopathie und die Akupunktur gehören auch zur alternativen Medizin.

- **Komplementärmedizin:** Seit den 1980er Jahren taucht im englischsprachigen Raum der Begriff »complementary medicine« auf. Als Komplementärmedizin wird ein neuer Begriff für alternative Medizin im deutschsprachigen Raum ab 1990 gebraucht. Die Komplementärmedizin ist ein allgemeiner Sammelbegriff für eine Vielzahl von verschiedenen medizinischen Richtungen mit therapeutischen und diagnostischen Methoden. Sie ist in den Medizinsystemen der Industrieländer allgemein nicht anerkannt, wird jedoch vereinzelt an medizinischen Fakultäten beforscht, gelehrt und angewandt. Die Komplementärmedizin wird nicht als eine Alternative, sondern als eine Ergänzung zu Methoden der wissenschaftlichen Medizin gesehen.

Im Allgemeinen versteht man unter einer **komplementären** Methode eine, die *ergänzend und gleichzeitig* zu einer konventionellen (schulmedizinischen) Behandlungsweise erfolgt. Sie hat meist zum Ziel, die Wirkung zu verstärken oder eventuelle Nebenwirkungen zu lindern.

Unter einer **alternativen** Methode versteht man eine, die *anstelle* einer konventionellen Therapie gegeben wird. Weitere Begriffe aus diesem Bereich sind: »belief based medicine«, besondere Therapierichtungen, biologische Medizin, Erfahrungsmedizin, Ethnomedizin, Grüne Medizin, Holistische Medizin, naturgemäße Heilweisen, nicht anerkannte Behandlungsmethoden, nicht-etablierte Medizin, sanfte Medizin, traditionelle Medizin, unkonventionelle Untersuchungs- und Behandlungsmethoden, Volksmedizin und viele andere mehr.

Welche Therapie ist sinnvoll?

Wie soll sich nun der Laie im großen Wirrwarr der medizinischen Künste zurechtfinden? Selbst für Ärzte ist es mitunter schwierig, auf dem Gebiet der Onkologie den Überblick zu behalten und Wahrheit von Unwahrheit bzw. Sinnvolles von Unsinnigem zu unterscheiden.

Um die aufgeführten Gegensätze unterscheiden zu können, ist eine Prüfung der jeweiligen Methoden auf rationaler Basis notwendig. Dabei sollten keine Unterschiede zwischen Schulmedizin, komplementären und alternativen Methoden gemacht werden. Eine Bevorzugung der Homöopathie und der anthroposophischen Medizin, wie sie derzeit aufgrund des Gesetzes des Sozialgesetzbuchs V existiert, ist unverständlich.

Gleiche Bewertung für alle

Grundsätzlich sollten die Kriterien zur Beurteilung für schulmedizinische sowie alternative und komplementäre Methoden gleich sein, d. h., jede Methode muss beweisen, dass sie wirksam und in der jeweiligen Therapiesituation sinnvoll ist. Solange dieser Beweis nicht erbracht ist, ist eine Methode abzulehnen. Die oftmals vorgebrachte Forderung, die Schulmedizin müsse die alternativen Methoden erforschen, ist nicht einleuchtend.

Nur durch wissenschaftliche Untersuchungen lassen sich unkonventionelle Heilmethoden und Außenseitermethoden auf ihre Wirksamkeit zu prüfen. Nur so ist es möglich, diejenigen Methoden zu identifizieren, die sinnvoll sind.

Dieses Buch versucht, verschiedene Heilmethoden im Bereich der Onkologie mit belegbaren Erfolgen aufzuarbeiten. Die Autoren haben sich am derzeitigen Stand der Erkenntnis orientiert und Methoden und Therapien wissenschaftlich bewertet. Ziel ist es, interessierten Laien und Betroffenen ein Basisnachschlagewerk an die Hand zu geben, das sie in die Lage versetzt, die Empfehlungen aus dem Bereich der alternativen und komplementären Medizin kritisch zu beurteilen. So kann es gelingen, mögliche Schäden zu vermeiden und ggf. andere Methoden nutzbringend anzuwenden.

Nebenwirkungen und Gefahren von unkonventionellen Heilmethoden

Es gibt keine Behandlung ohne Nebenwirkungen! In Studien, bei denen ein Wirkstoff gegen ein Plazebo (z. B. eine Tablette ohne Wirkstoff) getestet wurde, fand man auch erhebliche Nebenwirkungen bei Patienten, die gar keinen Wirkstoff erhielten. So haben auch Methoden aus dem Bereich der Naturmedizin und Alternativmedizin Nebenwirkungen, selbst wenn die Befürworter dies meist von der Hand weisen. Die wesentlichsten Probleme der verschiedenen Methoden sind:

Sinnvolle konventionelle Therapien werden versäumt

Wenn schulmedizinische Methoden als sinnvoll erachtet werden, sollten sie angewendet werden. Es gibt bisher kein alternatives Behandlungskonzept, das eine Operation, eine Strahlentherapie oder eine Chemotherapie ersetzen könnte. Auch ein alternativmedizinischer Behandlungsversuch ist ungünstig, da der Tumor durch den Zeitverlust fortschreiten kann und sich dadurch die Heilungschancen verringern. Es gibt wissenschaftliche Analysen, die zeigen, dass

- Patienten mit alternativen Therapiestrategien schlechtere Überlebenschancen haben,

- sich durch allgemeine komplementäre Therapien keine verbesserte Prognose ergibt und

- die Lebensqualität von Anwendern komplementärer und alternativer Therapien meist schlechter ist (mehr psychischer Stress). Die Anwendung dieser Methoden mindert aber den Stress und verbessert damit die Lebensqualität bei Personen mit besonderen Ängsten.

Wechselwirkungen mit anderen Substanzen

Gerade Naturstoffe zeigen Wechselwirkungen mit anderen Medikamenten. Johanniskraut, das üblicherweise gegen Depressionen eingesetzt wird, kann bei gleichzeitiger Anwendung mit einer Chemotherapie die Wirkung der Chemotherapie herabsetzten und somit die gewünschte Wirkung abschwächen.

Falsche oder fehlerhafte Deklaration der Inhaltsstoffe

In ayurvedischen und traditionell-chinesischen Kräuterpräparaten wurden giftige oder karzinogene Inhaltsstoffe von Pflanzen nachgewiesen. In PC-Spes®, einer Kräutermischung zur Behandlung des Prostatakarzinoms, fand man synthetische Östrogene und Warfarin. Die Zeitschrift Stiftung Warentest berichtete in der Ausgabe 06/2005, dass in einer Stichprobe handelsüblicher Ayurveda-Arzneimittel jedes fünfte Präparat mit zum Teil hohen Konzentrationen an Schwermetallen wie Blei, Quecksilber und Arsen belastet war. Untersucht wurden 70 verschiedene freiverkäufliche Ayurveda-Präparate von 27 Herstellern aus Indien und Pakistan.

Finanzielle Schädigung

Anbieter von alternativen und komplementären Methoden orientieren sich an den Preisen der konventionellen Medizin, obwohl die entsprechenden Medikamente meist günstig in der Herstellung sind und auch keine hohen Kosten durch Studien anfallen. Betroffene haben in der Vergangenheit erhebliche Summen für unseriöse Therapien aufgewendet (Stiftung Warentest) und damit ihre Familien oft vor finanzielle Probleme gestellt.

Versteckte Risiken und Gefahren

Beispiele dafür sind Mangelernährung, Gewichtsabnahme, Leistungsminderung und Abwehrschwäche, die durch nicht-ausgewogene Krebsdiäten entstehen. Weiterhin kann es bei bestimmten Methoden zu Arsenbelastung durch Homöopathie, Verletzungen und Infektionen durch wiederverwendete oder nicht ausreichend sterilisierte Akupunkturnadeln, allergische Schocks durch Misteltherapie und Zelltherapie, Übertragung von Viren durch Eigenbluttherapien und paradoxe Reaktion mit Stimulation des Tumorwachstums oder Veränderungen des Metastasierungsverhaltens durch Immunstimulanzien kommen.

Krebs – Vergangenheit und Gegenwart

Das Auftreten bösartiger Geschwülste steigt deutlich mit dem Lebensalter an. Da die Menschen früher im Durchschnitt nicht so alt wurden, trat Krebs wesentlich seltener auf. Dies belegen Statistiken über Todesursachen von vor 100 Jahren. Aus einem statistischen Jahrbuch von 1899 aus Berlin weiß man, dass damals die Lungentuberkulose mit 11,7 % die Haupttodesursache war. An

Krebs – eine Krankheit unserer Zeit?

In mancher Abhandlung findet sich die Ansicht, dass Krebs erst ein Phänomen der Neuzeit sei. Das ist Unfug, denn an den Überresten eines Vormenschen der Art *Australopithecus africanus*, der in Südafrika vor nahezu 3 Millionen Jahren lebte, konnte man die Zeichen von einem Knochenkrebs erkennen. Auch bei einem Dinosaurier, der vor 50 Millionen Jahren lebte, fand man Zeichen von einem bösartigen Knochentumor. Ebenso sind aus dem antiken Ägypten und Griechenland Krebserkrankungen bekannt.

zweiter Stelle folgten Lungenentzündungen. Weitere häufige Todesursachen waren Lebensschwäche, Erkrankungen wie Durchfall und Brechdurchfall sowie Herz-Kreislauf-Erkrankungen. Erst an 6. Stelle der Statistik wurden Krebserkrankungen als Todesursache aufgeführt. 1997 waren laut Erhebungen Krankheiten des Herz-Kreislauf-Systems die Todesursache Nummer 1 (45 %). Danach folgten die Krebserkrankungen mit rund 20 % an zweiter Stelle. Vergleicht man die beiden Statistiken, wird ersichtlich, dass die Krebserkrankungen an Häufigkeit zugenommen haben.

Wie entsteht Krebs?

Was die Menschen der Frühzeit über Krebs dachten, ist nicht bekannt. Man nimmt an, dass sie damals ähnliche Vorstellungen hatten wie noch heute die traditionellen Heiler in Nigeria. Diese glauben, dass 40 % der Krebserkrankungen durch einen bösen Zauber verursacht würden, aber auch Infektionen mit Würmern oder Bakterien, schlechtes Blut, Ehebruch und Geschlechtsverkehr zwischen Verwandten werden irrtümlich als mögliche Krebsursachen angesehen.

Der griechischen Arzt Hippokrates (460–370 v. Chr.) setzte sich mit dieser Erkrankung auseinander und benannte die Geschwüre vermutlicher als Erster als »Krebs«, wobei ihn wohl die Tumor-Wucherungen an jenes Tier erinnerten. Damals vermuteten Hippokrates und später auch Galen (2. Jahrhundert n. Chr.) einen engen Zusammenhang zwischen der seelischen Verfassung und dem Auftreten von Krebs. Sie stellten fest, dass melancholische Frauen häufiger an Krebs erkrankten als temperamentvolle. Und auch heute finden sich ähnliche Befunde. Seele und Immunsystem sollen eng miteinander gekoppelt sein und könnten so zur Krebsentstehung beitragen.

Die Ursachenforschung für Krebserkrankungen begann im 18. Jahrhundert. Im 19. Jahrhundert wurden dann durch Johannes Peter Müller die Gesetze der Karzinologie entwickelt. Müller, ein

Schüler von Rudolf Virchow, schrieb das Werk »Über den feineren Bau und die Form der krankhaften Geschwülste«. Er stellte fest, dass der Krebs nicht nur die Struktur des Gewebes stört, sondern selbst Gewebsmasse ist. 1858 erschien sein Werk »Die Cellularpathologie«. Darin beschreibt er, dass der Tumor »ein Teil des Körpers ist; er ist mit ihm nicht nur verwandt, sondern stammt aus ihm, er ist seinen Gesetzen unterworfen«.

Die erste moderne Begriffsdefinition für Krebs stammt aus dem Jahre 1867 von Heinrich Wilhelm Gottfried von Waldeyer-Hartz: »Eine atypische epitheliale Neubildung, die durch eine schrankenlose, unregelmäßige Epithelneubildung sich auszeichnet und bei der jede geordnete Formation der Epithelien vermisst wird.« Waldeyer-Hartz erkannte schon damals, dass sich Krebs durch ein bösartiges schnelles Wachstum von Zellen auszeichnet. Die Zellen verlieren ihre Funktion, zerstören umliegendes gesundes Gewebe, und es bilden sich Tochtergeschwüre an anderen Stellen des Körpers. Diese Begriffsdefinition in Kombination mit mikroskopischen, histopathologischen Untersuchungen erlaubt seither eine sichere Unterscheidung zwischen malignen (bösartigen) und benignen (gutartigen) Prozessen.

Wie ist der heutige Stand der Erkenntnisse?

Heute geht man davon aus, dass eine Veränderung des Erbguts die Ursache für das Entstehen von Krebs ist. Eine Veranlagung für Krebs kann bereits ererbt sein. In der Mehrzahl der Fälle (80–90 %) sind jedoch äußere Faktoren für die Krebsentstehung verantwortlich. Als wichtigster Einzelfaktor gilt die Ernährung (30–50 %). Zu viel tierisches Fett und ein zu geringer Anteil an Obst und Gemüse, chronische Infektionen, ein erhöhter Nikotin- und Alkoholkonsum sowie das Sexualverhalten (Möglichkeit der Übertragung von verschiedenen krebsauslösenden Viren) begünstigen Krebserkrankungen. Das Entstehen von Krebs wird weiterhin durch ein erhöhtes Einwirken von krebsauslösenden Chemikalien, Luft- und

Wasserverschmutzung, Sonnenlicht, Medikamenten, Schimmel und Strahlen begünstigt. Auch Passivrauchen in Innenräumen fördert die Krebsentstehung. Neue Studien weisen darauf hin, dass Babys, die bereits im Bauch der Mutter krebsauslösenden Stoffen ausgesetzt sind, eher an Krebs erkranken.

Nicht nur äußere Faktoren spielen bei der Entstehung von Krebs eine Rolle, sondern auch die Psyche hat Einfluss darauf, ob Zellen entarten. Dies deckt sich mit dem Befund, dass die meisten Krebspatienten in Deutschland Stress als wesentliche Ursache der Erkrankung empfinden. Tierexperimentelle und psychologische Studien deuten auf Zusammenhänge zwischen Psyche und Krebsentstehung hin.

Was ist Krebs?

Als Krebs bezeichnet man allgemein eine bösartige Geschwulst. In der Fachsprache unterscheidet man, aus welchem Gewebetyp der Krebs entstanden ist. Man spricht von Karzinomen oder Sarkomen. Der Arzt bezeichnet mit »Tumor« eine Geschwulst, die sowohl bösartig als auch gutartig sein kann. Im Fall einer bösartigen Geschwulst zerstört der Krebs gesundes Gewebe, so dass dieses seine Funktion nicht mehr erfüllen kann. Gutartige Geschwülste hingegen wachsen und werden immer größer; dabei verdrängen sie anderes Gewebe und Organe aber nur. Eine gutartige Geschwulst kann mitunter ein Problem darstellen, wenn sie zu groß wird und die verdrängten Organe in ihren Funktionen beeinträchtigt.

Krebs wird heute als Ergebnis eines Prozesses angesehen, bei dem die krebsauslösenden Faktoren viele aufeinanderfolgende Veränderungen des ursprünglichen Erbguts bewirken. Wenn diese durch die Reparaturmechanismen des Körpers nicht mehr korrigiert werden können, entstehen schließlich Frühformen des Krebses, auch Carcinoma in situ genannt. Diese Frühformen verändern sich weiter, werden bösartig, streuen in den Körper und bilden Tochtergeschwüre, die sogenannten Metastasen.

> **Unsterblich – die Krebszelle**
> Normalerweise hat jede Zelle des Körpers nur eine begrenzte Lebenszeit, in der sie ihre Aufgaben erfüllt; danach stirbt sie ab. Tumorzellen dagegen sind praktisch unsterblich. Sie können unbegrenzt wachsen und sich vermehren. Wie schnell eine Geschwulst wächst, hängt allerdings von verschiedenen Faktoren ab.

Im Rahmen seiner Entwicklung muss der Tumor viele Aufgaben bewältigen, um sich erfolgreich gegen den Körper durchzusetzen. Er muss neue Blutgefäße bilden, um gut mit Nährstoffen und Sauerstoff versorgt zu werden, und das körpereigene Abwehrsystem überwinden. Nach seiner Erkennung entwickelt er unter Umständen sogar während der Therapie Strategien gegen Krebsmedikamente. Interessant ist, dass viele der heute eingesetzten konventionellen Krebstherapien die Tumorzellen nicht direkt abtöten. Chemo- oder Strahlentherapien induzieren eine so schwere DNS-Schädigung, dass die Zelle ihr eingebautes Selbstmordprogramm zündet und in die Sterbephase (Apoptose) übergeht. Aus dieser Kenntnis wird verständlich, dass die Therapien nicht ansprechen, wenn diese Mechanismen selbst verändert sind und daher ihre Funktion nicht wahrnehmen.

Wie häufig kommt Krebs vor?

Das Robert-Koch-Institut schätzte die Zahl der Krebsneuerkrankungen in Deutschland für das Jahr 2002 auf 424 250. So erkrankten 218 250 Männer und 206 000 Frauen neu an Krebs. Im gleichen Zeitraum starben 109 631 Männer und 99 945 Frauen an der Krankheit. Auf der Internetseite der Gesellschaft der epidemiologischen Krebsregister in Deutschland e.V. (www.gekid.de) kann man tiefere Einblicke in Entstehung, Entwicklung und Aussichten für die einzelnen Krebsarten bekommen.

Spontanheilungen

Spontanheilungen bei Krebs lassen viele Patienten aufhorchen und Hoffnung schöpfen. So kommt es bei Krebsformen wie Blutkrebs, Hautkrebs, Lymphomen, Neoblastom und Nierenkrebs im Verhältnis zu anderen Krebsarten häufiger zu diesem Phänomen. Man schätzt, dass es bei einem von 60 000 bis 100 000 Krebspatienten zu einer unerklärbaren Besserung oder dem Verschwinden der Krankheit kommt. So wird man laut Definition auch eine zeitlich begrenzte Besserung über mehr als 4 Wochen als Spontanheilung ansehen, wenn mindestens 50 % vom Krebs verschwunden ist. Ganz allgemein wird man einen Krankheitsverlauf als Spontanheilung ansehen, wenn er unerwartet positiv gegen jegliche Regeln verläuft. Allerdings ist die Definition noch immer uneinheitlich. Leider werden in der Regenbogenpresse solche Spontanheilungen für kommerzielle Zwecke ausgeschlachtet und im gleichen Atemzug fälschlich mit alternativen Heilmethoden in Verbindung gebracht. Aufgrund der Seltenheit dieses Phänomens sollte man nicht unbedingt darauf hoffen.

Was darf der Arzt und was nicht?

Zu den ärztlichen Aufgaben gehört es, die Gesundheit des Patienten zu fördern, dem Kranken zu helfen, sein Leiden zu lindern, Krankheiten zu heilen und den Sterbenden ärztlich zu begleiten. Ferner ist der Arzt zur Verschwiegenheit, Wahrhaftigkeit und Verantwortung verpflichtet, d. h., es ist seine Aufgabe, den Patienten vollständig aufzuklären.

Der Arzt ist aber auch verpflichtet, Schaden vom Patienten abzuwenden. So befinden sich Ärzte entsprechend in einem Dilemma, wenn es um unkonventionelle Heilmethoden geht. Hier fehlen wissenschaftliche Nachweise über die Wirksamkeit – oder sind zumindest lückenhaft. Der Patient hat das Recht, mit effektiven Methoden behandelt zu werden, und der Arzt hat die Pflicht, wirksame Therapien anzuwenden. Er darf Methoden nicht anwenden,

Folgende Grundregeln sollten Sie bei der Anwendung von komplementären Methoden beachten

- Behalten Sie einen klaren Kopf. Lassen Sie sich nicht unter Druck setzen. In der Medizin müssen Entscheidungen auf einer rationalen Basis getroffen werden. Lassen Sie sich nicht von pseudowissenschaftlichem Kauderwelsch beeindrucken.

- Fragen Sie Anbieter komplementärer Methoden, inwieweit sie qualifiziert sind, diese Behandlungen durchzuführen. Erkundigen Sie sich auch, inwieweit Studien oder Fallberichte zu der vorgeschlagenen Behandlung vorliegen, die Ihrer Situation entsprechen.

- Fragen Sie genau nach, um welchen Prozentsatz die Heilungschancen verbessert oder die Nebenwirkungen reduziert werden. Lassen Sie sich evtl. vorhandene Untersuchungen zeigen. Lassen Sie sich Heilungsversprechen ggf. schriftlich geben.

- Prüfen Sie, ob es sich nicht um Quacksalberei oder Scharlatanerie handelt. Indizien dafür sind folgende Behauptungen:
    Exotische Herkunft (Regenwald, Himalaya u. a.)
    Umfangreiche Erfahrungen, ohne dass Daten aus kontrollierten klinischen Studien vorgelegt werden
    Verwendung seit Jahren oder Jahrzehnten ohne offizielle Anerkennung
    Wirksamkeit gegen eine Vielzahl verschiedener Erkrankungen, die nichts miteinander zu tun haben
    Regelmäßige Erfolge, wobei Misserfolge der Schulmedizin angelastet werden
    Heilung, auch wenn die Schulmedizin versagt
    Fehlende Nebenwirkungen oder Reduktion von Nebenwirkungen von schulmedizinischen Verfahren

> Bindung an Personen, Institutionen oder Hersteller, die die Therapie entwickelt haben (und daran verdienen)
> Komplizierte strenge Vorschriften und schwierige Anwendungen – Misserfolge werden dann auf Anwendungsfehler zurückgeführt
> Unverständnis, dass keine Zulassung als Arzneimittel existiert

Je mehr Punkte auf die Methode zutreffen, umso höher ist die Wahrscheinlichkeit, dass es sich um Scharlatanerie handelt. Prüfen Sie ggf. die einzelnen Behauptungen nach.

- Informieren Sie sich über die Kosten der Behandlung. Stehen Kosten und Wirkung in einem angemessenen Verhältnis? Fragen Sie nach Alternativen der konventionellen Medizin. Auch in der konventionellen Medizin gibt es Medikamente, die die Lebensqualität verbessern oder aber die Nebenwirkungen lindern können, die aber nicht routinemäßig eingesetzt werden. Sprechen Sie vorher mit Ihrer Krankenversicherung bezüglich der Kostenübernahme. Prüfen Sie, ob eine teure Therapie ihr Geld auch wirklich wert ist und ob Sie sich die Behandlung auch leisten können, ohne dass Sie später in wirtschaftliche Schwierigkeiten geraten.

- Fragen Sie nach unerwünschten Wirkungen der Behandlung. Eine nebenwirkungsfreie Therapie gibt es nicht.

- Versuchen Sie, Informationen von unabhängiger Seite zu bekommen. Eine Möglichkeit ist der Krebsinformationsdienst (KID) des Deutschen Krebsforschungszentrums, der täglich von 8.00 bis 20.00 Uhr unter Tel. 0800-4203040 aus dem deutschen Festnetz kostenlos erreichbar ist oder per E-Mail unter krebsinformationsdienst@dkfz.de die Fragen beantwortet. Eine individuelle Beratung erfolgt aber nicht.

- Nutzen Sie für besondere Fragen eine komplementäronkologische Beratungsstelle für eine unabhängige individuelle Beratung.
- Eine komplementäre Behandlung sollte immer mit dem Arzt abgesprochen werden. Viele Methoden können in Wechselwirkung mit der konventionellen Behandlung treten und diese verstärken (verstärkte Wirkungen) oder auch abschwächen (die Behandlung kann nicht mehr wirken).
- Klären Sie, wann die Maßnahme wieder beendet werden kann. Dauerbehandlungen sind in den wenigsten Fällen nötig und sinnvoll.

die unwirksam, unsinnig oder gefährdend sind. Auch dürfen Ärzte keine unkonventionellen Verfahren anwenden, die die Früherkennung und die Heilung von Krankheiten verzögern. Dies bedeutet jedoch nicht, dass sämtliche unkonventionellen Methoden untersagt sind. Sie dürfen aber nicht gänzlich unwirksam sein und kein unverhältnismäßiges Risiko für den Patienten bergen.

Im Rahmen der Ersttherapie (Operation, Chemotherapie und Strahlentherapie) und der damit verbundenen Aussicht auf gute Heilungschancen sollten Zusatztherapien mit fraglichem Nutzen nicht erfolgen. Bei Patienten, denen mit schulmedizinischen Maßnahmen nicht oder nicht mehr geholfen werden kann, erscheint der Einsatz von unkonventionellen Methoden weniger problematisch, insbesondere wenn sie weder schmerzhaft noch gefährlich oder überteuert sind. Dennoch sollte aus dem Angebot der verschiedenen Methoden nicht einfach irgendetwas ausgewählt werden. Methoden, deren Einsatz sich rational begründen lässt, sind immer vorzuziehen. Eine sorgfältige Nutzen-Risiko-Aufklärung ist in jedem Fall erforderlich.

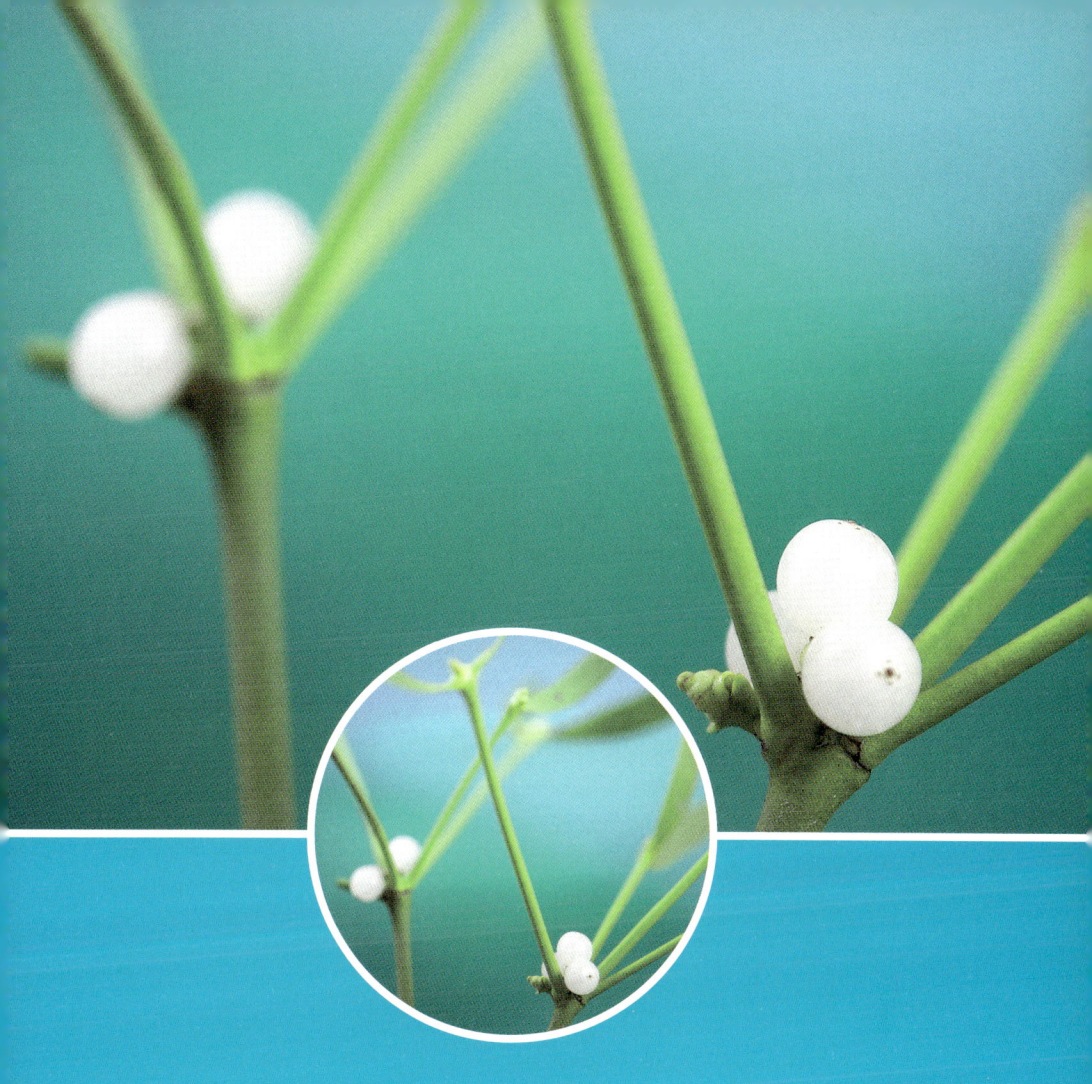

TEIL 2
Alternative Therapien

Therapien mit positiver Wirkung

● **Akupunktur**
   Kategorie: Therapieverfahren

Erklärung

Die Akupunktur ist eine 4000 Jahre alte, aus China stammende Behandlungsmethode. Die Traditionelle Chinesische Medizin (TCM) geht davon aus, dass der Körper von 20 Meridianen durchzogen wird. Auf diesen Meridianen befinden sich mehr als 350 Akupunkturpunkte. Das Setzen der Nadeln an den Akupunkturpunkten beeinflusst und normalisiert den Energiefluss (Qi) und reguliert auf diese Weise organische und psychische Störungen. Ist der Fluss des Qi gestört, liegt eine energetische Blockade vor, die behoben werden muss. Die Akupunkturpunkte stehen mit einzelnen Organen und Organbereichen in Verbindung. Durch den Reiz, den die Akupunkturnadel ausübt, werden die Organe zur Selbstheilung angeregt.

Möglichkeiten und Durchführung

Einmalnadeln aus Gold, Silber oder Stahl werden am Ohr oder am Körper gesetzt. Man verwendet bis zu 16 Nadeln pro Sitzung, die ca. 20 Minuten im Körper verbleiben. Bei chronischen Leiden werden wöchentliche Sitzungen in einer Serie von 10- bis 15-mal hintereinander durchgeführt. Eine Sitzung dauert zwischen 10 und 60 Minuten. Wenn die Akupunktur richtig durchgeführt wird, ist sie fast schmerzfrei.

Anwendungsbereiche, die in den Medien genannt werden

Bei Depressionen, Erschöpfungszuständen, Phantomschmerzen, Kopfschmerz, Migräne, chronischen Entzündungen im

Nasen-Rachen-Raum, Schmerzen im Bereich der Wirbelsäule, Schwindel, Gesichtsnervenlähmung, Zahnschmerzen, Schmerztherapie, Immunschwäche, Asthma, Allergien, Schlafstörungen, zur Raucherentwöhnung usw. Hier sind nur einige Indikationen aufgeführt, die Liste der Anwendungsmöglichkeiten ist erheblich länger.

Gegenanzeigen und Risiken

Nebenwirkungen kommen selten vor. Allergien auf Nadeln, die nicht aus chirurgischem Stahl bestehen, und Infektionen sind denkbar. Auch dass Nadeln abbrechen, ist möglich, aber selten. Bei Schwangeren ist Vorsicht geboten.

Bewertung

Die Wirksamkeit von Akupunktur gilt als erwiesen. Die Methode wird deshalb bereits von einigen Krankenkassen bezahlt. Allerdings zielt die Akupunktur häufig auf die Beseitigung von chronischen Schmerzen ab. Hier kann mit relativ guten Ergebnissen gerechnet werden, dennoch ist der Erfolg nicht immer von langer Dauer, so dass man wiederholt Behandlungen benötigt. Als Mittel zur Linderung und zur Unterstützung einer konventionellen Krebsbehandlung ist Akupunktur gut geeignet. **Wichtig: Als alleinige Krebsbehandlung darf sie keinesfalls verwendet werden.**

● Astragalus membranaceus – Chinesische Tragantwurzel
Kategorie: Heilpflanzen

Erklärung

Astragalusarten werden für die Herstellung von Tragant herangezogen. Dies ist ein Verdickungs- und Bindemittel, das in der Lebensmittelindustrie verwendet wird. Astragalus ist schon seit ca. 4000 Jahren Bestandteil der chinesischen Medizin und heißt dort Huang Qi. Die englische Bezeichnung lautet »yellow leader«.

Als Heilpflanze wird allerdings nur die Art *Astragalus membranaceus* (Chinesische Tragantwurzel) verwendet, da einige andere Arten toxische Bestandteile enthalten. Astragalus membranaceus dagegen ist ungiftig; die Pflanze unterstützt normale Körperfunktionen und wird auch zur Nahrungsergänzung eingesetzt. Als traditionelle chinesische Droge stärkt Astragalus das Herz und die Vitalität, unerstützt die Milz und fördert die Verdauung. Es regt den Organismus zur Bildung von Antikörpern an. Der normale Alterungsprozess wird durch Astragalus aufgehalten, die Magensäureproduktion gedrosselt, der Metabolismus in der Leber angeregt und die Bildung von Interferonen gesteigert. So soll Astragalus die Leber besser schützen als Mariendistel. Astragalus hat immun- und organstimulierende Effekte mit einer harntreibenden Wirkung auf die Niere.

Chemische Analysen von Astragalus zeigen, dass in der Pflanze Polysaccharide, Monosaccharide, Flavonoide, Alkaloide, Cholin, Picrorhizaglycoside, Mucoitinschwefelsäure, Betain, Folsäure, Aminosäuren, Klebstoff, Zellulose und diverse Mineralien wie Selen, Zink und Eisen enthalten sind.

Möglichkeiten und Durchführung

Astragalus ist als Wurzelpulver in Kapseln und Tabletten, als Flüssigextrakt, als geschnittene getrocknete Wurzel oder als Tee im Handel.

Anwendungsbereiche, die in den Medien genannt werden

Man verwendet Astragalus bei Infektionen, allgemeinen Erkältungskrankheiten, Herzschwäche, Hepatitis, systemischem Lupus erythematodes. Auch bei Krankheiten wie AIDS, chronischen Erkältungen, Müdigkeit, Grippe, Nachtschweiß und bei mangelndem Appetit kommt Astragalus in Frage, außerdem wird das Mittel bei Lebererkrankungen und Nierenleiden eingesetzt.

Astragalus lindert die toxischen Nebenwirkungen von Krebsbestrahlungen. Man kann es auch gegen Vorfälle der Gebärmutter, des Magens und des Enddarms anwenden. Tragantwurzel wirkt vor allem bei Milzschwäche, Appetitlosigkeit, Magenerweiterung, Durchfall, Nierenschwäche, Müdigkeit, Abwehrschwäche und Erschöpfung.

Gegenanzeigen und Risiken

Für immunsuppressive Patienten (z. B. nach einer Organtransplantation) ist das Mittel nicht geeignet. Blähungen können auftreten. Das Mittel wirkt blutverdünnend und muss bei prädisponierten Patienten mit Vorsicht angewendet werden. Da Astragalus einen hohen Gehalt von Selen aufweist, kann es bei Daueranwendung zu Überdosierungen kommen.

Bewertung

Auswertungen haben ergeben, dass Astragalus bei regelmäßigem Konsum die Entstehung von Krebs verringert. Man nimmt an, dass u. a. vom hohen Selengehalt ein schützender Effekt ausgeht. So konnte nachgewiesen werden, dass Astragalus sowohl das Herz wie auch die Leber schützt. Astragalus regt außerdem das Immunsystem auf breiter Ebene zur Produktion von Abwehrzellen an. Im Test wurde durch den Einfluss von Astragalus eine vermehrte Produktion von T-Zellen gegen Infektionen gefunden. Dies ist während einer Chemotherapie interessant.

Bei Platin-haltiger Chemotherapie bei Nichtkleinzelligem Bronchialkarzinom haben klinische Studien eine verstärkte Wirksamkeit festgestellt.

● Avemar®
Kategorie: Nahrungsergänzungsmittel

Erklärung

Avemar® wird aus Weizen hergestellt. In den Weizenkeimen kommen mit Zucker verbundene Benzochinone vor, die durch einen Gärprozess mit Bäckerhefe vom Zucker befreit werden. Benzochinone sind allgemein an Redoxreaktionen beteiligt. Das wichtigste im menschlichen Körper vorkommende Benzochinon ist das Coenzym Q 10. Das aus Weizenkeimen gewonnene Benzochinon ist diesem sehr ähnlich und wird als eigentliche Wirksubstanz angesehen.

Avemar® soll die Modulation von biochemischen Vorgängen im Glukosestoffwechsel bewirken. Zudem ist es ein starker Radikalfänger.

Das Präparat wird als medizinisches Nahrungsergänzungsmittel bei Krebs in Ungarn, Tschechien und Bulgarien vertrieben. Als Diätetikum findet man es in den USA, Italien, Österreich, der Schweiz u. a.

Möglichkeiten und Durchführung

Bei einem Körpergewicht unter 90 kg wird 1 gestrichener Messlöffel (9 g) und bei einem Körpergewicht über 90 kg werden 2 gestrichene Messlöffel (18 g) täglich empfohlen. Das Granulat wird in kaltes Wasser eingerührt und verquirlt. Dann füllt man auf ¼ Liter Wasser auf und trinkt das Ganze einmal täglich zwei Stunden vor der Mahlzeit. Vitamin-C-haltige Getränke sind zum Anmischen mit Avemar® ungeeignet. Die Behandlung mit Avemar® sollte laut Hersteller 3 bis 6 Monate dauern, kann aber ohne Bedenken auch über einen längeren Zeitpunkt fortgesetzt werden.

1 Packung mit 30 Beuteln à 17 g entspricht dem Bedarf von 1 bis 2 Monaten und kostet unter 100 Euro.

Anwendungsbereiche, die in den Medien genannt werden

Avemar® ist ein registriertes Nahrungsergänzungsmittel (daher ohne Angaben von Indikationen). Das Mittel darf bestimmungsgemäß als adjuvante Ernährungstherapie in der Onkologie verwendet werden. Dennoch werden immer wieder Krankheiten mit Avemar® in Verbindung gebracht. Texte über Krebs und Metastasierung tauchen auf. Die Verringerung der Nebenwirkungen einer Chemo- und Strahlentherapie und die Gewichtszunahme von Krebspatienten werden in diesem Rahmen erwähnt. Aufgrund seiner Radikalen-fangenden Eigenschaften werden vorbeugende Maßnahmen bei Herz-Kreislauf-Erkrankungen und Anti-Aging genannt.

Gegenanzeigen und Risiken

Es sind keine Nebenwirkungen bekannt. In der Schwangerschaft, Stillzeit, bei Zöliakie, bei Kindern unter 14 Jahren, genetisch bedingtem G6PD-Mangel, hereditärer Fruktoseintoleranz oder bei Überempfindlichkeit ist Avemar® nicht anzuwenden.

Bewertung

Dank der Fülle an positivem Datenmaterial ist der Wirkstoff als Ergänzungstherapie zur Standardbehandlung als vorteilhaft anzusehen. So erfüllt er die Erwartungen bei Brust-, Magen- und Darmkrebs sowie bei Tumoren im Mund- und Rachenbereich. Strahlen- und Chemotherapie werden besser vertragen, und die damit einhergehenden Veränderungen des Blutbildes werden abgemildert. Ein Fortschreiten der Metastasierung kann bei diversen Krebsarten aufgehalten werden. Hier ist auch der Schwerpunkt des Wirkstoffs zu sehen. An Darmkrebspatienten konnte gezeigt werden, dass er als Zusatzmittel im Vergleich zu der Standardgruppe den Wiederausbruch des Krebses hinauszögerte, die Bildung von Metastasen verringerte und die Überlebenszeit erhöhte.

● BCG-aktive Immunotherapie

Kategorie: verschreibungspflichtige Medikamente

Erklärung

BCG leitet sich vom Bacillus Calmette-Guérin ab und besteht aus lebenden Bakterien vom Stamm Mycobacterium bovis. Den Franzosen Albert Calmette (1863–1933) und Camille Guérin (1872–1961) gelang es, durch Züchtungen aus Rindertuberkelbazillen einen abgeschwächten Erreger zu isolieren und für eine Impfung gegen Tuberkulose zu nutzen. Heute hat man festgestellt, dass eine Impfung mit diesem Bakterium in der Lage ist, Blasenkrebs sinnvoll zu bekämpfen. Die genauen Reaktionen im menschlichen Körper sind allerdings noch nicht vollständig aufgeklärt. Man geht davon aus, dass die Produktion von Interferon-a, -b und -g angeregt wird, wodurch wiederum die natürlichen Killerzellen aktiviert werden. Lesen Sie die Risiken und Nebenwirkungen der Präparate genau durch.

Möglichkeiten und Durchführung

1. OncoTICE® besteht aus einer Durchstechflasche mit Trockensubstanz, die mindestens 2-mal 100 000 000 vermehrungsfähige Keime des Bacillus Calmette-Guérin (BCG) vom Stamm TICE BCG in gefriergetrockneter Form enthält. Dazu gibt es das passende Lösungsmittel.
Hersteller: Apogepha Arzneimittel GmbH
1 Durchstechflasche kostet ca. 180 Euro.
2. BCG Connaught IMMUCYST® besteht aus einer Durchstechflasche mit Trockensubstanz, die 1,8-mal 100 000 000 vermehrungsfähige Einheiten von Bacillus Calmette-Guérin, Stamm Connaught, enthält. Dazu gibt es das passende Lösungsmittel.
Hersteller: CYTOCHEMIA AG
1 Durchstechflasche kostet ca. 180 Euro.

3. BCG-S-medac® besteht aus einer Durchstechflasche mit Trockensubstanz, die mindestens 2-mal 100 000 000 vermehrungsfähige Keime vom Stamm RIVM enthält. Dazu gibt es das passende Lösungsmittel.
Hersteller: Medac
1 Durchstechflasche kostet ca. 180 Euro.

Einmal pro Woche wird eine Flasche Trockensubstanz in 50 ml Lösungsmittel aufgelöst und in die Harnblase instilliert. Die Erhaltungsdosis ist 1 Flasche pro Monat für einen Zeitraum von 1 Jahr.

Als alternative Heilmethode scheint der Impfstoff von einigen Heilern mit Lösungsmittel unter die Haut gespritzt zu werden. Für diese Art der Anwendung übernimmt der Hersteller keine Haftung, da dieses nicht den vorgeschriebenen Anweisungen entspricht.

Anwendungsbereich

Stimulation des Immunsystems zur adjuvanten Behandlung und Therapie oberflächlicher Harnblasenkarzinome. Leichte Abweichungen der einzelnen Medikamente sind möglich.

Gegenanzeigen und Risiken

Eine HIV-Infektion, Harnblaseninfekte, beeinträchtigte Immunreaktionen, Verletzungen der Harnblasenschleimhaut und eine Tuberkuloseinfektion schließen die Behandlung mit BCG aus. Bei der Behandlung kann es zu Fieber, Schüttelfrost, Erbrechen, verändertem Harnverhalten, allergischem Schock und Entzündungen kommen. Bitte die Packungsbeilage beachten.

Bewertung

Wenn eine BCG-Lösung direkt mit oberflächlichen Tumoren in der Harnblase in Verbindung kam, sind positive Wirkungen erkennbar. Um erneute Herde nach einer operativen Krebsentfernung zu vermeiden, ist es sinnvoll, mit BCG-Lösung zu spülen. Ob Mitomycin C (MMC) oder BCG zur Vermeidung von Rezidiven besser ist, wird in verschiedenen Studien unterschiedlich bewertet. Beide Produkte eignen sich jedoch, um das Wiederauftreten von Tumoren zu verringern.

Eine allgemeine Anwendung zur Immunstimulation bei anderen Tumorarten hat sich als eher nachteilig erwiesen. **Die Bewertung als empfehlenswert bezieht sich ausschließlich auf Blasenkarzinome.** Die Entscheidung zur Anwendung der Präparate bleibt dem Arzt vorbehalten.

● Bromelain

Kategorie: Enzymtherapien

Erklärung

Als Bromelain wird ein schwefelhaltiges eiweißspaltendes Enzym aus der Ananas bezeichnet. Bromelain wirkt blutverdünnend und entzündungshemmend. Es löst Eiweiße auf, indem es aus Plasminogen Plasmin bildet, das wiederum Fibrin löst. Fibrin spielt eine wichtige Rolle bei der Blutgerinnung; es bildet den Schorf, der Wunden verschließt. Daraus resultiert der blutverdünnende Charakter des Bromelains. Weiterhin übt Bromelain Einfluss auf das Immunsystem aus und stimuliert die Bildung von Interleukinen.

Möglichkeiten und Durchführung

Der Genuss von roher Ananas ist nicht geeignet, um die nötige Konzentration des Wirkstoffes zu erreichen.

Bromelain wird Erwachsenen bei bestimmungsgemäßem Einsatz in einer Dosis von 120 bis 270 Milligramm gegeben. Dies entspricht 600 bis 1350 F.I.P.-E täglich. Hier liegen die Tagestherapiekosten zwischen 0,80 und 4,50 Euro.

Um einen antimetastatischen Effekt zu erzielen, muss eine Bromelain-Substitution – in Verbindung mit Chemotherapeutika – in Dosen von 1000 mg/Tag über den Tag verteilt gegeben werden. Hierfür liegt keine Zulassung vor, und eine Behandlung sollte unbedingt mit dem Arzt abgesprochen werden.

Anwendungsbereiche, die in den Medien genannt werden
Bromelain wird bei akuten Schwellungszuständen nach Operationen, Chemotherapien, Bestrahlungen und Verletzungen eingesetzt. Es soll die Neubildung von Metastasen verhindern.

Gegenanzeigen und Risiken
Vorsicht ist bei der gleichzeitigen Anwendung weiterer blutverdünnender Mittel geboten. Allergische Reaktionen sind möglich. Bei Patienten mit hohem Blutdruck kann es zur Beschleunigung des Herzschlags kommen.

Bewertung
In Studien an Mäusen konnte die hemmende Wirkung auf das Tumorwachstum bewiesen werden. Bromelain kann sowohl in Kombination mit Chemotherapeutika und Strahlentherapie als auch sonst in der Krebsbekämpfung empfohlen werden. Eine ausschließliche Therapie nur mit Bromelain ist allerdings nicht sinnvoll.

● Cannabinoide
Kategorie: verschreibungspflichtige Medikamente

Erklärung
Cannabinoide sind die Inhaltsstoffe der Hanfpflanze, besser bekannt unter dem Namen Haschisch. Während auch die medizinische Anwendung früher vollkommen verboten war, rücken

Cannabinoide

Cannabinoide seit einiger Zeit immer mehr in den Mittelpunkt zur Linderung von Leiden. In den USA gibt es zugelassene Arzneimittel, hauptsächlich zur Schmerzbekämpfung. Cannabis hat krampflösende, appetitanregende, brechreizlindernde und schmerzlindernde Wirkungen. Diese Eigenschaften machen auch einen Einsatz bei Tumorerkrankungen/Chemotherapie sinnvoll. Forscher stellten unter Laborsituation im Reagenzglas krebshemmende Wirkungen von Cannabinoiden fest, die für die Zukunft neue Hoffnungen wecken könnten.

Möglichkeiten und Durchführung

Der Wirkstoff Dronabinol wird je nach gewünschter Indikation in verschiedenen Dosierungen gegeben.

Das Mittel wird bei Erwachsenen zwischen 2-mal täglich 2,5 mg und 2-mal täglich 10 mg individuell dosiert.

Anwendungsbereiche, die in den Medien genannt werden

Als Begleitmedikation gegen Übelkeit und Erbrechen zur Krebstherapie. Zur Steigerung des Appetits in Verbindung mit Immunerkrankungen.

Gegenanzeigen und Risiken

Schwangere, Kinder, herzkranke Patienten und Patienten mit Psychosen sollten im Umgang mit Cannabinoiden vorsichtig sein. Zu Beginn der Behandlung kann es zu Schläfrigkeit, Verwirrtheit, Schwindel und leichtem Rausch kommen. Diese Symptome vergehen mit der Zeit. Genauere Informationen gehen aus dem Beipackzettel hervor.

Bewertung

Cannabinoide haben in den USA einen festen Platz in der Zusatztherapie von Krebs eingenommen. Viele positive Studien beweisen die Wirksamkeit des Mittels als Begleitmedikation, so dass es in dieser Indikation und zur Linderung von Schmerzen und Besserung des Appetits bei Tumorpatienten als empfehlenswert bewertet werden kann. Eine von dieser Indikation abweichende Anwendung kann jedoch nicht befürwortet werden.

● Enzymkombination nach Wolf und Ransberger
Kategorie: Enzymtherapien

Erklärung

Ernst Freund beobachtete, dass Krebszellen im Blut von gesunden Menschen direkt bekämpft und zerstört werden. Er suchte daraufhin die Stoffe, die das bewirken. Durch Zugabe von proteolytischen Enzymen zu Krebszellen im Blut konnten diese als korrigierende Faktoren die Fehlsteuerung beseitigen (siehe auch Fibroblastenthese von John Beard).

Bei der Therapie werden Papain, Trypsin und Chymotrypsin miteinander kombiniert. Papain ist ein Enzym, das natürlich in Papayas vorkommt und daraus gewonnen wird. Es wird zur enzymatischen Verdauung und Wundreinigung eingesetzt und spielt beim Abbau von Entzündungen eine Rolle. Trypsin und Chymotrypsin sind Enzyme der Bauchspeicheldrüse und unterstützen die Verdauung von Eiweißen. Sie greifen in Immunreaktionen und Entzündungsreaktionen ein und bauen entsprechende Eiweiße ab. Das alte bekannte Arzneimittel mit dem Namen Wobe-Mugos E hat seine Zulassung verloren.

Weitere Kombinationenspräparate gibt es in ähnlicher Zusammensetzung.

Möglichkeiten und Durchführung

Von Wobe-Mugos E wurden 3-mal 4 Tabletten pro Tag gegeben.

Enzymkombination

Anwendungsbereiche, die in den Medien genannt werden

Enzyme bewirken, dass das Immunsystem im Gleichgewicht bleibt. Sie regulieren Abwehrvorgänge und verhindern eine übermäßige Entzündungsreaktion durch die Reduktion von Entzündungsparametern. So finden Enzyme zusätzlich Anwendung bei Arthritis, Rheuma, Prellungen, Entzündungen und Gürtelrose.

Gegenanzeigen und Risiken

Eine harmlose Verfärbung und eine Geruchsänderung des Stuhls sind möglich. Selten treten allergische Reaktionen bis hin zum anaphylaktischen Schock auf. Bei Unverträglichkeit von Papayafrüchten ist Vorsicht geboten. Patienten, die Blutverdünnungsmittel einnehmen, sollten vorher den Arzt fragen.

Bewertung

Jüngere Studien konnten einen Vorteil bei der Strahlentherapie nicht belegen. Als Begleitmedikation während der Operation und der Chemotherapie ist die Gabe von Enzymen gerechtfertigt. Bei der OP konnten bessere kosmetische Ergebnisse und bei der Chemotherapie eine bessere Verträglichkeit sowie längere Überlebenszeiten gefunden werden. Leider gibt es dazu nur retrospektive Untersuchungen. Es wäre wünschenswert, wenn neuere randomisierte Studien erfolgen würden.

● Grüner Tee

Kategorie: Lebensmittel

Erklärung

Zu den wichtigsten Wirkstoffen im grünen Tee zählen die Polyphenole. Davon kommen Epicatechin, Epicatechin-Gallat, Epigallocatechin und Epigallocatechin-Gallat im Tee vor. Sie

Gehalt von Catechinen in 150 ml grünem Tee (ca. 1 Tasse)*	
Epicatechin	0,7–1,3 mg
Epicatechin-Gallat	4,3–8,6 mg
Epigallocatechin	0,5–1 mg
Epigallocatechin-Gallat	10–25 mg

* Abhängig von der Teesorte, dem Anbau etc. Auch in Zartbitterschokolade finden sich relevante Mengen an o. g. Substanzen.

gehören zu den Catechinen oder Catechingerbstoffen und sind sowohl wasserlöslich als auch fettlöslich. Catechine wirken als starke Radikalfänger, weitaus stärker als Vitamin C und E. Weiterhin sind Mineralien, Vitamine, Koffein und ätherisches Öl im grünen Tee enthalten.

Zur Gewinnung von grünem Tee werden die Blätter vom Teestrauch *(Camelia sinensis)* gepflückt, vorsichtig gedämpft und dann getrocknet. Die Teeblätter sollen möglichst ganz, grün und frisch sein. Catechine behindern die Entstehung von Tumoren und Metastasen. Eine Schutzwirkung gegen Haut-, Darm- und Lungenkrebs wird vermutet. Äußerlich angewandt soll unter UV-Strahlung Hautkrebs verhindert werden.

Möglichkeiten und Durchführung

Pro Tasse Tee wird ein gehäufter Teelöffel grüner Tee verwendet. Man gibt den Tee ohne Sieb oder andere Hilfsmittel in eine Kanne, übergießt ihn mit Wasser von 70 bis 80 °C und lässt ihn 2 bis 6 Minuten ziehen. Die Teeblätter werden mittels Teesieb abgefiltert und können bis zu 5-mal wiederverwendet werden. Für die weiteren Aufgüsse muss der Tee dann länger ziehen.

Vorsicht: Wenn Sie zu heißes Wasser verwenden, ziehen Sie die Bitterstoffe aus der Mischung, und der Tee schmeckt bitter.

3 bis 5 Tassen Tee am Tag vermindern das Krebsrisiko. Als therapeutische Dosis in Absprache mit dem Arzt werden in der Regel 150 bis 450 mg Catechine täglich empfohlen.

Anwendungsbereich

Grüner Tee normalisiert die Blutfettwerte und hemmt die Blutgerinnung. Er wird bei Müdigkeit, Konzentrations- und Sehschwäche (Nachtblindheit), Kopfschmerzen, zur Kariesprophylaxe und zur Vorbeugung und Nachsorge bei Krebs als Begleittherapie verwendet. Die Ausschüttung von Histamin bei allergischen Reaktionen wird leicht gehindert.

Gegenanzeigen und Risiken

Sehr selten kann es zu allergischen Reaktionen kommen. Manche Medikamente reagieren mit Tee und werden unwirksam.

Bewertung

Grüner Tee ist ein Getränk, das in den täglichen Speiseplan aufgenommen werden sollte. Er wirkt nachweislich krebsvorbeugend und verhindert die Ausbreitung von Metastasen. Als starker Radikalfänger ist er an vielen wichtigen Aufgaben beteiligt. Klinischen Studien bei Patientinnen mit Brustkrebs und Eierstockkrebs zeigten, dass der Konsum von grünem Tee das Überleben verlängert. Als Alternative zur klassischen Krebstherapie kommt er aber nicht in Betracht.

● Honig – Apitherapie
Kategorie: Bienenprodukte

Erklärung

Honig ist der von den Bienen gesammelte und mit Enzymen versetzte Blütennektar. Er wird aus vollreifen Waben eines Bienenvolkes gewonnen und besteht ungefähr zu 70 bis 80 % aus Invertzucker (ein Zucker aus den beiden Bausteinen Fruktose und Glukose), zu 20 % aus Wasser, zu 5 bis 10 % aus Saccharose, zu 2 % aus Eiweißstoffen und zu 0,15 % aus organischen Säuren, Enzymen, Vitaminen, Wachs und Pollen.

Möglichkeiten und Durchführung

Guten Honig gibt es unter anderem von Imkern des Deutschen Imkerbundes zu kaufen. Pro Tag kann ein Patient bis zu 60 g Honig essen. 500 g kosten ca. 5 Euro.

Anwendungsbereich

Honig ist geeignet, um eine klassische Krebstherapie zu unterstützen und das Allgemeinbefinden zu stärken. Honig wird bei offenen Wunden zur beschleunigten Wundheilung und bei Halsschmerzen als Erkältungsmittel verwendet.

Gegenanzeigen und Risiken

Honig kann bei ganz allergischen Personen durch die Spuren von Pollen Allergien auslösen. Bei Diabetikern ist der Honigkonsum mit der richtigen Insulingabe zu kombinieren. Honig büßt einen Teil seiner heilenden Wirkung ein, wenn er über 40 °C erhitzt wird.

Bewertung

Als Neutropenie bezeichnet man die Verminderung von bestimmten weißen Blutkörperchen. Diese Blutbildveränderung tritt gehäuft in Verbindung mit einer Chemotherapie bei Krebspatienten auf und kann durch die Gabe von Honig zu 40 % gemildert werden. In Kombination mit einer Chemotherapie ist Honig als preiswertes Nahrungsmittel empfehlenswert.
Bei der Strahlentherapie kann Honig – innerlich und äußerlich angewendet – die Entzündungen der Schleimhäute im Bestrah-

lungsfeld deutlich mildern. Honig ist natürlich nicht selbst gegen den Krebs aktiv.

● Hyperthermie
Kategorie: Therapieverfahren

Erklärung

Unter Hyperthermie versteht man das künstliche Überwärmen von bestimmten Körperbereichen oder des ganzen Körpers. Die Temperaturerhöhung wird z. B. durch Ultraschall, Infrarotstrahlen oder elektromagnetische Wellen (z. B. Radiowellen, Mikrowellen) erreicht; man kann auch Stoffe spritzen, die Fieber auslösen, oder eine erwärmte Flüssigkeit als Infusion geben.

Möglichkeiten und Durchführung

Aktive Hyperthermie: Bei diesem Verfahren werden dem Patienten aufgearbeitete Bakterien oder ihre Bruchstücke in die Muskulatur gespritzt, um Fieber auszulösen. Derzeit befindet sich für diese Therapieoption kein geeignetes Mittel auf dem Markt. Ein anderes Verfahren für die aktive Fiebertherapie setzt ein besonderes Mistelpräparat mit einem Interferon-α ein.
Bewertung: Wegen der schlechten Steuerbarkeit des Fiebers kann die aktive Hyperthermie nicht empfohlen werden.
Passive Hyperthermie: Die passive Hyperthermie ist eine Überwärmungsbehandlung, bei der die Wärme von außen zugeführt wird. Dabei wirken auf das Gewebe Temperaturen von 40 bis 44 °C. Da Tumorzellen besonders hitzeempfindlich sind, kommt es bei Zellschädigung zur Bildung von Hitzeschockeiweißen, die das Abwehrsystem des Körpers erkennt und bekämpft. Gesunde Körperzellen sollen nicht geschädigt werden. Man unterscheidet hier die Behandlung des ganzen Körpers von der lokalen Behandlung.

Hyperthermie

1. **Ganzkörperhyperthermie:** Im Liegen wird die Haut und damit der ganze Körper des Patienten durch spezielle Leuchtröhren erwärmt.
   Milde Ganzkörperhyperthermie bis 39 °C: Sie wird als ambulante Methode angewendet.
   Moderate Ganzkörperhyperthermie von 39 bis 40,5 °C: Sobald die Zieltemperatur erreicht ist, wird z. B. die Chemotherapie verabreicht. Eine wöchentliche Anwendung ist möglich.
   Extreme Ganzkörperhyperthermie bis 42,8 °C: Die Durchführung dauert mehr als 8 Stunden. Diese Methode ist risikoreich und benötigt eine intensive Überwachung.

Anwendungsbereich:
Die Ganzkörperhyperthermie wird für generalisierte Tumorleiden eingesetzt, wenn Metastasen vorliegen.

Gegenanzeigen:
Lungentuberkulose, Herzkrankheit, Thrombose, Behandlung mit Marcumar®, Schwangerschaft, akute Entzündungen, Leberzirrhose etc.

Bewertung:
Die milde und die moderate Ganzkörperhyperthermie scheinen interessante Methoden zu sein; damit sie wirksam sind, werden sie allerdings meist in Kombination mit einer Chemotherapie oder Strahlentherapie eingesetzt. Zum gegenwärtigen Zeitpunkt liegen jedoch nur unzureichende Daten vor, die eine generelle positive Empfehlung rechtfertigen würden. Bei der extremen Hyperthermie sollten Risiken und Vorteile genau gegeneinander abgewogen werden, und andere Alternativen der klassischen Behandlung sollten erschöpft sein, bevor man sich für diese Methode entscheidet.

2. **Lokoregionale Hyperthermie, regionale Tiefenhyperthermie, Teilkörper-Hyperthermie, lokale Oberflächenhyperthermie, interstitielle Hyperthermie:** Bei diesen Methoden wird nicht der ganze Körper, sondern nur der Teil mit Temperaturen um 42 °C überwärmt, in dem der Tumor lokalisiert ist. Zur Durchführung ordnet man Strahler in einem Ring an, in den der Patient hineingeschoben wird, oder man legt Plattenelektroden äußerlich an, oder es werden Antennen direkt in den Tumor hinein- oder über Hohlorgane an den Tumor herangebracht, so dass auf diese Weise eine sehr kleinräumige Erwärmung möglich ist. Die Methoden der Überwärmung in der Tiefe unterscheiden sich nach den Geräten, die dabei zum Einsatz kommen:

Mikrowellenhyperthermie (Arbeitsfrequenz >80 MHz bis GHz)
Elektrohyperthermie (Arbeitsfrequenz 13,56 MHz)
Radiofrequenzhyperthermie (Arbeitsfrequenz 0,5 bis 1 MHz)
Ultraschallhyperthermie (Arbeitsfrequenz 0,5 bis 5 MHz)
Laser-Hyperthermie (Arbeitsfrequenz 1064 nm) oder Diodenlaser (Arbeitsfrequenz 800 bis 1000 nm).

Anwendungsbereiche, die in den Medien genannt werden:
Die regionale Tiefenhyperthermie kann örtlich begrenzt bei kleinen Krebsleiden eingesetzt werden. Angewandt wird sie bei Sarkomen, Gebärmutterkrebs, Eierstockkrebs, Tumoren am Enddarm, Melanomen, Prostatakrebs, Leberkrebs bzw. Lebermetastasen, Brustkrebsmetastasen, Tumoren im Rachen- und Halsbereich, Bauchspeicheldrüsenkrebs, Lungenkrebs, Knochenmetastasen und Tumoren des Gehirns in Verbindung mit klassischen Methoden als Zusatztherapie.

Gegenanzeigen:
Die Elektrohyperthermie darf nicht verwendet werden, wenn der Patient einen Schrittmacher trägt.

Kosten

Die Hyperthermie ist in der Regel keine Kassenleistung. Private Krankenkassen bezahlen sie meist auf Rückfrage. Bei stationärer Behandlung als Kassenpatient können die Kosten erstattet werden, nicht aber bei ambulanter.

Bewertung

Für die regionale Tiefenhyperthermie liegen positive Phase-III-Studien vor. Insbesondere beim Gebärmutterhalskrebs gibt es sehr interessante Daten. Sie sollte immer mit klassischen Methoden kombiniert werden, um die Wirkungsstärke zu erhöhen.

Im Bereich der Hyperthermie tummeln sich neben ernsthaften Anbietern zahlreiche Personen, die weniger seriös arbeiten. Die positive Empfehlung bezieht sich ausschließlich auf die seriösen Anbieter. Es ist entsprechend wichtig, sich vorher genau zu informieren. Unter http://www.Hyperthermie.org findet sich eine Liste seriöser Anbieter.

● Indol-3-Carbinol aus Kohlarten
Kategorie: Nahrungsmittel

Erklärung

Indol-3-Carbinol ist als pflanzliches Antioxidans in fast allen Kohlsorten wie Brokkoli, Weißkohl, Rosenkohl und Blumenkohl vorhanden. Es ist ein wasserlösliches Glucosinolat (organische Schwefelverbindung, auch als Senfölglycosid bekannt) mit antikanzerogenen Eigenschaften. Man hat bei Brust- und Gebärmutterhalskrebs festgestellt, dass Indol-3-Carbinol in den Östrogenstoffwechsel eingreift. Östrogen als weibliches Sexualhormon wird durch Indol-3-Carbinol zu neutralen Abbauprodukten umgewandelt, so dass der wachstumsfördernde Einfluss dieses Hormons auf bestimmte Krebsarten eingedämmt wird. Indol-3-Carbinol besitzt die Eigenschaft, die schädliche Wirkung von Giftstoffen einzudämmen, die beim Braten und Grillen entstehen, und reduziert damit die Wirkung toxischer Verbindungen unterschiedlichster Struktur. Es fördert die Bildung von Glutathion in der Leber (siehe auch Glutathion, Seite 117). Indol-3-Carbinol ist in Kohl indirekt vorhanden und wird aus Glucobrassicin, einem Indolmethyl-Glucosinolat, freigesetzt. Diese Freisetzung erfolgt, wenn bei der Verarbeitung (beispielsweise beim Schneiden) die Pflanzenzellen beschädigt werden.

Möglichkeiten und Durchführung
400 bis 800 mg Indol-3-Carbinol können täglich eingenommen werden. Die Dosierung wird nach dem Körpergewicht ausgerichtet.

Anwendungsbereiche, die in den Medien genannt werden
Indol-3-Carbinol wird zur Vorbeugung und unterstützenden Nahrungsergänzung bei Behandlung von hormonabhängigen Krebsarten wie Brust-, Gebärmutterhals- und Prostatakrebs verwendet. Als weiteres Einsatzgebiet wird Fibromyalgie genannt.

Gegenanzeigen und Risiken
Schwangere Frauen sollten aufgrund der Wirkung auf die Hormone kein Indol-3-Carbinol einnehmen.

Bewertung
Indol-3-Carbinol ist sowohl zur Vorbeugung wie auch in der ergänzenden Therapie einsetzbar und reduziert das Krebsrisiko. Studien im Labor zeigen, dass Indol-3-Carbinol den Sterbeprozess von Krebszellen einleitet und den Darm vor Krebs

schützt. Da es zurzeit schwer ist, ein Fertigprodukt mit Indol-3-Carbinol zu kaufen, sollten alle Arten von Kohlgemüse in der Ernährung bei Tumorerkrankungen nicht fehlen. Beim Ovarialkarzinom konnte bei reichlichem Verzehr von Kohl ein Überlebensvorteil festgestellt werden.

● Lycopin
Kategorie: Nahrungsmittel oder Nahrungsergänzungsmittel

Erklärung

Als Carotinoid ist Lycopin vorzugsweise in Tomaten, Hagebutten und einigen Karottensorten enthalten. Je reifer die Tomaten sind, desto größer ist der Gehalt an Lycopin. Werden die Produkte gekocht, steigt der Gehalt an verwertbarem Lycopin an. Der Körper kann das gelöste Lycopin noch besser aufnehmen, wenn die Gerichte mit Fett verarbeitet werden. Man geht durchschnittlich von einem Gehalt von 5 bis 10 mg Lycopin in 100 g Tomaten aus. Lycopin ist ein Antioxidans und fängt freie Radikale ab. Es lagert sich in der Haut ein und wirkt als natürlicher Sonnenschutz.

Möglichkeiten und Durchführung

120 Lycopin-Kapseln à 2 mg Lycopin kosten ca. 15 Euro. Erwachsene nehmen pro Tag zwischen 12 und 18 mg Lycopin zu sich.

Anwendungsbereiche, die in den Medien genannt werden

Prävention von Tumorerkrankungen, komplementärer Einsatz.

Gegenanzeigen und Risiken

Keine bekannt.

Bewertung

Lycopin ist als Mittel zur Prävention geeignet. Es wurde in zahlreichen Studien im Hinblick auf die Vorbeugung des Mamma- und Prostatakarzinoms untersucht. Die zusätzliche Gabe von Lycopin zur Hormontherapie bei Prostatakrebs führte zu einer längeren Überlebenszeit der Patienten, wobei auch ein Rückgang der Tumormasse unter Lycopin beobachtet werden konnte. In tierexperimentellen Untersuchungen konnte gezeigt werden, dass Lycopin besonders aktiv in Verbindung mit anderen Wirkstoffen der Tomate ist. Daher ist auch eine tomatenreiche Diät empfehlenswert.

● Magnesium
Kategorie: Mineralstoffe

Erklärung

Magnesium ist ein glänzendes Erdalkalimetall, das natürlich nur in gebundener Form vorkommt. Die bekanntesten Minerale sind Magnesit und Dolomit. Medizinisch werden organische Präparate zur Magnesiumergänzung als Magnesiumcitrat, -aspartat, -adipat, -hydrogenglutamat und -orotat verwendet. Anorganische Verbindungen sind Magnesiumcarbonat, -hydrogenphosphat und -oxid. Bittersalz als Abführmittel und Magnesiumhydroxid als Antacidum sollen hier nicht besprochen werden.

Möglichkeiten und Durchführung

Der von der Deutschen Gesellschaft für Ernährung empfohlene tägliche Magnesiumbedarf liegt bei 300 bis 400 mg Magnesium. Es gibt eine Vielzahl von Magnesiumprodukten als Tabletten, Granulate, Kau- und Brausetabletten.

Nahrungsmittel mit einem hohen Gehalt am Magnesium sind

Bananen, Orangen, Beeren, Kartoffeln, Geflügel, Milch, Fisch, Leber, Vollkornprodukte, Hülsenfrüchte und Nüsse.

Anwendungsbereiche, die in den Medien genannt werden
Bei Magnesiummangel treten häufig Wadenkrämpfe, Augenlidzucken, Taubheitsgefühl und Kribbeln in den Händen auf. Hilfreich ist Magnesium bei Nervosität, Kopfschmerzen, Migräne, Konzentrationsschwäche, Schwindel und Herzbeschwerden. Begleittherapie bei oxaliplatinhaltiger Chemotherapie.

Gegenanzeigen und Risiken
Magnesium hat eine abführende Wirkung. Bei Patienten mit Niereninsuffizienz sollte vor Gabe der Arzt gefragt werden.

Bewertung
In Studien konnte gezeigt werden, dass Magnesium die Wahrscheinlichkeit des Auftretens von Krebs reduziert.
Während einer Krebstherapie erscheint eine ausreichende Magnesiumzufuhr als sinnvoll, da durch verschiedene Chemotherapien der Magnesiumgehalt im Serum sinkt. Dadurch sollen sich auch nervenschädigende Wirkungen der Chemotherapeutika reduzieren lassen. Abschließende Ergebnisse liegen aber noch nicht vor. Eine direkte Wirksamkeit gegen Krebs besteht nicht.

● Polyphenole und Flavonoide
Kategorie: Nahrungsmittel

Erklärung
Als Polyphenole wird eine umfangreiche Gruppe von in Pflanzen vorkommenden krebsverhindernden Naturstoffen bezeichnet. Sie sind die farbigen Stoffe der Pflanzen mit der Aufgabe,

Insekten zur Bestäubung anzulocken oder Pflanzen vor Fraßfeinden zu schützen. Zu den Polyphenolen gehören Farbstoffe (Flavonoide, Anthocyane), Gerbstoffe (Tannine) und Phenolcarbonsäuren. Phenolcarbonsäuren unterteilen sich noch weiter in Ellagsäure (in Himbeeren, Granatapfel, Erdbeeren, Brombeeren, Walnüssen), Ferulasäure, Gallussäure und Kaffeesäure. Die bekannteste Gruppe der wasserlöslichen Flavonoide lässt sich noch weiter differenzieren:

1. *Flavonole:* Quercetin (Äpfel 36 mg/kg, Kirschen 32 mg/kg, Zwiebeln 347 mg/kg, Grünkohl 110 mg/kg, grüne Bohnen 39 mg/kg, Brokkoli 30 mg/kg), Rutin, Kämpferol (Grünkohl, Brokkoli, Endivien) Myricetin (Weidenröschen, Walnuss), Isorhamnetin
2. *Flavanole:* Catechin (Rotwein), Gallocatechin, Epicatechin, Epigallocatechin-Gallat (grüner Tee), Theaflavin (Wirkstoffe aus fermentiertem schwarzem Tee), Thearubigin (Wirkstoff aus fermentiertem schwarzem Tee)
3. *Flavone:* Luteolin (Paprika), Apigenin (Petersilie [antithrombotische Wirkung], Sellerie), Diosmetin, Chrysoeriol
4. *Flavanone:* Hesperetin (Apfelsine, Bitterorange. Zitronenschale), Naringenin (Grapefruit), Eriodictyol
5. *Isoflavonoide:* Genistein (Sojabohne), Daizdein (Sojabohne)
6. *Anthocyanidine (Anthocyane):* Cyanidin (Kirschen), Delphinidin, Malvidin (blaue und rote Trauben), Pelargonidin, Peonidin, Petunidin
7. *Phytoalexine:* Resveratrol (rote Weintrauben, Knöterich-Pflanzen [Polygonum cuspidatum])

Möglichkeiten und Durchführung

Viele Polyphenole befinden sich im Bereich der Schale von Früchten oder in den äußeren Schichten von Gemüse. Deshalb sollten Produkte wie z. B. Äpfel mit Schale gegessen werden, da man sonst bereits 50 % der Polyphenole verliert.

Polyphenole und Flavonoide

Anwendungsbereiche, die in den Medien genannt werden

Polyphenole schützen als Antioxidanzien vor freien Radikalen und wirken entzündungs- und krebshemmend. Weiterhin wirken sie immunmodulatorisch, krampflösend, antihepatotoxisch, gefäßentspannend, antikanzerogen, durchblutungsfördernd, antiallergisch und wachstumshemmend auf Bakterien und Viren. Obst und Gemüse mit vielen Polyphenolen sind Heidelbeeren, Kirschen, Zwiebeln, Grünkohl, Äpfel, Himbeeren, Lauch, Granatäpfel, Amlabeeren, Zistrose (die Blätter vom Cistusstrauch – *Cistus incanus* ssp. *tauricus* L. – werden als Tee verwendet), Pfirsiche, Aprikosen, Paprika, blaue Trauben, grüne Oliven, Johannisbeeren und Sojabohnen; außerdem enthalten auch grüner Tee und Rotwein Polyphenole.

Gegenanzeigen und Risiken

Es handelt sich hier um Nahrungsmittel, die auch Allergien auslösen können. Diese Möglichkeit ist individuell immer zu beachten. Generell sollte man von allem etwas und nie zu viel von einem Lebensmittel essen, was auch zu Problemen führen kann.

Bewertung

Ein niedriger Konsum von bioaktiven Stoffen geht mit einer Erhöhung des Krebsrisikos einher. Deshalb ist es wichtig, viel frisches Obst und Gemüse zu essen. Verarbeitetes Obst und Gemüse sind weniger empfehlenswert, da z. B. bei der Herstellung von Apfelsaft 50 % der phenolischen Antioxidanzien verloren gehen. Was die Verwendung von Himbeeren und Erdbeeren betrifft, so ist ein Beerenpüree am günstigsten, da die wichtigen antioxidativen und antikanzerogenen Ellagsäuren kaum in den Saft übergehen.

Ihre Hauptwirkung für den Patienten entfalten die phenolischen Antioxidanzien deshalb im Bereich des Magen- und Darmtrakts. In Tierversuchen konnte nachgewiesen werden, dass die Zufuhr von Quercetin z. B. aus Zwiebeln vor Dickdarmkrebs schützt. Ellagsäuren (aus z. B. Himbeeren, Granatäpfeln, Erdbeeren, Brombeeren, Walnüssen) hemmen die Entstehung von künstlich induziertem Speiseröhrenkrebs.

● Propolis – Apitherapie
Kategorie: Bienenprodukte

Erklärung

Das Kittharz des Bienenvolks dient im Bienenstock als Abdichtungsmasse, zur Beseitigung von Bakterien, Pilzen und Viren und hat somit antibiotische, antimykotische und antivirale Eigenschaften. Propolis garantiert die Sauberkeit im Bienenstock. Die Biene erzeugt es aus dem Harz von Pappel-, Birken- und anderen Baumknospen, das sie mit selbst produzierten Sekreten (Enzymen) versetzt. So enthält Propolis Harze, Wachs, ätherische Öle, Pollen, Vitamine, Spurenelemente und Flavonoide.

Möglichkeiten und Durchführung

Propolis gibt es als Tropfen, als Salben, als Pulver in Kapseln oder als Kaumasse. Tropfen werden meist nur zur Spülung im Mundbereich angeboten.
Von Propolis-Kapseln mit 250 mg Propolis nimmt man täglich 1 Kapsel ein. Ob diese Menge zur Krebsprophylaxe ausreicht, ist noch nicht am Menschen bewiesen.
60 Kapseln kosten ca. 15 Euro.

Anwendungsbereiche, die in den Medien genannt werden

Propolis wirkt gegen Bakterien, Pilze, Viren, hat schmerz- und entzündungshemmende Eigenschaften und stärkt das Abwehrsystem. Angewendet wird es bei Entzündungen jeder Art im Mund- und Halsbereich, Hauterkrankungen (Akne, Schuppenflechte), Entzündungen der Geschlechtsorgane, Magenschleimhautentzündung und Entzündungen diverser Gelenke.

Gegenanzeigen und Risiken

Propolis besitzt ein nicht unerhebliches allergenes Potenzial, so dass es zu Allergien kommen kann.

Bewertung

Neuste Studien sprechen von hervorragenden Ergebnissen gegen Krebs in Verbindung mit Propolis. So führten Tests an Ratten mit Brustkrebs in Kombination mit Chemotherapeutika zur Optimierung der Behandlung. Studien in Brasilien ergaben, dass eine Kombination aus Annatto, Propolis und besonderen Pilzen einen krebsverhindernden Effekt zeigt.

Ein wesentliches Problem von Propolis ist jedoch, dass das Produkt nicht standardisiert ist. Je nach Herkunft gibt es deutliche Unterschiede, gerade auch im Hinblick auf die Anti-Tumoraktivität. Entsprechend kann die mögliche pharmakologische Wirkung von Propolis derzeit nicht ausgenutzt werden.

Bei einer Strahlentherapie im Kopf-Hals-Bereich hat sich Propolis jedoch als sinnvoll erwiesen, was die Verhinderung von Schleimhautentzündungen betrifft. In diesem Anwendungsbereich – und nur dort – kann es derzeit empfohlen werden.

● Selen

Kategorie: Mineralstoffe

Erklärung

Selen ist ein essenzielles Spurenelement und Teil wichtiger Enzyme wie der Glutathion-Peroxidase. Mit Gluthation zusammen schützt es die Zelle vor Oxidation. Da weitere Enzyme mit Selen (Thioredoxin) an der DNA-Biosynthese beteiligt sind,

Selen

kann ein Mangel zu Fehlregulationen und damit zum Entstehen von Krebs führen. Die selenabhängige Methionin-Sulfoxid-Reduktase ist an der Verlangsamung von Altersprozessen beteiligt. Hieraus leiten sich die immunmodulierenden, antioxidativen, antientzündlichen und herzschützenden Eigenschaften ab. Die Einleitung des geplanten Zelltodes mit einer Regulierung bei Krebs und die Entgiftung von Schwermetallen sind weitere Fähigkeiten.

Auf dem Markt gibt es Selenhefen und Natriumselenit. Da bei Tumorpatienten die Selenspiegel oft deutlich erniedrigt sind und Selen mit für die Bildung von natürlichen Killerzellen des Immunsystems wichtig ist, kann eine Selengabe erfolgen.

Möglichkeiten und Durchführung

Grundsätzlich ist Selen in großen Mengen giftig und daher in hohen Dosen der Verschreibungspflicht unterstellt. Als nicht mehr giftig werden Mengen von 800 µg Selen pro Tag angesehen. Als sichere Dosierung wird deshalb die Grenze bis 300 µg Selen pro Tag genannt und für die Daueranwendung empfohlen.

Selen kommt in höheren Dosen in Steinpilzen, Rinderfilet, Fisch, Nieren vom Rind oder Schwein, Thunfisch, Eierteigwaren, Knoblauch und Bier vor.

100 Tabletten mit 50 µg Selen kosten ca. 30 Euro.

Anwendungsbereiche, die in den Medien mit Selenmangel in Verbindung gebracht werden

Arteriosklerose, Kardiomyopathie, Rheuma, Unfruchtbarkeit und Krebs.

Gegenanzeigen und Risiken

Vitamin C kann die Aufnahme von Natriumselenit negativ beeinflussen. Bei bestimmungsgemäßen Dosen sind keine Nebenwirkungen bekannt.

Bewertung

Selen kommt eine besondere Rolle bei Krebs zu, und es kann in allen Stadien empfohlen werden. Es schützt vor Krebs und verhindert die weitere Ausbreitung. Bei Selenmangel scheinen Chemo- und Strahlentherapie nicht so gut zu wirken, daher kann eine Selensubstitution empfohlen werden.

● Shiitake
Kategorie: Pilze

Erklärung

Der lateinische Begriff für den japanischen Shiitakepilz ist *Lentinula edodes*. Auch er wächst wie andere Pilze auf abgestorbenem Holz von Eichen, Buchen, Ahorn- und Walnussbäumen und ist als Speisepilz sehr beliebt, wobei nur die Hüte gegessen werden. In Deutschland sind getrocknete Pilze und Dosenware im Handel erhältlich, aber auch Pilzpulverextrakt in Tabletten- und in Kapselform wird angeboten. Trockene Pilze werden mit kochendem Wasser übergossen ca. 30 Minuten eingeweicht. Danach werden die Pilze gewaschen und von den harten Stielen getrennt. Das wertvolle Pilzwasser vom Einweichen wird zur Soße verarbeitet, man kann aber auch die Pilze darin gar kochen. Shiitakepilze enthalten Lentinan als Wirkstoff, der zur Immunstabilisation des Kranken beiträgt. Die Bildung von Killerzellen, T-Helferzellen und Makrophagen wird durch dieses Polysaccharid stimuliert. Weiterhin sind viele Polyphenole, B-Vitamine, Vitamin D, Kalzium, Kalium, Zink, Eisen und Phosphor in den Pilzen enthalten.

Möglichkeiten und Durchführung

9 g getrocknete Pilze entsprechen 90 g frischen Pilzen. Diese Dosierung gilt als diabetische Maßnahme bei arteriosklero-

tischen Veränderungen. Als Maß für alle anderen schwerwiegenden Leiden werden 8 Pilze als tägliche Nahrungsergänzung angegeben. Ansonsten existieren Pilzextrakte, die die einfachste Anwendungsform darstellen.

Zur Nahrungsergänzung werden täglich 2-mal 1 bis 2 Shiitake Pilzextrakt Tabletten à 300 mg empfohlen.

Anwendungsbereiche, die in den Medien genannt werden

Schon seit langer Zeit kennt man in China und Japan die heilende Wirkung von Shiitakepilzen bei Entzündungen, Kopfschmerzen, Tumoren, Schwindel, Magenleiden, Allergien, Lebererkrankungen und Arteriosklerose. Shiitakepilze wirken cholesterinsenkend. Shiitakepilze sollen bei Bauchspeicheldrüsenkrebs, Brustkrebs, Darmkrebs, Magenkrebs, Lungenkrebs, Leukämie und Lymphom hilfreich sein.

Gegenanzeigen und Risiken

Sensible Patienten können auf Lentinan mit entzündlichen Hauterkrankungen reagieren. Bei ca. ⅓ der therapierten Patienten traten diese Hauterscheinungen bei täglichen Gaben von 4 g Pilzpulver auf.

Bewertung

In vielen Studien konnte gezeigt werden, dass Shiitakepilze den Sterbeprozess von entarteten Krebszellen einleiten. Getestet wurde dies an Brustkrebszellen in Zellversuchen. Die Lentinane sprechen bei Darmkrebs an und führen in Versuchen an Mäusen zur Zellreduktion. Bisherige Studien haben aber keine Erfolge der Behandlung gezeigt. Als Nahrungsergänzung kann Shiitake adjuvant zur herkömmlichen Behandlung empfohlen werden, was im Einvernehmen mit dem behandelnden Arzt zu erfolgen hat.

Taurolidin

Kategorie: verschreibungspflichtige Medikamente

Erklärung

Taurolidin leitet sich von der Aminosäure Taurin ab und ist chemisch gesehen ein Bis-(1,1-dioxopherhydro-1,2,4-thiadiazinyl-4)methan. Es ist als Antibiotikum nach Operationen zur örtlichen Behandlung von Knocheninfektionen, bei Bauchfellentzündungen oder bei Infektionen im Bereich von künstlichen Gelenken zugelassen.

Taurolidin hat ein breites Wirkungsspektrum: Es bekämpft viele grampositive und gramnegative Bakterien und wirkt auch gegen Bakterientoxine. Das resultiert aus der Fähigkeit, Endotoxine oder Lipopolysaccharide zu neutralisieren.

Taurolidin verhindert weiterhin die Anlagerung von Bakterien an Zelloberflächen und induziert deren geplanten Zelltod. Hieraus erklärt man sich auch die Wirkung auf das Krebsgeschehen.

Möglichkeiten und Durchführung

Zurzeit ist das Mittel nur gegen Entzündungen zugelassen. Hierbei schwankt die Einmaldosis zwischen 2 und 5 g in Lösung und kostet zwischen 25 und 45 Euro. Es wird nur eine Dosis verabreicht.

Anwendungsbereich für zugelassene Taurolidinpräparate

Bauchfellentzündung, Weichteilentzündungen und Knochenentzündungen (Näheres siehe Beipackzettel).

Gegenanzeigen und Risiken

Bei der Anwendung können brennende Schmerzen, allergische Reaktionen, Blutdruckveränderungen und Pulsveränderungen auftreten.

Bewertung

Tierexperimentelle Untersuchungen ergaben, dass Metastasen an den Einstichstellen einer Bauchspiegelung beim Darmkrebs verhindert werden können.

Studien haben gezeigt, dass die Substanz beim schwarzen Hautkrebs die Verträglichkeit einer Immuntherapie verbessert, ohne dass diese in ihrer Wirksamkeit beeinträchtigt wird. Für diesen Einsatz kann Taurolidin empfohlen werden. Die Entscheidung über die Verordnung von Taurolidin bleibt dem Arzt vorbehalten.

● Thymophysin® 25-/-50 von Firma CytoChemia
Kategorie: apothekenpflichtige Arzneimittel

Erklärung

Thymophysin® besteht aus 2 Ampullen, eine mit Trockensubstanz und eine mit einer 3-ml-Kochsalzlösung als Lösungsmittel. 1 Ampulle enthält 25 mg oder 50 mg Thymostimulin als Trockensubstanz (standardisierte, niedermolekulare Thymuspeptidfraktion vom Kalb).

Möglichkeiten und Durchführung

Anfangstherapie: Für 1 bis 2 Wochen werden 5-mal pro Woche 1 bis 1,5 mg/kg Körpergewicht unter die Haut oder in den Muskel gespritzt.

Erhaltungstherapie: Für 2 bis 4 Wochen werden 3-mal pro Woche 1 bis 1,5 mg/kg Körpergewicht unter die Haut oder in den Muskel gespritzt.

Anwendungsbereich

Parenterale Nährstoffergänzung, zum Beispiel bei Abmagerung, Appetitlosigkeit bei Tumoren, Fehlernährung.

Gegenanzeigen und Risiken

Allergische Hautausschläge, Überempfindlichkeitsreaktionen bis zu Schockzuständen.

Bewertung

Thymostimulin hat sich als Zusatzgabe zu Chemotherapeutika bei Non-Hodgkin-Lymphom, Leberkrebs und Lungenkrebs als wirksam erwiesen, weil sowohl die Heilungschancen verbessert als auch die Überlebenszeiten verlängert wurden. Bei den Testpersonen wurde 7 bis 10 Tage vor der Chemotherapie mit der Behandlung mit Thymostimulin begonnen. Das Mittel sollte nur in Abstimmung mit dem Arzt eingesetzt und nur begleitend bei anderen Krebstherapien gegeben werden.

● Vitamin D

Kategorie: **Vitaminpräparate**

Erklärung

Vitamin D (Cholecalciferol) kann im Körper selbst mithilfe von Sonnenlicht produziert werden. Da die Menge des gebildeten Vitamin D von der Menge der UV-Strahlung abhängt, kann es in den Wintermonaten zu einem Mangel kommen. Diese Vitaminmangelkrankheit heißt bei Kindern Rachitis und wird auch als Knochenweiche bezeichnet. Tritt Vitamin-D-Mangel im erwachsenen Alter auf, stellt sich eine Osteoporose ein. Um Mangelerscheinungen auszugleichen, gibt es aber nur begrenzt Möglichkeiten, Vitamin D mit der Nahrung aufzunehmen. Lachs, Makrele, Thunfisch oder Lebertran sind natürliche Quellen von Vitamin D, das erst im Körper zum wirkaktiven Calcitriol umgewandelt wird. Calcitriol als biologisch aktive Form ist in der Lage, die Zellentwicklung zu bremsen und die Zellreifung zu fördern. Man vermutet, dass diese Umwandlung

Vitamin D

von Vitamin D in Calcitriol in vielen Organen möglich ist und nicht nur von der Niere ausgeführt wird. Hier liegt auch der Grund für die Anwendung bei Krebs als präventives Mittel. Man hat festgestellt, dass ein geringer Gehalt von Vitamin D mit einem vermehrten Auftreten von Dickdarm-, Prostata- und Brustkrebs vergesellschaftet ist.

Möglichkeiten und Durchführung

Als Dosierung werden 4 mg Cholecalciferol (entspricht 1000 I. E. Vitamin D) pro Tag empfohlen.

Anwendungsbereiche, die in den Medien genannt werden

Vorbeugung gegen Dickdarmkrebs, Prostatakrebs, Brustkrebs und eventuell andere Krebsarten.

Gegenanzeigen und Risiken

Nierensteine oder Steinleiden können durch Vitamin-D-Gaben vermehrt auftreten. Vitamin D darf nicht bei Knochenmetastasen, Hyperparathyreoidismus, erhöhten Kalziumwerten im Blut, bestehenden Nierensteinen, Nierenfunktionsstörungen und Myelom angewendet werden. Die Einnahme von Vitamin D kann zu Übelkeit, Erbrechen, Bauchschmerzen, Verstopfung, Hautausschlag und einem erhöhten Kalziumblutspiegel führen.

Bewertung

Als preisgünstiges Mittel kann es zur sinnvollen Vorbeugung und Nachbehandlung bei Dickdarm-, Prostata- und Brustkrebs, möglicherweise auch bei anderen Krebserkrankungen, eingesetzt werden. Hier ist es mit Kalzium zu kombinieren, da die Kalziumaufnahme von Vitamin D abhängig ist. Sofern es nicht bei den o. g. Gegenanzeigen oder als Alternative zur konventionellen Therapie eingesetzt wird, kann diese Maßnahme in normaler Dosierung empfohlen werden.

● Zink

Kategorie: Spurenelemente

Erklärung

Zink als Spurenelement ist ein wichtiger Bestandteil von mehr als 50 Enzymen im menschlichen Körper. Es übernimmt eine zentrale Rolle im Zucker-, Fett- und Eiweißstoffwechsel und ist am Aufbau der Erbsubstanz beteiligt. So beeinflusst es das Wachstum von Haut, Haaren und Nägeln. Die Wundheilung wird genauso wie das Immunsystem und das Knochenwachstum durch Zink gefördert. Als wichtiger Bestandteil der Superoxidbismutase ist Zink an Vorgängen beteiligt, die sich mit der Beseitigung von freien Radikalen beschäftigen. Zink im Serum senkt den Kupferspiegel, der einen Einfluss auf die Entstehung von Krebs hat. Im Handel sind Zinksalze als Aspartate, Gluconate, Orotate und Sulfate erhältlich. Die ersten drei organisch gebundenen Salze sind für den Menschen leichter aufzunehmen.

Möglichkeiten und Durchführung

Die Deutsche Gesellschaft für Ernährung empfiehlt ca. 10 mg Zink pro Tag. Andere Quellen sprechen von 12 bis 15 mg täglich.
Im Handel sind Tabletten und Brausetabletten erhältlich.
Edamer, Truthahn, Leber, Rinderfilet, ausgewählte Fische und Milchprodukte stellen natürliche Zinkquellen dar.

Anwendungsbereich

Trockene, gerötete Haut, brüchiges, glanzloses Haar, Akne, Neurodermitis, Wundheilungsstörungen, Schuppenflechte sind Zeichen eines Zinkmangels. Zink wird gegeben, um das Immunsystem bei Abwehrschwäche zu unterstützen, oder wenn ein gesteigerter Verbrauch vorliegt, wie beispielsweise bei Vegetariern, Schwangeren, Stillenden und chronisch Kranken.

Gegenanzeigen und Risiken

Die gleichzeitige Gabe von Kalzium vermindert die Aufnahme von Zink.

Bewertung

In einer Studie mit 4035 Teilnehmern wurde gezeigt, dass hohe Serumwerte von Zink das Risiko, an Krebs zu erkranken, verringern. Da Zink in sehr viele Bereiche des Immunsystems eingreift und nur selten eine Überdosierung vorkommt, kann eine Substitution von Zink auch bei Krebserkrankungen erfolgen, wenn eine diätische Versorgung nicht möglich ist. Es sollte jedoch nur ergänzend zur Standardtherapie eingesetzt werden.

Therapien mit nicht gesicherter Wirkung

● *Agaricus blazei murrill* (ABM)
Kategorie: Pilze

Erklärung

Der aus den Regenwäldern Brasiliens stammende Mandelpilz stärkt wirkungsvoll das Immunsystem. Nachdem man erkannt hatte, dass die Einheimischen, die Agaricus als schmackhaften Speisepilz schätzten, nicht an Krebs erkrankten, begann man vor ca. 30 Jahren mit der wissenschaftlichen Untersuchung. Nach heutigem Erkenntnisstand wird die Wirkung dem Polysaccharid Beta-D-Glucan zugeschrieben, das bei vielen Krebserkrankungen das Wachstum stoppt und die Bildung von Interferonen und Makrophagen anregt. Weiterhin sind Mineralstoffe und Vitamine im Pilz enthalten. Agaricus eignet sich als Zugabe zu einer Chemo- oder Strahlentherapie, da er sich positiv auf das Blutbild auswirkt. Bei Leberleiden, Milzschwellung, erhöhtem Blutzuckerspiegel und erhöhtem Cholesterinspiegel leistet er ebenfalls gute Dienste.

Möglichkeiten und Durchführung

Man sollte entweder frische Pilze oder Extraktpulver (20-mal konzentrierter als reines Pulver) kaufen.

Anwendungsbereiche, die in den Medien genannt werden

Der Pilz wird zur Stärkung des Immunsystems bei Darm-, Lungen-, Unterleibs-, Brust-, Bauchspeicheldrüsen-, Prostata- und Leberkrebs, außerdem bei Hirntumoren, Leberzirrhose und chronischer Hepatitis eingesetzt.

Gegenanzeigen und Risiken
Keine bekannt.

Bewertung
Die auswertbaren unabhängigen Erfahrungsberichte sind bisher äußerst dürftig. In Anlehnung an die Wirkung anderer Pilze mit Beta-D-Glucanen und an die allgemeinen Erfahrungen mit Beta-D-Glucanen erscheint das Mittel als empfehlenswert. Allerdings kann eine Pilztherapie eine konventionelle Therapie nicht ersetzen.

AHCC® (Aktive Hexose Correlated Compound)
Kategorie: Nahrungsergänzungsmittel

Erklärung
AHCC® ist ein eingetragenes Markenzeichen von Amino Up Chemical Company, Ltd. of Sapporo, Japan. AHCC entsteht aus dem Mycel einer Mischung verschiedener Heilpilze, die auf fermentierten geschroteten Reisschalen gezüchtet werden. Danach folgen eine enzymatische Zersetzung, Sterilisation, Konzentration und Gefriertrocknung. Es handelt sich bei AHCC entweder um ein Monosaccharid (Einfachzucker) oder um Polysaccharide. Hier sind die Informationen allerdings uneinheitlich.

AHCC® wird bereits seit Jahren im Ausland als diätetisches Nahrungsergänzungsmittel zur Immunstimulation eingesetzt. Allerdings scheint der Wirkmechanismus noch nicht geklärt zu sein.

Möglichkeiten und Durchführung
500 bis 2000 mg werden täglich eingenommen.
AHCC® 500 mg à 60 Kapseln kosten 65 Euro.

Anwendungsbereiche, die in den Medien genannt werden
AHCC® stärkt das Immunsystem (NK-Zellen und Makrophagen), eliminiert Reiz- und Schadstoffe, verbessert die Funktion und Anzahl der Immunzellen.

Gegenanzeigen und Risiken
Keine bekannt.

Bewertung
Allgemein geht von der Substanz wohl selbst in hohen Dosen von 9 g kaum ein Risiko aus. In Tierversuchen konnte gezeigt werden, dass AHCC® die Nebenwirkungen einer Chemotherapie abmildern kann. Daten von Studien am Menschen und zur Arzneimittelsicherheit liegen jedoch nicht vor.

Alkylglycerol
Kategorie: **Nahrungsergänzungsmittel**

Erklärung
Seit vielen Jahren beobachtet man die hohe Widerstandskraft von Haien gegen Tumoren und Entzündungen. Nach längerem Suchen entdeckte man, dass Alkylglycerol (auch ein natürlicher Bestandteil der Muttermilch) in großen Mengen im Körper von Haien vorhanden ist, vor allem in Milz, Leber und Rückenmark. Um Alkylglycerol zu gewinnen, wird die Haifischleber von Grönland- oder Schlafhaien als Quelle herangezogen. Sie besteht zu ca. 30 % aus dieser Substanz. Nach Tests fand man heraus, dass Alkylglycerol das Immunsystem stärkt und den Körper zur Produktion von diversen Blutzellen anregt. Somit kann die Substanz helfen, wenn Chemo- und Strahlentherapie zu einem Mangel an Leukozyten (weißen Blutkörperchen) führen. Weiterhin konnte festgestellt werden, dass bakteriostati-

sche, antivirale und pilzhemmende Wirkungen von Alkylglycerol ausgehen. In Tests an Ratten konnten wachstumshemmende Eigenschaften auf Tumoren festgestellt werden. Alkylglycerol bindet Schwermetalle (Quecksilber), Pestizide und Toxine im Körper und leitet sie über den Darm aus.

Möglichkeiten und Durchführung

Als Beispiel für Alkylglycerol sind zwei Handelspräparate ohne Qualitätsbewertung aufgeführt:

1. Alkyrol® enthält hoch gereinigtes Leberöl von Grönlandhaien mit 20 % Alkylglycerol. Durch ein Reinigungsverfahren sind Substanzen wie PCB, Pestizide, Schwermetalle, Cholesterin, EPA/DHA (Fettsäuren) und exzessive Mengen an Vitamin A und D nicht mehr enthalten.
   Alkyrol® gibt es in drei verschiedenen Stärken: Kapseln mit 250 mg Haifischleberöl enthalten 50 mg Alkyrol, Kapseln mit 500 mg Haifischleberöl enthalten 100 mg Alkyrol und Kapseln mit 1000 mg Haifischleberöl enthalten 200 mg Alkyrol. Eingenommen werden zwischen 500 und 4000 mg Haifischleberöl zu den Mahlzeiten. 120 Kapseln à 500 mg kosten ca. 55 Euro. Dieses Produkt darf laut Hersteller nicht für medizinische Indikationen angewendet werden.
2. Norwegian Shark Liver Oil à 1000 mg (200 mg Alkylglycerol) gibt es als Softgelkapseln. Packungen mit 30 Kapseln kosten ca. 15 Euro. Dieses Präparat wird als Nahrungsergänzungsmittel vertrieben. Eine medizinische Anwendung wird vom Hersteller explizit ausgeschlossen.

Anwendungsbereiche, die in den Medien genannt werden

Alkyrol® wird zur Stärkung des Immunsystems, zur Reduktion der Nebenwirkungen von Chemo- und Strahlentherapie, Erkältungen, Grippe und chronischen Infektionen, zur Förderung der Wundheilung bei Asthma, Psoriasis und Arthritis sowie zur Bindung von Schwermetallen und Toxinen eingesetzt.

Gegenanzeigen und Risiken
Nach einer Einnahmezeit von 30 Tagen sollten die Blutparameter überprüft werden. Die vermehrte Bildung von Thrombozyten kann zu einer Thromboseneigung führen.

Bewertung
In wissenschaftlichen Arbeiten mit Mäusen konnte gezeigt werden, dass Alkylglycerol das Tumorwachstum sowie die Vaskularisation und die Metastasenbildung hemmt. Es fehlen jedoch klinische Studien. In Anbetracht des Umstandes, dass viele Haifischarten vom Aussterben bedroht sind, sollte eher auf andere Möglichkeiten der komplementären Therapie zurückgegriffen werden. Als alleinige Methode sollte Alkylglycerol ebenfalls nicht angewendet werden. Ein Produkt mit der Zulassung gegen Krebs, zur Prävention oder unterstützenden Behandlung, ist nicht bekannt.

● Aloe vera (*Aloe barbadensis* Miller)
Kategorie: Heilpflanzen

Erklärung
Die Heimat der auch als Wüstenlilie bekannten Aloe sind die Kanarischen Inseln. Bei uns kann man sie nur als Zimmerpflanze halten, denn sie ist frostempfindlich. Pharmazeutischer Wirkstoff, der gegen Verstopfung eingesetzt wird, ist das sehr bittere und streng riechende Aloin aus der Blattrinde. Deshalb werden Blattrinde und Blattgrün vor der Ernte sorgfältig entfernt, da Aloin in dem Aloeprodukt nicht enthalten sein soll. Für den Krebspatienten ist das heilende Gel aus dem fleischigen

Aloe vera

Mark von Interesse. Der bekannteste Wirkstoff aus dem Gel ist das immunstimulierende, Viren bekämpfende Acemannan, welches eine Verbindung aus einem langkettigen Zucker mit zentralem Eiweißbaustein ist (Mucopolysaccharid). Acemannan ist in ähnlicher Form auch in Ginsengwurzeln oder Shiitake-Pilzen vorhanden. Dieses fördert die Produktion von Interferonen und Interleukin und aktiviert Makrophagen (Fresszellen). Weiterhin sind Polysaccharide, Mineralien, Vitamine, Steroide, organische Säuren, Enzyme u. a. vorhanden. Aloe besitzt antibakterielle und antimykotische Eigenschaften.

Möglichkeiten und Durchführung

Im Handel gibt es Aloe-Gel (möglichst 95%ig), Aloe-Saft (möglichst 50%ig) und Aloe-Konzentrat, wobei der Saft am besten verdaulich ist. Bei Hautverbrennungen befreit man das Blatt von der grünen Blattrinde und legt das gelige Mark auf die Wunde. Für diese Verwendung sind die älteren Blätter am wirksamsten. 1 Liter kostet ca. 25 Euro.

Anwendungsbereiche, die in den Medien genannt werden

Aloe-vera-Gel hemmt auf der Haut die Melaninbildung und beugt Altersflecken vor. Es wirkt bei Verbrennungen, Geschwüren, Insektenstichen, Juckreiz, Magenentzündung und entzündlichen Hauterkrankungen. Es führt zu einem schnellen Wundverschluss, spendet der Haut Feuchtigkeit und reguliert die Verdauung bei Durchfall und Verstopfung. Es wird zur Linderung der Nebenwirkungen von Strahlen- und Chemotherapie eingesetzt, ferner aufgrund seiner direkten Wirkung auf alle Krebsarten.

Gegenanzeigen und Risiken

Selten reagieren Patienten allergisch auf Aloe-vera-Produkte. Schwangere und Kinder sollten Aloe nicht innerlich anwenden.

Aloeprodukte sind sehr empfindlich und sollten stabilisiert bzw. konserviert sein. Bei innerlicher Anwendung sind leberschädigende Wirkungen und Wechselwirkungen mit Arzneimitteln beobachtet worden.

Bewertung

Aloeextrakt hat eine vorbeugende Wirkung in Laborversuchen gezeigt. Ratten, die Aloeprodukte erhielten, erkrankten seltener an Krebs. Zur Behandlung von Nebenwirkungen unter Strahlen- und Chemotherapie ist der äußerliche Einsatz zu empfehlen. Eine innerliche Anwendung ist aufgrund der Wechselwirkungen kritisch zu sehen. Eine direkte Wirkung auf das Tumorgeschehen ist möglich, jedoch in keiner Studie belegt.

Anthocyane und Betalaine

Kategorie: Nahrungsergänzungsmittel

Erklärung

Anthocyane (Gruppe der Flavonoide) sind wasserlösliche Pflanzenfarbstoffe (Pigmente). Blüten und Früchte erhalten durch sie ihre rote, violette, blaue oder blauschwarze Färbung, aber auch in Blättern und Wurzeln kommen sie vor. Man zählt sie zu den sekundären Pflanzenstoffen. Reich an Anthocyanen sind Kirschen (ca. 0,4 %), Auberginen (ca. 0,75 %), blaue Trauben (ca. 0,6 %), Heidelbeeren (ca. 0,3 %), Brombeeren (ca. 0,12 %), Preiselbeeren, Rotkohl und schwarze Johannisbeeren (ca. 0,3 %). Anthocyane erfüllen für die Pflanze die Funktion, Insekten anzulocken. Zudem haben sie antibakterielle und pilzhemmende Eigenschaften. Sie fangen freie Radikale in den Zellen ab und haben eine hohe antientzündliche und antioxidative Wirkung. Als Radikalfänger sind die Anthocyane sogar den Vitaminen C, E und Beta-Carotin überlegen.

In den nelkenartigen Gewächsen werden die Anthocyane durch die Betalaine ersetzt. Eine Untergruppe bilden die Betacyane, die in Rüben, Roter Bete und Mangold vorkommen. Sie erfüllen gleiche Aufgaben wie die Anthocyane.

Wasserlösliche Anthocyane und Betacyane befinden sich meist im Zellsaft und können mit Wasser, besonders beim Kochen, aus den Pflanzen extrahiert werden.

Möglichkeiten und Durchführung

Zwei Beispiele für Anthocyanpräparate als fertige Handelsprodukte ohne Qualitätsbewertung:

1. Petrasch-Anthozym® N (500-ml-Flasche) (Hersteller: Mr. Petrasch Gmbh & Co., A-6850 Dornbirn). Der Wirkstoff aus Petrasch-Anthozym® N ist das Rote-Rüben-Saftpulver (18:1) mit (S)-Milchsäure. Davon werden 100 ml über den Tag verteilt in Tee, Wasser oder Saft eingenommen.
   1 Flasche kostet ca. 40 Euro.
2. Es gibt Tabletten, die Anthocyane konzentriert enthalten.

Anwendungsbereiche, die den Medien genannt werden

Krebsvorsorge, Nachsorge und Zusatztherapie zur Radio- und Chemotherapie. Früher war Petrasch-Anthozym® N als traditionelles Mittel zur Besserung des Allgemeinbefindens zugelassen. Heute scheint das Mittel vom deutschen Markt verschwunden zu sein.

Gegenanzeigen und Risiken

Keine bekannt.

Bewertung

Wer viel Obst und Gemüse mit einem hohen Gehalt an Anthocyanen zu sich nimmt, hat laut Studien ein geringeres Risiko, an verschiedenen Tumorarten zu erkranken. Studien zu den genannten Fertigprodukten liegen aber nicht vor. Sinnvoll ist es, die oben aufgeführten Nahrungsmittel in den üblichen Speiseplan einzubauen. Eine Heilung von Krebs nur mit diesen Farbpigmenten der Natur ist nicht möglich.

● Arabinoxylan (in Produkten wie Lentin Plus 1000, MGN-3, BioBran MGN-3, PeakImmune4, Noxylane4)

Kategorie: Nahrungsergänzungsmittel

Erklärung

Arabinoxylan wird aus Reiskleie mithilfe von Shiitake-Pilzen (Enzym = Carbohydrase) gewonnen. Die Fasern von Hemicellulose B werden enzymatisch zu Arabinoxylan zerkleinert. Erst dann können sie vom Körper aufgenommen werden und ihre Aktivität entwickeln. Hemicellulosen finden sich auch in Mais und Weizen. Arabinoxylan ist ein bräunliches Pulver, löst sich in Wasser, schmeckt leicht süßsauer und ist hydroskopisch. Es soll die Aktivität der natürlichen Killerzellen um 300 % und die Aktivität der B- und T- Lymphozyten um 200 % bzw. 150 % anheben. Das Immunsystem wird gestärkt.

Das Markenprodukt MGN-3 wurde ab Juli 2004 vom amerikanischen Markt (veranlasst durch die FDA) genommen. MGN-3 wurde gegen HIV und Krebs als Nahrungsergänzungsmittel vermarktet, was aber nur für Arzneimittel zulässig ist. Ersatzweise werden nun die anderen oben erwähnten Markennamen vertrieben.

Möglichkeiten und Durchführung

Es werden Beutel oder Kapseln angeboten, wobei die Zusammensetzung nicht einheitlich ist. Dementsprechend ist die Dosierung auch unterschiedlich.

1. Für PeakImmune4 wurden 4-mal 3 Kapseln für 4 Wochen, danach 4 Kapseln pro Tag empfohlen, wobei eine Kapsel 250 mg Arabinoxylan enthält.
2. BioBran 250 MGN-3 (250 mg pro Kapsel) kosten 50 Stück ca. 70 Euro.
3. Lentin Plus 1000 wird in Beuteln à 1,4 g angeboten. Zu Beginn nimmt man 3-mal täglich einen Beutel nach dem Essen, nach 2 bis 3 Monaten reduziert man auf 1 bis 2 Beutel pro Tag.

Anwendungsbereiche, die in den Medien genannt werden
Stärkung des Immunsystems, Einfluss auf den Fettstoffwechsel, Einfluss auf den Zuckerstoffwechsel.

Gegenanzeigen und Risiken
Arabinoxylan kann zur Reduktion des Blutzuckerspiegels führen.

Bewertung
Arabinoxylan scheint nach den ersten Untersuchungen ein interessanter Stoff zu sein, der Einfluss auf das Immunsystem nimmt. Leider liegen keine Studien am Menschen vor, da das Produkt als Nahrungsergänzung und nicht als Arzneimittel in den Handel gebracht wird. Es ist aufgrund seiner Herkunft und Entstehung nicht von irgendwelchen schädigenden Effekten auszugehen.

● Aromatherapie

Kategorie: Therapieverfahren

Erklärung
Die Aromatherapie ist ein sehr altes Verfahren, dessen Ursprünge bis in die Hochkulturen Mesopotamiens und Ägyptens zu-

Aromatherapie

rückreichen. Der Begriff geht auf den französischen Chemiker René-Maurice Gattefossé zurück, der seit 1910 an ätherischen Ölen forschte und sein 1937 erschienenes Grundlagenwerk »Aromatherapie« nannte.

Diese Heilmethode setzt ätherische Öle ein, die mittels Destillation gewonnen werden. Sie haben antientzündliche, immunstärkende, wohltuende und entspannende Eigenschaften. So soll das Wohlbefinden des Einzelnen über den Geruchssinn verbessert werden. Spannungen sollen abgebaut und Selbstheilungskräfte angeregt werden.

Die Verwendung von verschiedenen gemischten Ölen ist möglich.

Möglichkeiten und Durchführung

Ätherische Öle werden Bädern, Massageölen, Inhalationen und Duftlampen zugegeben. Auch Einreibungen, Einnahmen und Tees mit ätherischen Ölen sind möglich.

Anwendungsbereiche, die in den Medien genannt werden

Die Aromatherapie ist zur Linderung von Krankheiten und zur Steigerung des Wohlbefindens gedacht. Sie kann z. B. bei Stress, Schlafstörungen, Erkältungskrankheiten, entzündlichen Hautkrankheiten, Erkrankungen des Verdauungstrakts, Neuralgien und Muskelverspannungen in Betracht kommen. Die Anwendung kann bei allen Tumorarten erfolgen.

Gegenanzeigen und Risiken

Ätherische Öle in richtiger Dosierung haben kaum Nebenwirkungen. Stark konzentrierte Öle können Verätzungen der Haut hervorrufen und sind bei Kindern und empfindlichen Patienten zu vermeiden. Allergische Reaktionen auf ätherische Öle sind möglich, außerdem können ätherische Öle innerlich giftig wirken.

Bewertung

Die Aromatherapie darf immer nur als Begleittherapie betrachtet werden und führt zu keiner Heilung bei Krebs. Sie kann durch ihren Duft das allgemeine Befinden bessern und zu seelischer Ausgeglichenheit führen. Bei schweren Krankheiten können mit ätherischen Ölen unangenehme Krankheitsgerüche überdeckt werden.

● Asant

Kategorie: Gewürze

Erklärung

Asant *(Ferula assa-foetida)* ist eine krautige Pflanze, die vorwiegend auf Salzwiesen im östlichen Iran und in Afghanistan vorkommt. Verwendet wird der eingetrocknete Milchsaft aus der Wurzel.

Die genaue lateinische Drogenbezeichnung dieses Gummiharzes heißt Assa foetida. In Indien, Pakistan, Iran und Irak wird Asant als Gewürz geschätzt, während er in Mitteleuropa aus der Mode gekommen ist. Schuld daran ist der unangenehme, knoblauchartige Geruch der gelben Körner, der auf stark riechenden Schwefelverbindungen beruht. Dieser Geruch führte zu der volkstümlichen Bezeichnung »Stinkasant« oder »Teufelsdreck«; er verschwindet jedoch, wenn man Asant kocht.

Möglichkeiten und Durchführung

Man kann Asant als Gewürz in indischen Lebensmittelgeschäften erwerben und zu Speisen hinzufügen. Einer Mahlzeit für vier Personen gibt man 1 Prise Asant kurz vor Fertigstellung hinzu und lässt das Gericht noch mindestens 5 Minuten weiter kochen.

Anwendungsbereiche, die in den Medien genannt werden

Asant ist krampflösend, fördert die Verdauung und wirkt gegen Koliken. Als Begleittherapie zur Chemo- und Radiotherapie wird es empfohlen.

Gegenanzeigen und Risiken

Mit dem Gewürz Asant sollte man sparsam umgehen. 1 Prise zum zubereiteten Essen reicht völlig aus. Zu viel kann unangenehme Nebenwirkungen hervorrufen.

Bewertung

Als Mittel gegen Krebs wird Asant im Orient geschätzt. Dennoch liegen bisher nur wenige Tierversuche vor, die auf eine krebshemmende Wirkung schließen lassen. Wenn man Asant ähnlich wie Knoblauch als Gewürz verwendet, ist nichts dagegen einzuwenden. Assa foetida wirkt sich förderlich aus; seine Fähigkeit, die oxidativen Enzyme zur Vernichtung freier Radikale – wie Glutathiontransferase, Superoxiddismutase und Katalase – zu steigern, unterstützt die Selbstheilung. Asant kann eine klassische Krebstherapie nicht ersetzen.

● B-Vitamine

Kategorie: Vitaminpräparate

Erklärung

Die Gruppe der B-Vitamine setzt sich aus einer Vielzahl von Einzelsubstanzen zusammen. Dazu gehören Vitamin B_1 (Thiamin), B_2 (Riboflavin), B_3 (Niacin), B_5 (Pantothensäure), B_6 (Pydridoxin), B_7 (Biotin), B_9 (Folsäure), B_{12} (Cobalamin) und PABA (Para-Amino-Benzoesäure). Bis auf Vitamin B_{12} sind alle Verbindungen wasserlöslich.

Vitamine der B-Gruppe haben die Funktion, die äußere Ner-

B-Vitamine

Vitamin	DGE-Richtlinie (Menge/Tag)	Enthalten in
B_1	1,0 bis 1,3 mg	Hefe, Fleisch, Fisch, Weizenkeimen, Sojabohnen, Gemüse
B_2	1,2 bis 1,5 mg	Milch, Milchprodukten, Eiern, Fleisch, Fisch
B_3	13 bis 17 mg	Milch, Milchprodukten, Eiern, Fleisch, Geflügel, Fisch, Pilzen
B_5	6 mg	Milch, Milchprodukten, Eiern, Nüssen, Innereien, Fisch
B_6	1,2 bis 1,6 mg	Innereien, Kartoffeln, Fisch, Hefe, Bananen, Spinat
B_7	30 bis 60 µg	Hefe, Milchprodukten, Leber, Eiern, Sojabohnen, Nüssen, Getreide
B_9	400 µg	Grünem Blattgemüse, Bierhefe, Orangensaft, Bohnen, Getreidekeimlingen
B_{12}	3 µg	Fisch, Fleisch, Innereien, Milch, Käse
PABA	als Therapiegabe 30 bis 300 mg	Innereien, Hefe, Keimlingen

B-Vitamine

Aufgaben	Krankheitsbild
Kollagenproduktion, Wundheilung, Coenzym für Energieproduktion, Aufbau von Neurotransmittern	Blutarmut, Müdigkeit, Schlaflosigkeit, Nervenentzündungen, Antikörperproduktion sinkt
Energiebereitstellung aus Kohlenhydraten und Fetten	Müdigkeit, Taubheitsgefühl, Mundwinkelrisse
Reparatur geschädigter Gene, Enzymbeteiligung, Radikalfänger, Beteiligung an Stoffwechselprozessen von Eiweiß, Fetten, Kohlenhydraten, senkt den Cholesterinspiegel	Rote schuppige Haut, entzündete Zunge, aufgesprungene Lippen, Appetitverlust, Müdigkeit
Aufbau von Coenzym A, Beteiligung an Stoffwechselprozessen von Aminosäuren, Kohlenhydraten und Fetten	Gelenkschmerzen
Teil eines Coenzyms von Enzymen, Synthese von Fetten, Protein und Neurotransmittern, Bildung von roten Blutkörperchen, senkt den Cholesterinspiegel	Blutarmut, schuppige Haut, Mundwinkelrisse, Nervenentzündungen, Kribbeln in den Händen
Aufbau des Keratins	Haarausfall, rissige Nägel, Depressionen, Müdigkeit, schuppige Hautentzündungen
Eiweißstoffwechsel, Erbinformationsherstellung, Blutbildung	Ein Mangel führt zu Fehlentwicklungen von Babys im Mutterleib
Eiweißstoffwechsel, Blutbildung, Energiestoffwechsel, Nervensystembeteiligung	Blutarmut, Störungen des Nervensystems, Schädigungen der Mund- und Rachenschleimhaut
Zellwachstum (Darmflora, Haare, Haut), Verlängerung der Lebensdauer von Zellen, Blutbildung, Wundheilung	Sonnenallergie, Thrombose, Müdigkeit, Ekzeme, Weißfleckenkrankheit

B-Vitamine

venschicht zu schützen; sie befinden sich meist in der Schale oder in den Keimlingen von Nahrungsmitteln. Da der Körper nur wenig Speicherkapazität für diese Vitamine hat, ist es erforderlich, sie täglich aufzunehmen.

Möglichkeiten und Durchführung

Es gibt Einzel- oder Kombinationspräparate zu kaufen. Die angegebenen Vitaminmengen sind von der Deutschen Gesellschaft für Ernährung eher niedrig angesetzt und werden manchmal um ein Vielfaches höher dosiert. Da es nur in Ausnahmefällen zu einer Überdosierung kommt, gehen eigentlich fast keine Gefahren durch einen höheren Konsum von B-Vitaminen aus.

Anwendungsbereich

B-Vitamine sind unerlässlich für die Erhaltung lebenswichtiger Stoffwechselprozesse.

Gegenanzeigen und Risiken

B-Vitamine werden leicht durch Wärme und längere Lagerung zerstört. Hoher Zucker-, Alkohol-, Kaffee- und Teekonsum schränkt die Aufnahme von B-Vitaminen ein.

Bewertung

Vitamine der B-Gruppe sind lebensnotwendig und wichtig. Bei Mangelerscheinungen erscheint es sinnvoll, das entsprechende Vitamin auszugleichen. Dagegen ist eine übermäßige Gabe unsinnig. Direkte krebshemmende Eigenschaften von B-Vitaminen sind nicht nachgewiesen. Vitamingaben während einer Krebstherapie sollten mit dem Arzt abgesprochen werden, da hohe Dosen von Vitamin B_9 (Folsäure) z. B. bei einer Chemotherapie mit 5-Fluorouracil und Folinsäure die Wirkung abschwächen können.

Der Einsatz von B-Vitaminen kann bei Brustkrebspatienten,

die unter der Gabe von Tamoxifen eine Fettstoffwechselstörung entwickelten, gerechtfertigt sein. Hier konnten Vitamin B_2, B_3 und Vitamin Q 10 die Nebenwirkungen beseitigen.

Beta-D-Glucan
Kategorie: Nahrungsergänzungsmittel

Erklärung

Beta-D-Glucan ist ein nicht verdaubares Polysaccharid und zählt zu den löslichen Ballaststoffen und Fasern. Nur geringe Mengen des Polysaccharids werden im menschlichen Körper mittels Enzymen in kleine Fragmente gebrochen. Beta-D-Glucan kommt oft in der Natur vor und befindet sich meist in den Zellwänden von Hefen, Getreiden inklusive Hafer und Gerste, Algen und Pilzen. Das als Hefe Beta-D-Glucan angepriesene Nahrungsergänzungsmittel wird meist aus der Bäckerhefe *Saccharomyces cerevisiae* hergestellt.

Beta-D-Glucane haben immunmodulatorische Eigenschaften. Sie binden z. B. an Makrophagen und stimulieren das Immunsystem unspezifisch. So werden Zytokine wie der TNF-alpha und IL-1-beta (Interleucin) zur Produktion angeregt. Auch soll die Produktion von Substanzen wie NK-Zellen (natürliche Killerzellen) und anderer Killerzellen des Lymphsystems angeregt werden. Der genaue Mechanismus der Wirkung bleibt jedoch derzeit noch ungeklärt. Beta-D-Glucane weisen eine antikanzerogene, antientzündliche, wundheilende, antibiotische, antivirale und cholesterinsenkende Aktivität auf.

Möglichkeiten und Durchführung

Es werden Produkte wie z. B. 380 g FRH-drink™ BetaGlucan Bifido Orange zum Trinken mit Beta-D-Glucane, Inulin und Mineralstoffen angeboten.

Erwachsene und Kinder ab 13 Jahren trinken 2-mal täglich ¼ Stunde vor dem Essen oder auf leeren Magen 1 Beutel (19 g) FRH-drink™ BetaGlucan Bifido Orange in 200 bis 300 ml Wasser aufgelöst. Die empfohlene Tagesdosis an Beta-D-Glucanen beträgt 400 mg.

Anwendungsbereiche, die in den Medien genannt werden
Stimulation der Abwehrkräfte und Verbesserung des Wohlbefindens.

Gegenanzeigen und Risiken
Überempfindlichkeiten gegen Hefe und Beta-D-Glucan schließen die Anwendung aus. Schwangere und Stillende sollten Beta-D-Glucane nicht anwenden.

Bewertung
In experimentellen Arbeiten im Reagenzglas mit Beta-D-Glucan haben sich positive Wirkungen bei Melanomen, Brustkrebs und Blutkrebszellen gezeigt. Als Begleittherapie bei Krebs mit chemischen Mitteln ergeben sich in Tierversuchen synergistische Effekte, insbesondere mit der Antikörpertherapie (Avastin). Dort konnte das Tumorwachstum verringert und die Überlebenszeit verlängert werden. Es bleibt die Frage, ob sich entsprechende Befunde auf den Menschen übertragen lassen.

● Bierhefeflocken, Bierhefetabletten, Bierhefepulver

Kategorie: Nahrungsergänzungsmittel

Erklärung
Bierhefe ist die getrocknete und pulverisierte Form der Zellen des Hefepilzes *Saccharomyces cerevisiae*. Die Hefe vermehrt sich

bei der Bierherstellung, wenn Wasser, Gerste, Hopfen und Hefe zusammengemischt werden und der Gärungsprozess einsetzt. Damit das Bier länger haltbar ist, wird die Hefe später vom Bier abgetrennt und von Bitterstoffen gereinigt. Diese Hefemasse stellt das Ausgangsprodukt der Bierhefe dar und enthält Vitamine (besonders B-Vitamine), Mineralstoffe, Aminosäuren und Spurenelemente. Bierhefe stellt eine natürliche Quelle von Selen dar.

Die Fertigprodukte mit Bierhefen enthalten meist deaktivierte, nicht mehr lebende Hefen. Hierdurch unterscheidet sich Bierhefe von medizinischer Hefe, die bei Durchfallerkrankungen eingesetzt wird. Bei medizinischen Hefen handelt es sich um lebende Mikroorganismen. Immungeschwächte Personen und Krebspatienten sollten nach Möglichkeit lebende Hefen meiden.

Möglichkeiten und Durchführung
1. Bierhefedragees: 120 Dragees kosten ca. 5 Euro.
2. Bierhefepulver: 100 g kostet ca. 5 Euro.
3. Bierhefeflocken für Patienten mit Schluckbeschwerden können in Müsli oder Joghurt eingerührt werden.

Wer glaubt, den Tagesbedarf an Bierhefe mit Hefeweizenbier decken zu können, irrt sich. 1 Liter Hefeweizenbier enthält ca. 60 mg Hefe. Die empfohlene Tagesdosis von 6 g Trockenhefe kann also nicht durch den Konsum von Hefeweizenbier gedeckt werden.

Erste Besserungen der Beschwerden treten meist erst nach einer Anwendungsdauer von 4 bis 6 Wochen ein.

Anwendungsbereiche, die in den Medien genannt werden
Hefe hat positive Wirkungen auf das Erscheinungsbild von Haut, Haaren und Nägeln. Mit Hefe kann man Mangelerscheinungen entgegenwirken; die darin enthaltenen Vitamine stär-

ken außerdem das Immunsystem. Hefe regt den Appetit an, fördert die Verdauung und kann die Nebenwirkungen einer Chemo- oder Strahlentherapie reduzieren. Bierhefe kann auch bei Personen mit Pilzinfektionen eingesetzt werden, da sie keine lebenden Mikroorganismen enthält.

Gegenanzeigen und Risiken

Empfindlichen Patienten können eventuell migräneartige Kopfschmerzen bekommen. Bierhefe ist reich an Harnsäure und darf deshalb nicht von Gichtpatienten angewendet werden. Eventuell können Blähungen auftreten.

Bewertung

Inwieweit das in Hefen vorkommende Beta-D-Glucan in Bierhefeprodukten vorkommt, ist nicht genau bekannt (siehe Beta-D-Glucan). Als Ergänzung des Vitaminbedarfs, zur Abwehrsteigerung und zur Appetitanregung ist die Bierhefe geeignet. Bierhefe hat möglicherweise krebsverhindernde Eigenschaften, aber keine direkte spezifische Wirkung auf Krebs. Entsprechend kann die Bierhefe nicht unbedingt empfohlen werden.

● Biomun T® und VIATHEN-T®

Kategorie: Nahrungsergänzungsmittel

Erklärung

Seit dem 1.1.2008 ist das Präparat Biomun T® nur noch unter seinem neuen Handelsnamen erhältlich. Die Inhaltsstoffe sind aber identisch. VIATHEN-T® enthält Braunalgenpulver, Sesamöl, Spurenelemente und Vitamine. Weitere Inhaltsstoffe wie Procyanidin (aus Kakao) und Humulon (der Bitterstoff des Hopfens) stimulieren das Immunsystem. VIATHEN-T® fungiert als Radikalfänger.

Möglichkeiten und Durchführung

Von VIATHEN-T® sollte dreimal täglich 1 Kapsel zu den Mahlzeiten mit genügend Flüssigkeit eingenommen werden. Später reicht laut Hersteller 1 Kapsel aus.
100 Kapseln kosten ca. 60 Euro.

Anwendungsbereich

VIATHEN-T® soll durch seine Zusammensetzung aus rein pflanzlichen Wirkstoffen in der Lage sein, die Immunbalance wiederherzustellen.

Gegenanzeigen und Risiken

Keine bekannt.

Bewertung

Biomun T®, jetzt VIATHEN-T®, scheint ein rein pflanzliches Mittel mit antioxidativen Eigenschaften zu sein. Das Immunsystem soll unspezifisch angeregt werden. Das Mittel erscheint nicht gefährlich, allerdings fehlen Studien, sodass keine positive Empfehlung ausgesprochen werden kann.

● Calcium

Kategorie: **Mineralstoffe**

Erklärung

Calcium ist ein silberfarbiges Metall, das natürlich nur in gebundener Form vorkommt: vorwiegend in Form von Carbonat als Marmor, Kreide oder Kalkstein und in Form von Sulfat als Alabaster und Gips.
Calcium ist der Hauptbestandteil von Knochen und Zähnen. Organisch gebundene Calciumprodukte sollen vom Körper besser/vermehrt aufgenommen werden.

Möglichkeiten und Durchführung

Calcium wird vom Handel als Brausetablette, Kautablette, Tablette und Trinkampulle angeboten. Der durchschnittliche Calciumbedarf eines Erwachsenen liegt bei 1000 bei 1200 mg pro Tag. Nahrungsmittel mit viel Calcium sind Schnittkäse, Kräuter, Mandeln und Milch.

Anwendungsbereich

Calcium wird bei höherem Bedarf in der Schwangerschaft und Stillzeit, in Wachstumsphasen, bei Osteoporose und als Zusatzmittel zur Kortisontherapie eingenommen. Es soll Allergien vorbeugen und kann zur Vorbeugung bei bestimmten Krebsarten eingesetzt werden.

Gegenanzeigen und Risiken

Vorsicht ist bei der Neigung zu Nierensteinen gegeben. Wenn mehr als 2 g pro Tag an Calcium eingenommen werden, kann es zu einer Hyperkalziämie kommen.

Bewertung

Hohe Zufuhr von Calcium erhöht das Auftreten von Prostatakrebs. Bei prädisponierten Patienten sollte dies beim täglichen Speiseplan berücksichtigt werden. Umgekehrt verhindert Calcium das Entstehen von Darmkrebs. Calcium sollte zusammen mit Vitamin D eingenommen werden. Das Trinken fettarmer Milch hat ebenfalls einen positiven Einfluss auf die Verhinderung von Darmkrebs. Ein hoher Calciumspiegel soll bei Frauen das Risiko senken, nach der Menopause Brustkrebs zu entwickeln. Bei Krebs können Infusionen von Calcium und Magnesium die nervenschädigende Wirkung des Chemotherapeutikums Oxaliplatin lindern.

Zusammenfassend lässt sich sagen: Calcium kann einen wertvollen Beitrag zur Verhinderung einiger Krebsarten leisten, allerdings sollte bei der Gefahr von Prostatakrebs eine hochdosierte Calciumsubstitution vermieden werden. Um Nebenwirkungen zu reduzieren, ist die Einnahme von Calcium direkt an das dafür geeignete Chemotherapeutikum zu koppeln.

Careimmun® Basic
Kategorie: Nahrungsergänzungsmittel

Erklärung

Careimmun® Basic ist ein Vitaminprodukt mit Mikronährstoffen, sekundären Pflanzenstoffen und Coenzym Q 10.

Zutaten: Überzugsmittel: Hydroxypropylmethylcellulose, Vitamin C (L-Ascorbinsäure), Magnesiumoxid, Vitamin E, carotinoidhaltige Extrakte aus Tomate und Tagetes erecta, Niacin, Coenzym Q 10, Zinkoxid, Beta-Carotin (aus natürlicher Quelle), Calcium-D-pantothenat, Kupfergluconat, Maisstärke. Überzugsmittel: Schellack, Vitamin D (Cholecalciferol), Vitamin B_6 (Pyridoxinhydrochlorid), Vitamin B_1 (Thiaminmononitrat), Vitamin B_2 (Riboflavin), Vitamin A (Retinylacetat), Folsäure (Pteroylmonoglutaminsäure), Vitamin B_{12} (Cyanocobalamin), Chrom(III)-chlorid, Natriummolybdat.

Möglichkeiten und Durchführung

Einmal täglich wird eine Kapsel zu einer Hauptmahlzeit mit ausreichend Flüssigkeit eingenommen. Mit Careimmun® Basic lassen sich ca. 70 % des Tagesbedarfs an Vitaminen und Spurenelementen eines Erwachsenen decken. Das Präparat wird als Dauereinnahme empfohlen.

Anwendungsbereich

Careimmun® Basic wurde für Belastungssituationen entwickelt, wie sie bei einer Krebsbehandlung auftreten können.

Gegenanzeigen und Risiken
Nicht bekannt.

Bewertung
Bei Careimmun® handelt es sich um ein Nahrungsergänzungsmittel, dass begleitend bei Belastungssituationen, wie einer Krebsbehandlung, eingenommen werden kann. Das Produkt scheint sinnvoll zusammengestellt zu sein und birgt wohl kaum ein Risiko für den Patienten. Allerdings sind die Wirksamkeit und der Nutzen der Behandlung nicht in Studien überprüft worden, und es bleibt unklar, ob die Einnahme des Präparates auch einen Nutzen hat, wenn eine ausgewogene Diät eingehalten wird.

CoD™-Methode
Kategorie: Heilpflanzen und Nahrungsumstellung

Erklärung
Die CoD™-Methode besteht aus einer Teemischung (Katzenkralle, Lapachotee), einem Diätplan, Körperpflege und Körperübungen.
Beide Arzneipflanzen stammen aus der Amazonasregion und werden schon seit langem von Indianern als Heilmittel verwendet. Der Diätplan verbindet die neuesten Erkenntnisse gesunder Ernährung mit den traditionellen Erfahrungen der Naturvölker. Fette werden gemieden, und Zucker wird gegen natürliche Süßstoffe wie Honig ausgetauscht. Die Nahrung besteht vorwiegend aus gesunden Komponenten wie Obst, Gemüse, Vollkornprodukten und magerem Fleisch mit vielen Mineralien, Antioxidanzien und Vitaminen.
Der Erfinder der CoD™-Methode ist Assoc. Prof. Prof. h.c. Mag. Dr. Thomas David, Präsident, wissenschaftlicher Direktor,

H-9155 Lebeny, Pf.: 9, Ungarn, http://www.oditech.hu/cod-tea/deutsch/index.htm

Möglichkeiten und Durchführung

Der Tee wird mit kaltem Wasser angesetzt und muss 12 Stunden mazerieren. Danach sollte er 30 Minuten schonend gekocht und dann mit Wasser ergänzt werden. Die Dosierung erfolgt laut Herstellerangaben.

Anwendungsbereiche, die in den Medien genannt werden

Lungenkrebs, Brustkrebs, Magen- und Darmkrebs, Non-Hodgkin-Lymphome, Osteosarkom, Prostatakrebs, Leberkrebs, Melanome, Blasenkrebs, Leukämie im Kindes- und Jugendalter, Metastasierungen in Leber, Lunge, Knochen und Gehirn, rheumatoide Arthritis, Polyarthritis, Morbus Crohn.

Hier ist Vorsicht geboten, denn das Produkt wird als Nahrungsergänzung vertrieben.

Gegenanzeigen und Risiken

Siehe Einzelpräparate Katzenkralle und Lapachotee. Es sind keine Angaben vom Hersteller zu finden.

Bewertung

Offizielle Studien über die Herstellerangaben und Heilungschancen mit dem System liegen nicht vor. Die angegebene Diät und die sportliche Betätigung scheinen sinnvoll zu sein. Beim Tee sind die angegebenen Risiken und Nebenwirkungen der Einzelpräparate zu berücksichtigen. Allerdings ist die komplette Zusammensetzung des Tees nicht vollständig aufgeschlüsselt. Eine abschließende Beurteilung ist noch nicht möglich, sodass das Mittel als bedingt empfehlenswert bewertet wird. Die alleinige Krebstherapie mit dem CoD-System ist aufgrund fehlender Beweise in keinem Fall anzuraten.

Coenzym Q 10

Kategorie: Nahrungsergänzungsmittel

Erklärung

Coenzym Q 10 ist ein Nahrungsergänzungsmittel, es wird auch als Ubichinon oder als substituiertes Benzochinon bezeichnet. Die Zahl 10 bezeichnet die Menge an Isoprenseitenketteneinheiten. So sind beim Coenzym Q 10 zehn dieser Ketten aneinandergehängt. Ubichinon kommt ubiquitär vor, so dass viele Organismen wie Pilze, Bakterien, Pflanzen und Tiere auf den Wasserstoffionentransport von Coenzym Q 10 angewiesen sind. So ist Coenzym Q 10 ein fester Bestandteil der Atmungskette und an der Energieproduktion der Zelle beteiligt. Es hat vitaminähnliche Funktionen, wird aber nicht zur Gruppe der Vitamine gerechnet, denn der Körper ist in der Lage, Coenzym Q 10 selbst herzustellen. Diese Eigenproduktion nimmt leider mit zunehmendem Alter ab. Weiterhin hat Coenzym Q 10 die Aufgabe, freie Radikale abzufangen und ihre Entstehung zu verhindern. Coenzym Q 10 ist als Mittel in Antifaltencremes hinlänglich bekannt; hier ist auch der Nachweis über die Wirksamkeit erbracht.

Möglichkeiten und Durchführung

Liegt ein Coenzym-Q 10-Mangel vor, sollte dieser ausgeglichen werden. Dafür kann eine Gabe von 30 bis 200 mg Coenzym pro Tag angezeigt sein. Die meisten Präparate enthalten ca. 30 mg und sind für die Prophylaxe gut geeignet. Man kann erwarten, dass dem Körper durch die Gabe von Coenzym Q 10 eine größere Menge an Energie zur Verfügung gestellt wird, wodurch alle Arten von Muskeltätigkeit leichter zu bewerkstelligen sind. Eine erste Beurteilung der Wirksamkeit erfolgt 14 Tage nach der Einnahme. Das abschließende Urteil kann erst nach 3 Monaten gefällt werden.

Anwendungsbereich

Bei auftretenden Krankheiten kann es zu einem Mangel an Coenzym Q 10 kommen. So sind koronare Herzschwäche, Parkinsonkrankheit, Krebs u. a. meist mit einem Mangel an Coenzym Q 10 verbunden.

Gegenanzeigen und Risiken

Appetitverlust, Übelkeit und Durchfälle sind unter der Einnahme von Coenzym Q 10 möglich.

Bewertung

In einer Studie an Patientinnen mit Brustkrebs konnte bewiesen werden, dass die Gabe von 100 mg Coenzym Q 10 mit 10 mg Riboflavin und 50 mg Niacin von Vorteil ist. Als Begleitmedikation zu Tamoxifen verringerte sich das Risiko der Metastasenbildung, die Wahrscheinlichkeit des Wiederauftretens des Krebses wurde geringer, und die Tumormarker fielen ab.
Bei Versuchen mit hormonabhängigem Prostatakrebs veränderte die Zusatzgabe von Coenzym Q 10 mit anderen Vitaminen den Hormonstatus des Patienten nicht.
Damit scheint Coenzym Q 10 ein interessantes Mittel zu sein. Leider wurde in der genannten Studie Coenzym Q 10 nicht allein untersucht, so dass eine Beurteilung kaum möglich ist.

● Colibiogen® oral oder Colibiogen® inject N

Kategorie: Immuntherapeutika und Schleimhautschutz, apothekenpflichtige Arzneimittel

Erklärung

Tropfen und Ampullen enthalten eine zellfreie Lösung aus lysierten Escherichia-coli-Bakterien vom Stamm Laves. Der Extrakt ist zell- und eiweißfrei und enthält keine vermehrungsfähigen Keime. Tropfen zum Einnehmen enthalten 4,8 % Alkohol. Colibiogen® schützt die Schleimhäute und hemmt deren Entzündung. Die natürliche Besiedelung der Darmschleimhaut wird gefördert und das Immunsystem stimuliert.

Möglichkeiten und Durchführung
1. *Tropfen:* 1- bis 3-mal täglich 5 ml ½ Stunde vor dem Essen einnehmen.
2. *Injektion:* 1 Ampulle wird im Abstand von 1 bis 2 Tagen in die Vene oder in den Muskel gespritzt, in schweren Fällen können es bis zu 3 Ampullen pro Tag sein.
3. *Spezielle Dosierung begleitend zur Chemotherapie:* So weit nicht anders verordnet, werden 0,167 ml Colibiogen® inject/kg Körpergewicht vor der Gabe des Chemotherapeutikums über 30 Minuten in 250 ml isotonischer Kochsalzlösung in die Vene infundiert.

Anwendungsbereich
1. *Anwendungsgebiete für Lösung zum Einnehmen:* Chemo- und Strahlentherapie, Darmentzündungen; zur Rehabilitation nach Antibiotikabehandlung, Hautallergie, polymorphe Lichtdermatose, Neurodermitis, Heuschnupfen, rheumatische und arthritische Erkrankungen etc.
2. *Anwendungsgebiete für Ampullen zum Spritzen:* vor, während und nach einer Chemo- oder Strahlentherapie, radiogene Colitis, Magen-Darm-Erkrankungen mit krampfartigen Erscheinungen, schmerzhafte Divertikelkrankheiten, Allergien, Heuschnupfen, polymorphe Lichtdermatosen, Neurodermitis.

Gegenanzeigen und Risiken:
Für Schwangerschaft und Stillzeit liegen keine Erfahrungen vor. Bei Colibiogen® inject kann es sehr selten zu allergischen

Reaktionen mit Kreislaufschwäche, Atemnot und Schock sowie zu vorübergehenden Geschmacks- und Geruchsveränderungen kommen. Bei Patienten mit einer Autoimmunthyreoiditis kann im Einzelfall eine Überempfindlichkeitsreaktion ausgelöst werden.

Bewertung

Es liegen Studien von Colibiogen® inject in Verbindung mit dem Krebsmittel 5-Fluorouracil vor, die vermuten lassen, dass der gleichzeitige Einsatz die Nebenwirkungen der Krebstherapie verringert. Die Daten rechtfertigen jedoch noch keine klare Empfehlung.

● Culevit®

Kategorie: **Nahrungsergänzungsmittel**

Erklärung

Culevit® war die Entdeckung des Biochemikers Dr. Gyula Kulcsàr. 1993 wurde die Firma Immunal Kft gegründet, die das Präparat vertreibt. Patente dafür wurden für Italien, Deutschland, Belgien, Frankreich, ferner Finnland, Kanada und die USA angemeldet. Die Tabletten sind seit 1999 in Deutschland in Apotheken und Heilpflanzenläden erhältlich. Der Vertrieb läuft bereits in Norwegen, Russland, Rumänien, Tschechien, Slowakei, Polen und Serbien.

Culevit® enthält pro Tablette Aminosäuren (29,84 mg Methionin, 33,04 mg Phenylalanin, 15,32 mg Tryptophan, 78,39 mg Arginin, 31,03 mg Histidin, 1,27 mg Tyrosin), Vitamine (35 mg Ascorbinsäure, 0,8 mg Riboflavin, 1 mg Pyridoxin, 0,08 mg Biotin), Monosaccharide (Mannose, Desoxy-D-Ribose), Säuren (Apfelsäure, Hippursäure, Orotsäure) und Adenin. Culevit® Creme enthält dieselben Wirkstoffe wie die Culevit® Tabletten.

Möglichkeiten und Durchführung
- Zur Vorbeugung bei Gesunden werden 2-mal 2 Tabletten auf Dauer empfohlen.
- Zur Vorbeugung von Gesunden mit höherem Bedarf werden 4-mal 2 Tabletten auf Dauer empfohlen.
- Nach einer Krebsbehandlung werden als Zusatztherapie jede Stunde 2 Tabletten (24 bis 30 Tabletten pro Tag) für 6 Monate genommen bzw. solange noch kein Tumor und keine Metastasen nachweisbar sind.
- Wenn kein Tumor oder keine Metastasen mehr nachweisbar sind, wird für weitere 6 Monate die Dosis von 1 Tablette stündlich empfohlen (15 bis 20 Tabletten pro Tag).
- 1 bis 4 Jahre nach einer Operation werden 5-mal 2 Tabletten empfohlen.
- Pro Vierteljahr wird eine Kur für 1 Woche mit 24 bis 30 Tabletten pro Tag empfohlen.
- 5 Jahre nach einer Operation werden 4-mal 2 Tabletten empfohlen.

Culevit® 120 St Tabletten kosten ca. 30 Euro.

Das Präparat kann zerstampft, pulverisiert und bei Bedarf in etwas Wasser direkt vor der Einnahme aufgelöst werden. Das Präparat kann auch von Kindern eingenommen werden, es wird dann an ihr Körpergewicht angepasst.

Anwendungsbereiche, die in den Medien genannt werden
Culevit® Tabletten sollen tumorösen Krankheiten vorbeugen und den Rückfall und/oder die Bildung von Metastasen verhindern. Sie können nach Krankheit, Stress, Operationen, Verletzungen bzw. während der Genesung, bei Verdauungsschwierigkeiten, Schlankheitskur und strenger Diät eingenommen werden. Culevit® soll bei Krebspatienten die voraussichtliche Lebensdauer verlängern und die Lebensqualität verbessern. Es kann zur Ergänzung bei Strahlentherapie- bzw. Chemotherapie-

behandlungen eingenommen werden, um Nebenwirkungen zu verringern.

Gegenanzeigen und Risiken

Bei Phenylketonurie und bei Überempfindlichkeit auf einen Inhaltsstoff ist Culevit® kontraindiziert. Bei Nierenschädigung muss die Dosis verringert werden. Bei Magen- und Zwölffingerdarmgeschwüren, bei einem Überschuss an Magensäure und bei schweren Fehlfunktionen der Ausscheidungsorgane muss der Arzt vor der Einnahme um Rat gefragt werden. Weitere Nebenwirkungen sind nicht bekannt. Bei Leukämie erfolgt eine individuelle Dosierung.

Bewertung

Es handelt sich um ein Produkt, das den Körper wieder optimal mit Nährstoffen versorgen soll – insofern ist es als Nahrungsergänzungsmittel zu verstehen. Grundsätzlich ist dieser Ansatz richtig, denn eine optimale Ernährung ist auch bei Tumorpatienten wichtig. Es liegen jedoch keine Studien vor, die zeigen, dass Culevit® irgendeinen Vorteil gegenüber einer ausgewogenen, gesunden Ernährung hat. Eine direkte Wirkung des Produktes auf das Krebsgeschehen ist unwahrscheinlich. Die ausschließliche Therapie mit Culevit® ist dementsprechend nicht ratsam.

● Dendritische Zellen

Kategorie: Therapieverfahren

Erklärung

Dendritische Zellen nehmen eine Schlüsselfunktion bei der Aktivierung der Immunantwort ein. Sie zeigen dem Immunsystem auffällige Merkmale an, die Tumorzellen von anderen Geweben unterscheiden, woraufhin dieses gegen die Tumorzellen aktiv wird. Die Verwendung von dendritischen Zellen soll die Immunreaktion so weit verstärken, dass es zu einer therapeutischen Wirkung kommt.

Möglichkeiten und Durchführung

Die meist vom Patienten selbst stammenden, in der Zellkultur herangezogenen dendritischen Zellen werden mit Tumorzellen oder Teilen davon zusammengebracht und dann dem Patienten zurückinjiziert. Im Körper sollen die so beladenen dendritischen Zellen dann Tumorzellbruchstücke regelrecht »herumzeigen« und dadurch eine Immunreaktion gegen den Tumor auslösen.

Anwendungsbereich

Alle Arten von Tumoren.

Gegenanzeigen und Risiken

Die Impfungen sind gut verträglich. Leichtes Fieber ist erwünscht und gilt als Zeichen dafür, dass das Immunsystem auf die Impfung reagiert.

Bewertung

Einige Studien zeigen, dass sich mit dieser Methode eine Stabilisierung der Erkrankung, evtl. auch eine partielle Remission erreichen lässt. In einer größeren Fallstudie mit 197 Patienten mit Nierenzellkarzinom konnte eine Ansprechrate von 37 % gefunden werden. Das Verschwinden von Tumoren oder aber ein deutlicher Rückgang wurden allerdings nur in 2 bzw. 4 % beobachtet. Auch eine gezielte Impfung mit dendritischen Zellen erscheint als interessante neue Möglichkeit der Behandlung. Die Methode ist allerdings noch nicht ausgereift, es sind auch Alternativen möglich. Weitere Studien sind sinnvoll. Wenn eine Behandlung in Erwägung gezogen wird, sollte diese nur bei Therapeuten erfolgen, die ihre wissenschaftlichen Erkenntnisse auch nachweislich publiziert haben.

Diät-Konzept nach Kousmine
Kategorie: Diäten

Erklärung

Krebs als Endprodukt einer Entzündung entsteht, wenn die normalen Abwehrmechanismen nicht mehr ausreichen und der Körper mit »Darmgiften« überflutet wird. Durch eine vitalstoffreiche Ernährung wird der Darm saniert, und der Tumor wird als zusätzliches »Abwehrsystem« vom Körper nicht mehr benötigt.

Durchführung

Die Diät beginnt mit drei Fastentagen, an denen ausschließlich Obstsaft getrunken wird. Dann folgt die Leber-Schondiät, eine vorwiegend fleischfreie, getreide- und rohstoffreiche Diät mit »wachstumshemmenden« Substanzen (Vitamine C und A, Vitamin-B-Komplex, Methionin, Cerebroside). Zwei Wochen lang werden zusätzlich Einläufe mit Kamillentee und Sonnenblumenöl durchgeführt. »Wachstumsfördernde« Substanzen (Vitamine B_1, B_{12}, Folsäure, Gallensalze, Cholesterin, Eisen) sollen gemieden werden.

Anwendungsbereiche, für die das Diät-Konzept nach Kousmine geeignet sein soll

Alle Krebsarten.

Gegenanzeigen und Risiken

Nebenwirkungen oder Gegenzeichen wurden nicht beschrieben.

Bewertung

Fastenkuren bei manifester Krebserkrankung sind nicht sinnvoll. Die Methode kann noch als risikoarm gelten.

● *Eleutherococcus senticosus* Maxim
Kategorie: Immuntherapeutika

Erklärung

Die Taigawurzel *(Eleutherococcus senticosus)*, auch Sibirischer Ginseng oder Stachelpanax genannt, ist eine mehrjährige Strauchpflanze und stammt aus Sibirien, Nordchina, Japan und Korea. Eleutherococcus wird der Familie der Araliaceae zugeordnet. Von medizinischem Interesse sind vor allem die Wurzeln. Die wichtigsten Inhaltsstoffe sind die Oleanolsäureglykoside (Eleutheroside), die das Immunsystem stimulieren. Die Taigawurzel wirkt antiviral, blutzuckersenkend, blutgerinnungshemmend, cholesterinsenkend und blutdrucknormalisierend. Die Anwendung als Tonikum ist mit der von Ginseng vergleichbar.

Möglichkeiten und Durchführung

Es gibt Dragees, Kapseln und Lösungen mit Alkohol zum Einnehmen. Zwei Beispiele ohne Qualitätsbeurteilung:
1. Eleu-Kokk Dragees
   Dosierung: 3-mal 1 bis 2 Dragees täglich
   100 Dragees kosten ca. 35 Euro.
2. Eleu-Kokk Lösung
   Dosierung: 3-mal 5 bis 15 ml täglich
   250 ml kosten 20 Euro.

Die Präparate sind nicht standardisiert und müssen nach Packungsbeilage dosiert werden. Die Daueranwendung sollte höchstens 30 Tage erfolgen, danach ist eine Therapiepause von 2 bis 3 Wochen vor einer weiteren Anwendung einzulegen.

Anwendungsbereich
Das Mittel dient zur Stärkung und Kräftigung bei Müdigkeit und Schwäche. Es ist geeignet zur Verbesserung der Leistungs- und Konzentrationsfähigkeit sowie zur Rekonvaleszenz. Außerdem wird das Immunsystem gestärkt.

Gegenanzeigen und Risiken
Bei Schwangerschaft, Infarktgefahr, Fieber, Kindern unter 12 Jahren, Bluthochdruck und in Verbindung mit herzwirksamen Glykosiden darf das Mittel nicht angewendet werden. Selten kommt es bei der Anwendung zu gastrointestinalen Beschwerden oder Schlafstörungen. Blutdrucksteigernde Mittel werden in ihrer Wirkung beeinträchtigt. Flüssigkeiten enthalten meist Alkohol. Vorsicht ist bei hormonabhängigen Tumoren und Störungen des Zentralnervensystems (Nervosität, Schlafstörungen) geboten. Während der Einnahme sollte man koffeinhaltige und alkoholische Getränke meiden. Es kann zu Wechselwirkungen mit Psychopharmaka und blutzuckersenkenden oder blutgerinnungshemmenden Medikamenten kommen.

Bewertung
Die Taigawurzel ist möglicherweise ein interessantes Mittel in der Krebstherapie. Allerdings sollte eine Behandlung mit der Taigawurzel erst nach einer konventionellen Krebstherapie durchgeführt werden. Leider fehlen aussagekräftige Studien.

● Factor AF 2 Loges
Kategorie: apothekenpflichtige Arzneimittel

Erklärung
1 ml pyrogenfreie Injektionslösung enthält 50 mg Leber-Milz-Extrakt (Polypeptide, Glykopeptide, Glykolipide und Nukleo-

tide mit einem Molekulargewicht <10 000 Dalton). Die Gewinnung des Extrakts erfolgt biotechnologisch und ist auf Polypeptide standardisiert. Sonstiger Bestandteil ist Wasser für Injektionszwecke.
Ampullen enthalten entweder 2 ml oder 10 ml Lösung.
Factor AF 2 verhindert oder mildert das Absinken der Leukozytenzahl während einer Chemo- oder Radiotherapie ab.

Möglichkeiten und Durchführung

Unterstützend zur Chemotherapie werden mindestens 2-mal täglich 10 ml als Infusion verabreicht. In besonderen Fällen kann die Dosis auf 4-mal 10 ml erhöht werden.
Zur Tumornachsorge werden 2 ml 1- bis 2-mal pro Woche über 3 Monate verabreicht. Diese Spritzen werden unter die Haut, in den Muskel oder in die Vene gespritzt.
5 Ampullen mit 100 mg à 2 ml kosten ca. 70 Euro.

Anwendungsbereich

Factor AF 2 Loges wird als Zusatztherapie zur Chemotherapie, zur besseren Verträglichkeit der Strahlentherapie, zur Stabilisation der Blutparameter in der Chemotherapie, als biologisches Antibrechmittel, als Schmerzmittel und in der Nachsorge angewendet.

Gegenanzeigen und Risiken

Bei Überempfindlichkeit auf Polypeptide (Eiweiße) sollte das Mittel nicht verwendet werden. Bei allergischer Vorbelastung ist ein Verträglichkeitstest durchzuführen. In seltenen Fällen kommt es zu allergischen Reaktionen. Factor AF 2 sollte nicht als Mischinfusion mit Pflanzenextrakten eingenommen werden, da es zu Ausfällungen kommen kann. Mischungen mit Enzymen können Factor AF 2 unwirksam machen.

Bewertung

In Studien konnte der unterstützende Effekt des unspezifischen Immunstimulans Factor AF 2 bei der Chemotherapie mit Cisplatin und Methotrexat bei Harnblaseninnenwandkrebs am Menschen gezeigt werden, so dass in der Gruppe ohne Factor AF 2 seltener Knochenmarkdepressionen auftraten. Allerdings fanden sich keine Hinweise auf Überlebensvorteile.

In Anbetracht der mit der Anwendung verbundenen, nicht unerheblichen Kosten und Alternativen der konventionellen Medizin kann das Mittel nur bedingt empfohlen werden.

Fucoidan aus braunem Seetang

Kategorie: Nahrungsergänzungsmittel

Erklärung

Die Japaner nutzen braunen Seetang als Nahrungsmittel und bereiten diverse Speisen damit zu. Der Wirkstoff Fucoidan wird aus diversen Arten von braunem Seetang gewonnen und ist ein Komplex aus sulfatiertem Polysaccharid (langkettiger Zucker), der zum Großteil aus Fucopyranosiden und natürlichem Sulfat besteht.

Fucoxianthin, ein Teil von Fucoidan, ist ein starkes Antioxidationsmittel und hat immunmodulierende Eigenschaften. Fucoidan soll in der Lage sein, Krebs zu verhindern und die Entstehung zu stoppen. Krebszellen werden durch Fucoidan zur Selbstzerstörung angeregt.

Möglichkeiten und Durchführung

Fucoidan wird aus braunem Seetang gewonnen und zu Tabletten oder Kapseln verarbeitet.

Anwendungsbereich

Fucoidan wird zur Stärkung des Immunsystems eingesetzt. Einen ergänzenden Beitrag soll es bei Diabetes, Hypercholesterinämie, Bluthochdruck, Leberleiden, Allergien und Herpes haben. Zur Steigerung der Zellregeneration, zur Arterioskleroseprophylaxe und bei der Entfernung von *Helicobacter pylori* soll es nützlich sein.

Gegenanzeigen und Risiken

Keine bekannt.

Bewertung

Leider liegen noch zu wenig reproduzierbare Ergebnisse vor, um eine abschließende Beurteilung abzugeben. Jedoch erscheint die Substanz sehr interessant und sollte weiter untersucht werden. Da Seetang in Japan auch direkt als Nahrungsmittel gegessen wird, scheint ein Risiko durch den Verzehr gering zu sein.

● Fußreflexzonenmassage

Kategorie: Therapieverfahren

Erklärung

Die Fußreflexzonenmassage ist eine alternative Diagnose- und Heilmethode. Dabei wird der ganze Fuß (nicht nur die Sohle) in kleine Zonen aufgeteilt, die jeweils über Energiebahnen mit einem bestimmten Organ verbunden sind. Der rechte Fuß ist für die rechte Körperhälfte, der linke Fuß für die linke Körperhälfte zuständig. Wenn man einen bestimmten Fußteil massiert, soll das entsprechende korrespondierende Organ angeregt und gesundheitsfördernd beeinflusst werden. Energieblockaden sollen gelöst werden. Hat man eine schmerzhafte Stelle am Fuß, geht man davon aus, dass mit dem dazugehörigen Organ etwas nicht in Ordnung ist. Die chinesische Akupunkturlehre basiert auf ähnlichen Theorien und Maßnahmen.

Möglichkeiten und Durchführung

Die Massage dauert als Erstbehandlung ca. 1 Stunde. Danach verkürzen sich die Therapiezeiten. Im Anschluss an die Behandlung findet eine Ruhepause statt.

Man kann die Fußreflexzonenmassage selbst erlernen und zu Hause als Selbstbehandlung durchführen.

Anwendungsbereich

Entspannung, Verbesserung der Durchblutung, Stimulierung der Selbstheilungs- und Abwehrkräfte. Therapiert werden allgemein Schmerz, Schlafstörungen, Magen- und Darmerkrankungen u. a.

Man kann diese Therapie mit anderen Methoden koppeln.

Gegenanzeigen und Risiken

Es kann am Anfang zu einer Erstverschlimmerung kommen. In der Schwangerschaft, bei akuten Infektionen und bei Entzündungen der Beinadern oder anderen Beinproblemen sollte keine Fußreflexzonenmassage durchgeführt werden.

Bewertung

Die Fußreflexzonenmassage fördert die Durchblutung und entspannt den Patienten. Weitere Wirkungen der Methode konnten bisher nicht bewiesen werden. In Kombination mit geeigneten klassischen Krebsmethoden kann sich diese Art des Heilversuchs als positives Adjuvans auf das Allgemeinbefinden des Patienten auswirken. Eine direkte Wirkung auf die Heilung bei Krebs lässt sich nicht ableiten. Die Methode wird somit als bedingt empfehlenswert eingestuft.

Ginseng *(Panax ginseng)*, Amerikanischer Ginseng *(Panax quinquefolius)*
Kategorie: **Immuntherapeutika**

Erklärung

Ginseng ist eine Pflanze, die zu den Araliengewächsen gehört und bis zu 80 cm hoch werden kann. Der medizinisch verwendete Teil der Pflanze ist die Wurzel, die erst nach einer Anbauzeit von 3 bis 6 Jahren geerntet werden kann. Man unterscheidet zwei Arten der Verarbeitung:
1. *Weißer Ginseng:* Die Wurzel wird geschält, gebleicht und an der Sonne getrocknet.
2. *Roter Ginseng:* Die frisch geerntete Wurzel wird mit Wasserdampf behandelt und anschließend getrocknet. Dadurch entsteht die Rotfärbung.

Nach dem Herkunftsland unterscheidet man zwischen chinesischem (aus Wildvorkommen oder Kulturanbau), koreanischem und japanischem Ginseng. Der amerikanische Ginseng ist in Nordamerika und Kanada beheimatet. Ginseng ist komplex aufgebaut und setzt sich aus einem Gemisch aus Saponinen zusammen, das aus mindestens 10 Einzelverbindungen, den Ginsenosiden, besteht.

Möglichkeiten und Durchführung

Je nach Anbieter unterscheidet man Tonika, Pulver, Granulate, Extrakte, Wurzelscheiben, Tees oder Kapseln. Manche Tonica enthalten Alkohol oder Konservierungsstoffe.

Anwendungsbereich

Ginseng wird zur Stärkung des Immunsystems, der Herzleistung, der Leber und der Widerstandskraft des Körpers, zur Senkung eines hohen Blutdrucks und erhöhter Blutzuckerwerte, zur Anregung des Zellstoffwechsels, zur Verbesserung der

Energieversorgung der Zellen, zur Anregung der Gehirnleistung und als Begleittherapie bei Chemotherapie oder nach Operationen eingesetzt.

Gegenanzeigen und Risiken

Auf die Einnahme von Ginseng sollten Leberkranke, Alkoholkranke, Epileptiker, Hirngeschädigte, Schwangere, Stillende sowie Kinder verzichten, da gesundheitliche Risiken bestehen. Nebenwirkungen wie gastrointestinale Reaktionen, Übelkeit, Magenschmerzen, Durchfall, Schlaflosigkeit und allergische Reaktionen kommen vor.

Bewertung

Ginseng kann nicht einheitlich beurteilt werden, denn es scheint Einfluss auf den PSA-Spiegel bei Prostatakrebs zu haben. Auch soll es auf den Alpha-Östrogenrezeptor wirken, so dass man bei hormonabhängigen Tumoren (z. B. bei Brustkrebs) vorsichtig sein sollte. Anders sieht es wohl bei Dickdarmkrebs aus, wo sich Pseudo-Ginseng in Verbindung mit Fluorouracil als Zusatzmittel bewährt hat und das Krebswachstum hemmt. Unter Berücksichtigung der Kontraindikationen kann Ginseng in Absprache mit dem Arzt angewendet werden. Aufgrund der Risiken kann aber nur eine bedingte Empfehlung gegeben werden.

● Glutathion (reduziertes)

Kategorie: Nahrungsergänzungsmittel

Erklärung

Glutathion (GSH), ein schwefelhaltiger Eiweißstoff (Tripeptid), wird in der Leber aus den Aminosäuren Glutaminsäure, Glycin und Cystein hergestellt und kommt in jeder Körperzelle vor. Reduziertes Glutathion ist in der Lage, Radikale abzufangen;

dadurch wird es selbst in die unwirksame oxidierte Form überführt (oxidiertes Glutathion GSSG). In gleicher Weise reagiert Glutathion mit Vitamin C, E und Flavonoiden, wodurch diese wieder in die aktive Form überführt werden. Somit hilft Glutathion, Zellgifte und krebsfördernde Stoffe unschädlich zu machen. In niedriger Dosierung ist damit von einer antioxidativen und einer Strahlenschutzwirkung auszugehen. Eine hohe Dosierung soll tumorhemmende und immunmodulierende Einflüsse haben.

Da reduziertes Glutathion ein sehr reaktionsfreudiger Stoff ist, der schon im Magen unwirksam wird, ist auf dünndarmlösliche Kapseln zu achten. Enzyme, die mit Glutathion direkt in Verbindung stehen und Peroxide unschädlich machen, heißen Glutathion-Peroxidase und Glutathion-Reduktase. Sie sind am Elektronenaustausch beteiligt.

Möglichkeiten und Durchführung

Über die Nahrung wird nur wenig Glutathion aufgenommen. In frischem Gemüse (Brokkoli, Zucchini, Spinat, Spargel, Tomaten), Kartoffeln, Obst (Avocados, Wassermelonen, Orangen) und Fleisch kommt es vermehrt vor.

Eine Einnahme mit Acetylcystein (Cysteinlieferant) und Selen (Bestandteil des Enzyms Glutathion-Peroxidase) in Kombination kann sinnvoll sein, da Acetylcystein die Eigenproduktion in der Leber fördert.

In den meisten käuflichen Kapseln sind zwischen 10 und 200 mg Glutathion enthalten. Der Bedarf an Glutathion kann mittels Labortests bestimmt werden.

Erwachsene erhalten präventiv 2-mal 200 mg täglich. Rauchern gibt man 2-mal 300 mg täglich.

Zur Strahlen- bzw. Chemotherapie werden 500 bis 1000 mg täglich gegeben.

Präparate, die oft angeboten werden, heißen Red-Ox®, Recancostat® Comp, RR071–L-Glutathion reduziert und Glutathion plus Anthocyane-Kapseln. Eine Empfehlung und eine Wertung über die Qualität der Mittel wird an dieser Stelle nicht vorgenommen (Packungsbeilagen beachten). Als Nahrungsergänzungsmittel dürfen sie nicht zu therapeutischen Zwecken eingesetzt werden.

Therapiekosten pro Monat zwischen 25 und 200 Euro sind möglich. Manche Präparate sind um ein Vielfaches teurer.

Anwendungsbereich

Glutathion wird als Antioxidans zur Unterstützung bei höherem Verbrauch wie Krebs, Leberkrankheiten und Makulaproblemen der Augen angewendet. Ein schlechter Glutathionstatus wird bei Tumor-, Stoffwechsel- und Herz-Kreislauf-Erkrankungen, bakteriellen und viralen Infektionen und Autoimmunerkrankungen wie z. B. Rheuma und multipler Sklerose beobachtet. Hier wird sehr viel Glutathion durch die ständig anfallenden Radikale und Entzündungen verbraucht.

Gegenanzeigen und Risiken

Eventuelle Magen- und Darmbeschwerden können in Verbindung mit Glutathion auftreten. Man sollte auf den Selen-, Zink-, Magnesium- und Kaliumspiegel achten. Bei Diabetikern kann es zu höheren Insulindosen kommen.

Bewertung

Glutathion kann bei einer Chemotherapie und/oder Strahlentherapie die Nebenwirkungen abmildern. Dies konnte in klinischen Studien gezeigt werden. Einige Studien haben keinen Hinweis für eine Abschwächung der Chemotherapie ergeben, obwohl bei Untersuchungen an Tumorzellen Glutathion ein Überlebensfaktor für Tumorzellen zu sein scheint. Eine abschließende Bewertung ist derzeit nicht möglich.

Hericium

Kategorie: Pilze

Erklärung

Hericium erinaceus ist in der deutschen Sprache als Igelstachelbart, Affenkopfpilz oder Pom Pom bekannt und macht seinem Namen mit dem ovalen Fruchtkörper von bis zu 30 cm und den 2 bis 3 cm langen, weichen Stacheln alle Ehre. Der Pilz wächst im Herbst in Spalten von alten Buchen und Eichen. Er wird als Speisepilz genutzt und wirkt auf die Magen- und Darmschleimhäute, so dass diese sich schneller regenerieren. Bei Speiseröhrenkrebs und Dickdarmkrebs soll der Pilz die Metastasenbildung verhindern und das Tumorwachstum verlangsamen. Die Wirkung beruht auf Polysacchariden, die das Abwehrsystem stärken. Weiterhin sind zahlreiche Spurenelemente wie Zink, Eisen, Selen, Germanium und diverse Aminosäuren im Pilz vorhanden.

Möglichkeiten und Durchführung

Es gibt Pulver, Kapseln und den Pilz selbst zu kaufen. Die Dosierung erfolgt laut Herstellerangaben.

Anwendungsbereiche, die in den Medien genannt werden

Dieser Pilz wird bei Magen- und Darmstörungen aller Art, wie auch bei Magenkrebs, Speiseröhrenkrebs, Dickdarmkrebs, Magengeschwüren, Magenschleimhautentzündungen, Colitis ulcerosa, Morbus Crohn und Zwölffingerdarmgeschwüren eingesetzt. Hauterkrankungen mit Entzündungen wie Neurodermitis, Entzündungen, Unruhe und die Alzheimerkrankheit runden den Wirkungsbereich ab.

Gegenanzeigen und Risiken

Keine bekannt.

Bewertung

Die Anwendung des Pilzes bei Krebs beschränkt sich auf den Verdauungsbereich. Der Pilz bekämpft Sodbrennen und regt die Schleimhaut des oberen Verdauungstraktes zur Neubildung an. Somit können alle Schleimhautentzündungen des Magen- und Darmbereichs mit dem Igelstachelbart behandelt werden. Aber auch bei Krebs in der Speiseröhre und im Magen- und Darmbereich soll er dem Voranschreiten des Krebswachstums entgegenwirken. Dennoch ist dieser Pilz kein Wundermittel, und die Behandlung sollte mit einem Arzt besprochen werden. Die Anwendung kommt allerdings nur begleitend zu einer Chemo- oder Radiotherapie in Betracht.

● Hildegard von Bingen
Kategorie: Heilpflanzen

Erklärung

Erst vor kurzer Zeit hat man Aufzeichnungen der heiligen Hildegard von Bingen wiederentdeckt. Sie wurde 1098 geboren und war Benediktinerin. So sind zwei medizinische Schriften von ihr vorhanden. Im Werk »physika« wird die Naturkunde beschrieben, und im Werk »causae et curae« wird auf die Heilkunde eingegangen. Allerdings handelt es sich bei beiden Werken um Abschriften aus späteren Jahrhunderten, so dass Kritiker an der Ursprünglichkeit zweifeln. Dennoch schreibt man große Teile beider Werke Hildegard von Bingen zu. Obwohl diese Abhandlungen mystisch und schwer verständlich sind, werden daraus Heilmethoden abgeleitet. Die Auswertung der alten Schriften ist mit Schwierigkeiten behaftet, denn es gab damals noch keine einheitliche Nomenklatur und Bezeichnung der beschriebenen Pflanzen. Durch falsche Interpretation kann es somit leicht zu folgenschweren Verwechslungen kommen. Beispiele, die von

Hildegard von Bingen auf die moderne Zeit übertragen werden: die Anwendung von Veilchensalbe bei Strahlentherapie oder Wasserlinsenelixier zur Stärkung des Immunsystems. Dem Wasserlinsenelixier wird laut Überlieferung eine entgiftende Wirkung zugesprochen. Als homöopathische Mittel bei Krebs werden wohl Honig, Weißwein, Weinessig, Aalgalle und verschiedene Gewürze genannt. In Verbindung mit schwerwiegenden Erkrankungen wird die Hildegard-Diät erwähnt, die über 4 bis 6 Wochen eine besondere Ernährung mit Dinkel, Obst und Gemüse vorsieht. Auch wird bereits die Mistel beschrieben, wobei ein direkter Bezug zu Krebs wohl nicht hergestellt wurde.

Gegenanzeigen und Risiken
Keine bekannt.

Bewertung
Für die Behauptungen der von Hildegard von Bingen vorgeschlagenen Mittel fehlen jegliche Studien. Die klinische Anwendung dieser Methoden scheint nicht sinnvoll. Wenn es sich um bekannte, geprüfte und positiv bewertete Arzneipflanzen handelt, kann der Einsatz als ergänzende Behandlung zur konventionellen Krebstherapie erwogen werden, sofern keine Hinweise auf Arzneimittelinteraktionen bestehen.

● Hyperbare Oxygenation (HBO) – Sauerstoffüberdruckbehandlung
Kategorie: Therapieverfahren – Sauerstofftherapie

Erklärung
In einer Überdruckkammer atmet der Patient reinen Sauerstoff ein. Unter Druck kann das Blut des Patienten mehr Gas aufnehmen, so dass die Menge an gelöstem Sauerstoff im Blut um

das 20-Fache ansteigt. Damit steht den Geweben mehr Sauerstoff zur Verfügung, und Erkrankungen, die sich gern in Abwesenheit von Sauerstoff entwickeln, können günstig beeinflusst werden.

Möglichkeiten und Durchführung

Die Behandlung dauert ca. 1,5 bis 2,5 Stunden.

Anwendungsbereich

Die HBO wird bei Dekompressionskrankheit, Funktionsstörungen des Innenohrs, schlecht heilenden Wunden, Kohlenmonoxidvergiftung und als ergänzende Behandlungsform zur Strahlentherapie eingesetzt.

Gegenanzeigen und Risiken

Manche Patienten fühlen sich nach der langen Therapie müde. Dadurch, dass der Druck in der Überdruckkammer stetig zunimmt, kann es zur Dehnung des Trommelfels und zu Ohrenschmerzen kommen. Trommelfellrisse mit Erguss und Mittelohrentzündung können die Folge sein. Ähnliche Auswirkungen sind in der Nasennebenhöhle möglich. Eventuell vorhandene Zysten können platzen. Lungenrisse kommen bei Patienten mit akuter oder chronischer Bronchitis, Asthma oder Lungenblähung (Emphysem) häufiger vor als bei lungengesunden Patienten. Mögliche Folgen einer Sauerstoffvergiftung können eine Schädigung der Lunge und des Nervensystems sowie eine Verschlechterung vorhandener Augenkrankheiten sein. Die HBO sollte nicht von Patienten, die zu Blutungen neigen, angewendet werden.

Bewertung

Als ergänzende Behandlung zur Strahlentherapie ist der Einsatz denkbar und möglich. Es gibt Berichte, nach denen sich die

Schmerzen und die Nebenwirkungen in Verbindung mit Strahlentherapie minimierten. Einen Einfluss auf das Krebsgeschehen selbst hat die Therapie nicht. Bakterielle Infektionen heilen meist besser ab, und auch die kombinierte Gabe von Antibiotika mit HBO bringt dem Patienten Vorteile. In Verbindung mit einer fotodynamischen Therapie bewirkt die HBO einen stärkeren Rückgang an Tumormasse und eine längere Überlebenszeit für die Patienten.

● Isoprinosine®, Delimmun®, Imunovir®, Viruxan®, Prinosine®, Virimun®
Kategorie: verschreibungspflichtige Medikamente

Erklärung
Die Steigerung der unspezifischen Immunabwehr wird durch eine chemische Verbindung Namens Dimepranol-4-acetamidobenzoat (379,75 mg pro Tablette) mit Inosin (120,25 mg pro Tablette) erreicht. Isoprinosine® wird auch unter anderen Namen wie Delimmun®, Imunovir®, Viruxan®, Prinosine®, Virimun® und Inosine pranobex vermarktet. Die Anzahl an T-Lymphozyten steigt unter der Gabe des Medikaments.

Möglichkeiten und Durchführung
Krebspatienten nehmen laut Packungsbeilage 2 bis 3 g Isoprinosine® täglich für zwei Monate (4 bis 6 Tabletten à 500 mg) ein. Nach einer zweimonatigen Einnahmepause wird das Präparat mit der gleichen Dosierung wieder für weitere 2 Monate eingenommen.

Isoprinosine® wird in Deutschland von Riemser Arzneimittel AG vertrieben.

Delimmun® Tabletten werden in Deutschland von Newport Pharmaceuticals Ltd. vertrieben. 40 Stück kosten ca. 50 Euro.

Anwendungsbereich
Isoprisine® kommt bei Herpes-simplex-Infektionen, Entzündungen des Gehirns, die durch Viren ausgelöst werden, und Virusinfektionen bei Patienten mit geschwächtem Immunsystem zum Einsatz.

Gegenanzeigen und Risiken
Nicht anzuwenden ist das Präparat bei Gicht, Hyperurikämie, Niereninsuffizienz, Harn- und Nierensteinleiden, Neigung zu Extrasystolen, zerebralen Anfallsleiden, Magenerkrankungen, Autoimmunkrankheiten und Zöliakie. Als Nebenwirkungen werden Schwäche sowie eine vorübergehende Erhöhung der Harnsäure in Serum und Urin (bedingt durch die Metabolisierung des Inosins) genannt.

Bewertung
Obwohl Isoprinosine® das Immunsystem aktiviert und die Produktion von Lymphokinen fördert, hat die alleinige Gabe von Isoprinosine® keinen Einfluss auf den Tumor und auf die Überlebenszeit des Patienten. Bei drohender viraler Infektion unter Chemo- oder Radiotherapie und Immunschwäche hilft Isoprinosine®, die Infekte schneller in den Griff zu bekommen. Das Mittel wird als bedingt empfehlenswert eingestuft und sollte nur in Kombination mit einer herkömmlichen Standardtherapie eingesetzt werden. Der Arzt entscheidet über den Einsatz des Mittels.

● Katzenkralle
Kategorie: Heilpflanzen

Erklärung
Katzenkralle *(Uncaria tomentosa)* ist auch unter der Bezeichnung »Una de gato« zu finden. Aus der heilenden Lianenpflan-

ze des Amazonasgebiets hat der Österreicher Klaus Keplinger das Arzneimittel Krallendorn® entwickelt. Die südamerikanische Kletterpflanze gehört zu den Rötegewächsen (Rubiaceae) und ist bei den Eingeborenen seit langem als Heilpflanze bekannt. Kletterpflanzen dieser Art haben gebogene Dornen, wie die Krallen einer Katze. Arzneilich verwendet wird das hellbraune Pulver, das aus der inneren Wurzelrinde gewonnen wird. Als Wirkstoffe der Katzenkralle werden Oxindole, Indolglucoside, Hirsutine, Quinovicglycoside, Tannine, Polyphenole, Catechine und Beta-Sitosterin angegeben. Für den immunstimulierenden Effekt werden die Oxindole verantwortlich gemacht, welche die Zahl und Aktivität der T-Helferzellen erhöhen.

Möglichkeiten und Durchführung

60 Kapseln Uncaria tomentosa kosten ca. 16 Euro.
100 g gemahlenes Pulver kostet ca. 3,80 Euro.

Anwendungsbereiche, die in den Medien genannt werden

Die Katzenkralle wird von den Eingeborenen bei Infektionen, rheumatischen Beschwerden, Verdauungsproblemen, aber auch bei Tumoren eingesetzt. Zur Immunstimulierung, bei Allergien, Herpes, Asthma, Magen- und Darmstörungen, Krampfadern, Arthritis, Hämorrhoiden, Candida, Diabetes und Rheuma bis hin zu Krebs findet das Mittel seine Anwendung.

Gegenanzeigen und Risiken

Es kann durch die Anwendung zu Durchfall, Verstopfung, niedrigem Blutdruck oder Fieber kommen. Bei Personen mit einer Autoimmunerkrankung sollte Katzenkralle nicht angewendet werden. Bei Personen mit Lupus erythematodes kann die Anwendung zum Nierenversagen führen. Der blutverdünnende Effekt wird durch Katzenkralle verstärkt, so dass Patienten unter Marcumar® das Mittel nicht nehmen sollten.

Bewertung

Untersuchungen an Zellkulturen ergaben positive Ergebnisse. Diese reichen maximal aus, um das Mittel als bedingt empfehlenswert einzustufen und eine Anwendung nur in Betracht zu ziehen, wenn keine Kontraindikationen vorliegen und andere Behandlungsoptionen nicht in Betracht kommen. Vor der Anwendung sollte der Arzt befragt werden.

● Klassische homöopathische Einzelmittel
Kategorie: Homöopathie

Erklärung

Die Homöopathie wurde vom Arzt Samuel Hahnemann um 1796 begründet, sie gehört zu den alternativen Heilmethoden. Das Wirkprinzip geht vom Grundsatz aus, dass Ähnliches durch Ähnliches geheilt wird (similia similibus curantur). Die homöopathischen Arzneimittel werden so ausgewählt, dass Arzneimittelprüfungen an gesunden Personen durchgeführt werden. Die Symptome, die das Mittel in konzentrierter Form an gesunden Probanden hervorruft, werden später für das Arzneimittel als Wirkungsbereich postuliert. Nach Einbeziehung pharmakologischer und toxikologischer Prüfung ergibt sich dann das komplette Arzneimittelbild. Vergleicht der Kranke nun seine Krankheitssymptome mit denen, die durch die Arzneimittelprüfung herausgefunden wurden, sollten möglichst viele übereinstimmen – dann hat er das passende Mittel gefunden.

Im Laufe seiner Untersuchungen stellte Hahnemann fest, dass die Wirkung eines Arzneimittels durch Verdünnungsprozesse nicht abnahm, sondern im Gegenteil eine Steigerung eintrat. Jedem Verdünnungsschritt ordnete er eine aufsteigende Zahl zu, wobei er der ersten Verdünnung, der Urtinktur, die Zahl 1 gab. Der Prozess des Verdünnens, sei es mit Milchzucker oder mit

einer Alkohol-Wasser-Mischung, heißt Potenzieren. Man unterscheidet drei verschiedene Potenzarten:
1. *D-Potenzen* mit Verdünnungsschritten im Verhältnis 1 : 10 bei jedem Schritt
2. *C-Potenzen* mit Verdünnungsschritten im Verhältnis 1 : 100 bei jedem Schritt
3. *LM-Potenzen* mit Verdünnungsschritten im Verhältnis 1 : 50 000 bei jedem Schritt

Je höher die Zahl nach dem D, C oder LM ist, desto stärker ist die Wirkung des Arzneimittels. Hierbei sollte man sich bei D-Potenzen in der Selbstmedikation bis maximal D 30 und bei den C-Potenzen bis maximal C 200 bewegen. Alle höheren Potenzen der C- und D-Reihe und sämtliche LM-Potenzen bleiben den Homöopathen vorbehalten. Grundsätzlich gilt für Erwachsene:

- Bei chronischen Erkrankungen werden Potenzen bis D 10 bzw. C 10 1- bis 3-mal täglich 5 bis 10 Tropfen, 5 bis 10 Globuli oder 1 Tablette genommen.
- Potenzen von D 10 bis D 30 oder von C 10 bis C 30 werden 1- bis 2-mal täglich 5 bis 10 Tropfen, 5 bis 10 Globuli oder 1 Tablette genommen.
- Potenzen ab D 30 oder C 30 werden 1-mal 5 bis 10 Tropfen, 5 bis 10 Globuli oder 1 Tablette genommen. Diese Einmalgabe reicht für Wochen bis Monate aus.

Anwendungsbereich

Siehe die folgenden Tabellenseiten.

Gegenanzeigen und Risiken

Die Anwendungseinschränkungen sind bei den einzelnen Präparaten im Beipackzettel aufgeführt. Die Liste erhebt keinen Anspruch auf Vollständigkeit. Bei homöopathischen Mitteln ist immer mit einer Erstverschlimmerung zu rechnen. Tritt diese ein, sollte es sich eigentlich um das passende Mittel handeln.

Klassische homöopathische Einzelmittel

Mittel	Verdünnung	Körperliche Anzeichen
Abrotanum Eberraute	Dilution D 2, Ampullen D 4	Abmagerung
Acidum aceticum Essigsäure	Dilution D 2, Ampullen, zur Injektion ab D 4	Blutarmut, Kräfteverfall mit Erschöpfung, Schwäche, Müdigkeit, Appetitlosigkeit, Kachexie, Abmagerung
Acidum hydrocyanicum Blausäure	Dilution D 4	Krampfzustände
Acidum hydrofluoricum Flusssäure	Ampullen, Dilution ab D 6, zur Injektion ab D 6	Abmagerung bei gutem Appetit
Acidum lacticum Milchsäure	Ampullen	Schmerzen
Acidum nitricum Salpetersäure	Dilutionen ab D 4, zur Injektion ab D 4	Entzündungen der Haut und Schleimhaut mit Gewebswucherungen
Arsenicum album Arsen(III)-oxid	Ampullen, Tabletten und Dilutionen ab D 6	Fortschreitende Entkräftung, Abmagerung, Appetitlosigkeit, Entzündungen aller Gewebe und Organe, Gewebswucherungen
Berberis Berberitze	Tabletten und Dilutionen ab D 3, Ampullen	Kolikartige Schmerzen im Leber-, Galle-, Nieren- und Blasenbereich

Mittel	Verdünnung	Körperliche Anzeichen
Cadmium metallicum Kadmium	Tabletten ab D 6, Injektionen ab D 8	Geistige und körperliche Schwächezustände
Calcium fluoratum Calciumfluorid	Tabletten ab D 4, Ampullen	Entzündungen der oberen Luftwege und des Magen-Darm-Kanals
Carbo animalis Tierkohle	Tabletten ab D 6, Ampullen	Erkrankungen mit Kräfteverfall, Kreislaufschwäche, Entzündungen der Haut, Schleimhaut und Lymphdrüsen
Carbo vegetabilis Holzkohle	Tabletten ab D 6, Ampullen	Gefühl von Schwäche und Mattigkeit, Entzündungen der Atemwege, Schwäche der Verdauungsorgane mit Blähsucht
China Chinarindenbaum	Dilutionen und Tabletten ab D 6, Ampullen	Entzündung der Atmungsorgane, Verdauungsschwäche, Gallenkoliken, Schleimhautblutungen, Blutarmut, allgemeine Entkräftung
Condurango Kondorliane	Dilutionen und Tabletten ab D 2, Ampullen	Risse und Geschwüre an den Lippen und am After, Entzündungen und Verengung der Speiseröhre

Klassische homöopathische Einzelmittel

Mittel	Verdünnung	Körperliche Anzeichen
Conium Gefleckter Schierling	Tabletten und Dilutionen ab D 4, Ampullen	Verkalkungen der Hirngefäße, Gedächtnisschwäche, Lähmungen, Drüsenschwellung
Formicum rufa Rote Waldameise	Dilutionen und Tabletten ab D 4, Ampullen	Gichtartige Erkrankungen, Entzündungen der Luftwege
Helleborus Christrose	Dilutionen ab D 4, Ampullen	Hirn- und Hirnhautentzündung, akuter Durchfall, Nierenentzündung, Gemütsleiden
Hydrastis Canadischer Gelbwurz	Dilutionen ab D 4, Ampullen	Schleimhauteiterungen mit Geschwüren, Entzündungen und Koliken des Leber-Galle-Systems und des Magen-Darm-Kanals
Kreosotum Buchenholzteerkreosot	Dilutionen oder Tabletten ab D 4, Ampullen	Entzündungen der Haut und Schleimhäute, der Atemwege, des Magen-Darm-Traktes, der Harn- und Geschlechtsorgane
Lachesis Schlangengift	Tabletten ab D 6, Ampullen	Entzündungen der Haut und Schleimhaut, Drüsenerkrankungen
Laurocerasus Kirschlorbeer	ab Urtinktur, Ampullen	Atem- und Bewusstseinsstörungen bei Atemwegs- und Herzerkrankungen

Mittel	Verdünnung	Körperliche Anzeichen
Mercurius sublimatus corrosivus Quecksilberchlorid	Tabletten und Dilution ab D 6, Ampullen	Hoch akute Schleimhautentzündung der Augen, der Mandeln, der Mundhöhle, des Dickdarms, des Enddarms und der ableitenden Harnwege, der Niere und der Scheide
Mercurius solubilis Quecksilber und Quecksilberoxid	Ampullen, Tabletten ab D 6. Von D 4 bis D 7 gibt es Anwendungseinschränkungen für Kinder, Schwangere, Stillende und Patienten mit Nierenfunktionsstörungen. Die Selbstanwendung bis D 8 sollte ohne Arzt nur 1 Woche betragen	Schleimhautentzündungen der Atemwege, des Magen-Darm-Kanals, der Harnwegs- und Geschlechtsorgane und der Mandellymphdrüsen, Leber- und Nierenentzündungen, Entzündungen anderer drüsiger Organe, entkräftende Krankheiten
Niccolum metallicum Nickel	Ampullen, Tabletten ab D 6. Von D 4 bis D 7 gibt es Anwendungseinschränkungen für Nickelallergiker und bis D 5 für Schwangere und Stillende	Kopfschmerzen und Verstimmungszustände

Klassische homöopathische Einzelmittel

Mittel	Verdünnung	Körperliche Anzeichen
Nux vomica Brechnuss	Tabletten und Dilution ab D 4, Ampullen	Fieberhafte Erkrankungen, Entzündungen der Atemorgane, Entzündungen und Krampfzustände des Magen-Darm-Kanals, Leber- und Gallenstörungen, Verstopfung, Hämorrhoiden, Beschwerden durch Nahrungsmittel, Arzneimittel und Genussmittel, Harnwegserkrankungen, Kreislaufbeschwerden, Schwindel, Blutungen, Kopfschmerzen, Nervenschmerzen und rheumatische Schmerzen, Krämpfe der Hohlorgane, Muskelkrämpfe, Lähmungen, Schlafstörungen, nervliche Überreiztheit, Verstimmungszustände
Phellandrium Wasserfenchel	Ampullen, Dilution ab D 4	Entzündungen der Atemwege
Phosphorus Phosphor	Ampullen	Entzündungen der Atemorgane, der Verdauungsorgane, der Harn- und Geschlechtsorgane, schwere Infektionszustände, Herzschwäche, Herzschmerzen, Kreislaufstörungen, Blutungen, Blut- und Gefäßkrankheiten, Rheuma, Wirbelsäulenbeschwerden, Knochenentzündungen und -entkalkungen, Nerven- und Kopfschmerzen, Lähmungen, Entwicklungsstörungen bei Kindern, Überempfindlichkeiten der Sinnesorgane, Augenerkrankungen, Verhaltensauffälligkeiten und Verstimmungszustände, Erschöpfungszustände bei schweren Infektionskrankheiten und Kachexie

Klassische homöopathische Einzelmittel

Mittel	Verdünnung	Körperliche Anzeichen
Phytolacca Kermesbeere	Tabletten ab D 4, Ampullen	Hochfieberhafte Infekte, Schleimhautentzündung, besonders der Atemorgane, Entzündungen und Erkrankung der Brustdrüse, Erkrankungen des rheumatischen Formenkreises
Radium bromatum Radiumbromid	Tabletten ab D 15	Entzündungen und Geschwüre der Haut, Rheumatismus und Schwächezustände
Serum anguillae Aalserum	Dilutionen ab D 6. Anwendungseinschränkungen bis D 7 bei Überempfindlichkeit gegen tierisches Eiweiß	Herzschwäche, Nierenentzündungen
Silicea Silicium	Tabletten ab D 4, Ampullen	Chronische Entzündungen, Eiterungen und Fistelbildung der Haut, der Lymphdrüsen, der Schleimhäute, der Knochen und der Gelenke, Gewebswucherungen, geistige Erschöpfung
Thallium aceticum Thallium	Tabletten ab D 6, Ampullen	Lähmungen, Gefühlsstörungen der unteren Gliedmaßen als Folge von Wirbelsäulenerkrankungen. Haarausfall

Klassische homöopathische Einzelmittel

Mittel	Verdünnung	Körperliche Anzeichen
Thuja Lebensbaum	Dilution und Tabletten ab D 4, Ampullen. Anwendungseinschränkungen für Schwangere die Urtinktur und D 1	Haut- und Schleimhauterkrankungen, Verdauungsschwäche, Rheumatismus, Verstimmungszustände
Viscum album Mistel	Ampullen, Verwendung ab Urtinktur. Nebenwirkungen bei intravenöser Verabreichung können Überempfindlichkeitsreaktionen und plötzlicher Blutdruckabfall sein	Hoher und niedriger Blutdruck, Schwindelgefühl, Herzkranzgefäßverengung und Herzrhythmusstörung, Verschleißkrankheiten der Gelenke

Bewertung

Klinische Studien zu den aufgeführten Mitteln gibt es nicht. Homöopathische Mittel sollten, wenn gewünscht, nur als Zusatzmedikation zu klassischen Therapieverfahren eingesetzt werden. Eine Anleitung zur Selbstmedikation mit homöopathischen Mitteln ist in diesem Buch nicht vorgesehen. Die Liste dient lediglich der Orientierung. Vor der Anwendung von stark wirksamen Mitteln wie Phosporus, Arsenicum, Mercurius etc. im Selbstversuch wird ausdrücklich gewarnt. Bei einer schwerwiegenden Krankheit wie Krebs sollte ein erfahrener Homöopath als Therapeut in die Therapie mit einbezogen werden.

● Klette

Kategorie: Heilpflanzen

Erklärung

Die Wurzel der Großen Klette *(Arctium lappa)* wird für medizinische Zwecke verwendet. Ihre Wirkstoffe sind Schleime, Inulin, ätherische Öle, Gerb- und Bitterstoffe, Sitosterin, Polyacetylene sowie pilztötende und antibiotisch wirkende Substanzen. Diese stimulieren vermutlich das Immunsystem. Klettenwurzelöl ist volkstümlich als Haaröl bekannt, das äußerlich angewendet wird.

Möglichkeiten und Durchführung

Es werden 2 gehäufte Teelöffel Klettenwurzel mit ½ l kaltem Wasser angesetzt und 5 Stunden ruhen gelassen. Danach wird alles zum Sieden erhitzt, 1 Minute gekocht und die Klettenwurzelstücke mit einem Sieb entfernt. 3-mal täglich wird 1 Tasse getrunken.

Anwendungsbereiche, die in den Medien genannt werden

Die Klette wird zur Blutreinigung, bei Gicht, als Leber- und Gallemittel, zur innerlichen und äußerlichen Anwendung bei Hautkrankheiten (Pickeln, Akne, Schuppenflechte, Ausschlag) und als tumorhemmender Tee eingesetzt. Ein leichter harntreibender Effekt geht von der Klettenwurzel aus.

Gegenanzeigen und Risiken

Keine bekannt.

Bewertung

Die Klette wird immer wieder in Verbindung mit anderen Mitteln in Tees zur Krebsbekämpfung eingesetzt. Obwohl sie schon lange bekannt ist, liegen keine aussagekräftigen Prüfungen vor.

Da von der Anwendung des Tees nach bisherigen Erkenntnissen keine Schädigungen für den Einzelnen ausgehen, kann die Methode als nur bedingt empfehlenswert eingestuft werden. Konservative Therapien durch den Arzt sollten immer miteinbezogen werden.

Klettenlabkraut
Kategorie: **Heilpflanzen**

Erklärung

Der Name »Labkraut« leitet sich vom ursprünglichen Gebrauch ab: Das Kraut enthält nämlich Labfermente und wurde zur Käseherstellung eingesetzt. Das Klettenlabkraut *(Galium aparine)* heißt im Englischen Goosegrass und kommt in ganz Europa vor.

Im Allgemeinen stärkt der Tee das Immunsystem, wobei der frische Presssaft noch besser sein soll (Vorsicht vor Kontaktdermatitis). Die Wirkung des Krautes beruht auf seinen antibiotischen, virenhemmenden, harntreibenden, blutreinigenden und fiebersenkenden Eigenschaften. Die Pflanze wird auch homöopathisch verwendet.

Möglichkeiten und Durchführung

Für einen Tee verwendet man 1 Teelöffel getrocknete oder 2 Teelöffel frische Blätter, übergießt sie mit 200 ml kochendem Wasser und lässt den Tee 15 Minuten ziehen. 3-mal täglich sollte man eine Tasse trinken. Für äußerliche Umschläge wird der Tee doppelt so stark zubereitet.

Anwendungsbereiche, die in den Medien genannt werden

Klettenlabkraut wird bei Hautkrankheiten wie Seborrhöe, Verbrennungen, Ekzemen oder Schuppenflechte verwendet. Quellen sprechen von frisch gepresstem Saft bei schweren Krebsformen. Hier ist Vorsicht geboten, denn es tritt leicht eine Kontaktdermatitis auf. Bei Zungentumoren, Schwäche, Erschöpfung und Abgeschlagenheit soll Klettenlabkraut ebenfalls wirksam sein. Blasenentzündung, Nierengrieß, Mandelentzündung und Lymphknotenschwellung sind weitere Anwendungsgebiete. Die homöopathische Anwendung zielt auf Krebsvorstufen ab.

Gegenanzeigen und Risiken

Da Klettenlabkraut auch als Abmagerungsmittel eingesetzt wird, kann die Anwendung bei sehr schwachen, schlanken Patienten zu weiteren Gewichtsverlusten führen. Der Pflanzensaft kann zu einer Kontaktdermatitis führen.

Bewertung

Die Wirkung von Klettenlabkraut ist nicht belegt. Die Anwendung bei Krebs gilt als überliefert. Der Teegenuss im üblichen Maß stellt kein gesundheitliches Risiko dar. Klettenlabkraut sollte nur als Begleitung zur üblichen Krebstherapie gegeben werden. Das Produkt gilt daher als bedingt empfehlenswert.

● Kolostralmilch

Kategorie: Immuntherapeutika – Nahrungsergänzungsmittel

Erklärung

Kolostralmilch nennt man die Milch, die in den ersten Tagen nach der Geburt von der Mutter gebildet wird. Sie enthält eine Vielzahl von Immunglobulinen, Wachstumsfaktoren, Interferonen, Interleukinen, Laktoferrinen und TransferFaktoren. Der TransferFaktor wirkt sich u. a. besonders auf das immunologische Gleichgewicht der T-Helferzellen (Untereinheiten der

TH1- und TH2-Lymphozyten) und auf die Aktivität der natürlichen Killerzellen (NK-Zellen) aus. Kolostralmilch nennt man auch Kolostrum, Erstmilch, Vormilch, Urmilch, Biestmilch und Beestmilch.

Möglichkeiten und Durchführung

Es gibt Flüssigextrakte oder Kolostrumkapseln (meist ein gefriergetrockneter Extrakt aus entfetteter, entkaseinierter Vormilch der Kuh) im Handel zu kaufen.
125 ml Colostrum Extrakt 125 kosten ca. 30 Euro.
60 Kapseln (Monatspackung) kosten ca. 45 Euro.
Produkte dieser Art sind Nahrungsergänzungsmittel, die keine Zulassung für medizinische Indikationen haben.

Anwendungsbereiche, die in den Medien genannt werden

Immuntherapie nach Strahlen- und Zytostatikatherapie, therapieresistente, chronische Infektionen bakterieller, viraler und mykotischer Herkunft.

Gegenanzeigen und Risiken

Das Präparat wird auch von empfindlichen Personen meist gut vertragen.
Kolostralmilchprodukte dürfen aber niemals mit warmen Getränken eingenommen werden. Flüssigkeiten mit Kolostralmilch sollten nach dem Öffnen im Kühlschrank aufbewahrt werden.

Bewertung

Es zeigte sich ein positiver Effekt bei gleichzeitiger Gabe von Chemotherapeutika im Tierversuch. Als Begleittherapie bei klassischen Methoden mag der Einsatz sinnvoll sein.

Kombucha (Indisch-Japanischer Teepilz, *Fungus japonicus*)
Kategorie: Immuntherapeutika – Nahrungsergänzungsmittel

Erklärung

Kombucha wird aus grünem Tee und Zucker hergestellt. Diesem Gemisch wird der sogenannte Teepilz (eine Symbiose von Hefezellen mit verschiedenen Bakterien) zugesetzt. Der Teepilz schwimmt, vermehrt sich an der Oberfläche des Getränks und bildet gallertartige Schichten. Es entsteht ein Gärgetränk, das kalt getrunken wird.

Kombucha produziert verschiedene Stoffwechselprodukte (z. B. Glucuronsäure, Milchsäure, Vitamin C), die in das Getränk übergehen.

Möglichkeiten und Durchführung

Täglich sollen 1 bis 2 Weingläser Kombucha früh nüchtern und mittags und abends nach den Mahlzeiten getrunken werden. Kombucha kann man sehr gut selbst herstellen. Ein Startpaket kostet ca. 40 Euro, danach fallen nur noch Tee- und Zuckerkosten an.

Anwendungsbereiche, die in den Medien genannt werden

Kombucha soll sich positiv auf Gicht, Rheuma, Arteriosklerose, Arthritis, Darmträgheit, Fettsucht, Furunkulose, Nierensteine, zu hohen Cholesterinspiegel, Krebs und seine Vorstadien auswirken. Kombucha soll einen Entgiftungsprozess des Organismus einleiten, das Drüsensystem anregen und den Stoffwechsel erhöhen.

Gegenanzeigen und Risiken

In seltenen Fallen wurden Leberschäden, Übersäuerung des Blutes, Hautinfektionen, allergische Reaktionen, Erbrechen,

Kopfschmerzen und Übelkeit beobachtet. Studien an Ratten zeigten keine giftigen Wirkungen von Kombucha. Nach dem Konsum von großen Mengen Kombuchatee wurden wegen Übersäuerung Todesfälle gemeldet. Kombucha enthält etwas Alkohol.

Bei selbst hergestelltem Kombucha läuft man immer Gefahr, dass sich krankheitserregende Bakterien und Pilze in die Kultur einschleichen. Diese können immungeschwächte Personen schädigen. Entsprechend sollten Schwangere, Stillende, ältere Personen, Kinder und unter Immunschwäche Leidende kein Kombucha trinken.

Bewertung

Leider gibt es keine dokumentierten klinischen Beweise für die Wirksamkeit von Kombucha. Einzelne positive Fallbeispiele liegen vor, lassen aber keine allgemeine Schlussfolgerung zu. Das Getränk könnte durch den Auszug von grünem Tee einen Vorteil als zusätzliche Krebsbehandlung bieten. Grüner Tee gilt als wirksam in Verbindung mit klassischen Methoden. Solange Erfahrungen für diesen Einsatz bei Krebs fehlen, wird Kombucha als bedingt empfehlenswert eingestuft und sollte nur in Kombination mit der Therapie und in Absprache mit dem behandelnden Arzt angewendet werden.

● Komplexhomöopathie
Kategorie: Homöopathie

Erklärung

Zur Komplexhomöopathie gehören Mittel, die aus mehreren einzelnen homöopathischen Substanzen zusammengesetzt sind. Sie decken meist ähnliche Einsatzgebiete ab und sollen zusammen zu einer Wirkungsergänzung führen.

Komplexhomöopathie

CONIUM Similiaplex Tropfen

Zusammensetzung: 100 g (= 109 ml) enthalten Conium D4 15 g, Arsenicum album D6 35 g, Condurango D3 10 g, Phosphorus D6 10 g, Silicea D10 10 g, Carbo vegetabilis D10 10g, Carduus marianus Urtinktur 10 g und 58 Vol.-% Alkohol.

Dosierung: 1- bis 3-mal täglich 5, 10 oder 15 Tropfen einnehmen.

Anwendungsbereich: Die Anwendung des Komplexmittels leitet sich von den Einzelstoffen ab.

Gegenanzeigen, Nebenwirkungen und Wechselwirkungen: Keine bekannt.

THUJA Similiaplex N Tropfen

Zusammensetzung: 100 g enthalten Thuja D2 15 g, Thuja D6 15 g, Conium D4 10 g, Arsenicum album D6 10 g, Condurango D3 10 g, Echinacea Urtinktur 10 g, Kalium jodatum D4 10 g, Clematis D2 10 g und 53 Vol.-% Alkohol

Mittel	Körperliche Anzeichen
Echinacea	Steigerung der körpereigenen Abwehrkraft
Kalium jodatum	Entzündungen der oberen Luftwege
Clematis	Chronisch entzündliche Schleimhaut- und Drüsenveränderung

Dosierung: 1- bis 3-mal täglich 5, 10 oder 15 Tropfen einnehmen.

Anwendungsbereich: Die Anwendung des Komplexmittels leitet sich von den Einzelstoffen ab.

Gegenanzeigen: Bei Schilddrüsenerkrankungen, Tuberkulose, Leukosen, Kollagenosen, multipler Sklerose, HIV-Infektion

(AIDS) und anderen Autoimmunerkrankungen sowie bei Überempfindlichkeit gegen einen Wirk- oder Hilfsstoff oder gegen Korbblütler sollte das Mittel nicht angewendet werden.

Hydrastis Cps29 Tabletten von der Firma Truw

Zusammensetzung: Acidum arsenicosum Trit. D 6 25 mg, Echinacea angustifolia Trit. D 4 25 mg, Hydrastis canadensis Trit. D 4 25 mg, Sedum (repens) alpestre Trit. D 30 2,5 mg.

Dosierung: 1- bis 3-mal täglich 1 Tablette. Bei Besserung wird die Dosis reduziert.

Anwendungsbereich: Die Anwendung des Komplexmittels leitet sich von den Einzelstoffen ab.

Gegenanzeigen: Keine bekannt.

61 Conium F Tropfen von Firma Nestmann

Zusammensetzung: 100 ml enthalten Conium D 4, Arsenicum album D 4, Carbo vegetabilis D 8, Carbo animalis D 8, Hydrastis D 4, Jodum D 4, Secale cornutum D 4, Silicea D 8, Barium jodatum D 4, je 12,5 g.

Dosierung: 3-mal täglich 10 Tropfen.

Anwendungsbereich: Die Anwendung des Komplexmittels leitet sich von den Einzelstoffen ab.

Gegenanzeigen: Überempfindlichkeit gegen Jod. Bei Schilddrüsenerkrankungen nicht ohne Arzt anwenden.

62 Thuja F Tropfen von Firma Nestmann

Zusammensetzung: 100 ml enthalten Thuja D 3, Arsenum jodatum D 4, Aurum chloratum natronatum D 4, Ambra D 4, Bromum D 4, Clematis D 3, Ergotinum D 4, Hamamelis D 2, Hydrastis D 4, Platinum chloratum D 4, Senega D 4, je 10 g.

Dosierung: 3-mal täglich 10 Tropfen.

Anwendungsbereich: Die Anwendung des Komplexmittels leitet sich von den Einzelstoffen ab.

Komplexhomöopathie

Flenin Tropfen Firma Schuck GmbH

Zusammensetzung: 100 ml enthalten 0,2 g Apis mellifica D 1, 0,1 g Acidum arsenicosum D 2, 0,1 g Chelidonium majus D 2, 0,1 g Conium maculatum D 2, 0,1 g Crocus sativus D 2, 0,1 g Echinacea angustifolia D 1, 0,1 g Natrium sulfuricum D 1, 0,1 g Ruta graveolens D 1, 0,1 g Salvia officinalis Ø, 0,1 g Secale cornutum D 2, 1,0 g Marsdenia cundurango D 1, 0,5 g Viscum album Ø und 45 Vol.-% Alkohol.

Dosierung: 3- bis 5-mal täglich 10 Tropfen vor dem Essen in etwas Wasser einnehmen oder unabhängig von den Mahlzeiten direkt auf die Zunge tropfen.

Anwendungsgebiete: Adjuvans bei Gewebsleiden.

Gegenanzeigen: Bei Überempfindlichkeit gegen Korbblütler, Kindern unter 12 Jahren, Tuberkulose, Leukosen, Kollagenosen, multipler Sklerose, HIV-Infektion (AIDS) und anderen Autoimmunerkrankungen sowie bei Überempfindlichkeit gegen ein Wirk- oder Hilfsstoff sollte das Mittel nicht angewendet werden. Allergische Reaktionen auf Echinacea sind aufgetreten.

PHÖNIX Juv-110-Programm

Das Juv-110-Programm besteht aus einer Injektionskur, homöopathischen Globuli und zwei Salben (Juv-110-Salbe-A und Juv-110-Salbe-B).

Zusammensetzung einer Ampulle: Acer negundo Dil. D 10, Fraxinus americana Dil. D 10, Gallae turcicae Dil. D 10, Haematoxylon campechianum Dil. D 10, Lycopodium Dil. D 10 , Marsedenia cundurango Dil. D 10, Prunus padus e cortice Dil. D 10, Raphanus Dil. D 10 , Scrophularia nodosa Dil. D 10, Thuja Dil. D 10 , Ulmus campestris Dil. D 10, Viscum album Dil. D 10, jeweils 8,36 mg.

Dosierung:

- Ampullen: 1- bis 2-mal täglich 2 ml subcutan, in den Muskel oder intravenös in gesunde Hautbezirke injizieren.

- Globuli: 1- bis 3-mal täglich werden 5 Streukügelchen im täglichen Wechsel von Nummer I bis VI genommen.
- Salbe: 1- bis 2-mal täglich auf die betroffenen Hautstellen auftragen.

Anwendungsgebiete: Die Anwendung des Komplexmittels leitet sich von den Einzelstoffen ab.

Bewertung

Für die Bewertung von Komplexmitteln gilt das Gleiche wie für die homöopathischen Einzelmittel. Die alleinige Therapie mit homöopathischen Arzneimitteln ist abzulehnen. Eine Empfehlung kann nicht gegeben werden, da bekanntlich die Homöopathie weitgehend auf Studien verzichtet, die in der Lage wären, klare Aussagen zu treffen. Erfahrenen Homöopathen bleibt die Anwendung bei Krebs vorbehalten.

Kurkuma oder Gelbwurz

Kategorie: Heilpflanzen

Erklärung

Kurkuma (lat. *Curcuma longa*, engl. *turmeric*) ist auch als Gelbwurz bekannt. Es handelt sich um eine Pflanze aus der Familie der Ingwergewächse, deren Wurzelstock (Rhizom) als Gewürz und Heilmittel verwendet wird. Die gelbe Wurzel ist als Pulver ein Bestandteil von Curry und wirkt durch das ätherische Öl und das Curcumin verdauungsanregend.

Möglichkeiten und Durchführung

In klinischen Tests wurden bis zu 8 g Curcumin pro Tag problemlos vertragen. Gelbwurzwurzelpulver wird direkt in Kapseln gefüllt und sollte so zu 95 % aus Curcumin bestehen.

Anwendungsbereiche, die in den Medien genannt werden
Bei Brustkrebs, Gebärmutterhalskrebs, Magenkrebs, Leberkrebs, Hautkrebs, Bauchspeicheldrüsenkrebs, Prostatakrebs, Eierstockkrebs und Leukämie soll Kurkuma heilungsfördernd sein.

Gegenanzeigen und Risiken
Gallensteine und Gelbsucht gelten als Gegenanzeigen. Kinder unter 12 Jahren, Schwangere und Stillende sollten das Mittel nicht anwenden. Es können Erbrechen, Durchfälle, Bauchschmerzen, Übelkeit und Sodbrennen während der Behandlung vorkommen.

Bewertung
Curcumin hat möglicherweise eine Bedeutung bei der Verhinderung von Tumorerkrankungen. Neue Erkenntnisse deuten darauf hin, dass Kurkuma ein gutes Mittel ist, um bei Pankreaskrebs mit einer Therapie von Gemcitabin eine verbesserte Wirkung zu erzielen. Dieses wurde im Modell an Mäusen getestet. Dabei verhindert Curcumin als Polyphenol die Ausbildung neuer Blutgefäße des Krebses. Aber auch bei Darmkrebs zeigen sich gute Ergebnisse. Prostatakrebs-, Eierstockkrebs- und Leukämiezellen sprechen ebenfalls auf Kurkuma an. Die Forschungsergebnisse sind vielversprechend. Dieses Mittel ersetzt keine konventionelle Therapie, kann aber in ausbehandelten Therapiesituationen durchaus erwogen werden.

● Lapachotee

Kategorie: **Heilpflanzen**

Erklärung
Lapachotee wird aus der inneren Rinde des Lapachobaumes gewonnen, der hauptsächlich in Argentinien, Paraguay und Bra-

silien wächst. Der wissenschaftliche Name von Lapacho lautet *Tabebuia impetiginosa*. Lapacho ist ein traditionelles Heilmittel der Indianer Perus, Paraguays und Boliviens. Als Tee ist er reich an Mineralien, Eisen und Vitaminen mit pikantem, herbem Nachgeschmack. Lapachotee wirkt gegen Viren und Bakterien, hemmt Entzündungen und mildert Schmerzen. Durch seine harntreibenden Substanzen senkt er den Blutdruck. Die Naphthochinone (Lapachol) und die Anthrochinone sind die eigentlichen Wirkstoffe des Lapachotees. Sie besitzen toxische Eigenschaften. Flavonoide, Quercetin sowie Alkaloide sind weitere Inhaltsstoffe des Vielstoffgemisches. Lapachotee zeigt in Zellversuchen antitumorale Wirkungen.

Möglichkeiten und Durchführung

1 bis 2 Esslöffel Tee werden in 1 Liter kochendes Wasser gegeben und 5 Minuten gekocht. Danach sollte der Tee weitere 15 bis 25 Minuten ziehen, ehe er gefiltert wird. Man sollte nicht mehr als 1 Liter pro Tag von dem Tee trinken.

Anwendungsbereiche, die in den Medien genannt werden

Bei Erkältungen, Grippe, Malaria, Verdauungsschwäche, Pilzinfektionen, Insektenstichen, Wunden, Herpes, Schuppenflechte und Krebs soll Lapachotee heilungsfördernd sein.

Gegenanzeigen und Risiken

Überdosierungen können zu Übelkeit, Erbrechen, Schwindel, Blutungen, Verfärbungen des Urins und Blutarmut führen.

Bewertung

Die Bewertung von Lapachotee fällt uneinheitlich aus. Bei Versuchen im Labor wurde eine krebshemmende Wirkung von Lapachol festgestellt, die aber nicht am Menschen gezeigt werden konnte. Es ist denkbar, dass somit die Mengen an Wirkstoff zur Tumorverkleinerung durch den Tee nicht erreicht werden. Da Lapacho in größeren Mengen giftig ist, sollte nicht mehr als 1 Liter Tee pro Tag getrunken werden. Der Tee ist damit nur bedingt empfehlenswert. Keinesfalls sollte auf Lapacho als alleinige Therapie vertraut werden.

● L-Arginin
Kategorie: Nahrungsergänzungsmittel

Erklärung

Arginin gehört zu den 23 Aminosäuren, die Bausteine von Eiweißen des menschlichen Körpers sind. Der Körper kann Arginin direkt über die Nahrung aufnehmen oder aus der Aminosäure Ornithin herstellen. Als Bestandteil vieler Enzyme und Hormone erfüllt Arginin vielfältige Funktionen (blutzuckersenkend, cholesterinsenkend). Es hat sehr starke antioxidative Eigenschaften und ist somit in der Lage, freie Radikale abzufangen, die bei Krankheiten vermehrt gebildet werden. L-Arginin wirkt blutverdünnend und schützt vor der Entstehung von Blutverklumpungen. Zudem senkt es den Blutdruck, indem es die Konzentration an Stickstoffmonoxid in den Adern erhöht und so die Adern erweitert. Diese Aminosäure trägt dazu bei, dass das Immunsystem gut funktioniert.

Möglichkeiten und Durchführung

1-mal täglich 500 mg L-Arginin werden vor dem Schlafengehen auf nüchternen Magen genommen.

Anwendungsbereiche, die in den Medien genannt werden

Leistungssteigernd, blutdrucksenkend, cholesterinsenkend, immunstimulierend, unterstützende Wirkungen bei Arthritis und Leberzirrhose, hilfreich gegen Sterilität des Mannes.

Gegenanzeigen und Risiken

Bei einer Virusinfektion soll das Mittel nicht genommen werden, denn sonst schreitet die Virusvermehrung schneller fort. Nicht anzuwenden ist das Mittel während der Schwangerschaft und in der Stillzeit. Patienten mit Schizophrenien müssen die übliche Dosierung auf 30 mg pro Tag reduzieren.

Bewertung

Wissenschaftlich hat L-Arginin als Zusatztherapie bei Bluthochdruck bereits seine Wirksamkeit bewiesen. Für die Anwendung gegen Krebs gibt es kaum Hinweise, die die Substanz als Mittel im Kampf gegen den Krebs erscheinen lassen. Wie schon an anderer Steller erwähnt, sollte auf eine sinnvolle, ausgewogene Ernährung geachtet werden.

● L-Carnosin

Kategorie: Nahrungsergänzungsmittel

Erklärung

L-Carnosin ist ein Eiweiß (Dipeptid), das aus den Bestandteilen Alanin und Histidin zusammengesetzt ist. Beides sind Aminosäuren, die der Mensch zum Leben braucht und die Grundbausteine für Eiweißverbindungen bilden. Als natürliche Substanz kommt L-Carnosin vermehrt im Muskelgewebe, Nervengewebe und im Gehirn vor. Der L-Carnosin-Spiegel des Menschen soll im Laufe seines Lebens stetig sinken, so dass daraus die verschiedenen Hersteller einen Bedarf ableiten.

Bei vegetarischer Ernährung kann es zu Mangelerscheinungen kommen. Fleisch stellt für den Menschen die natürliche Hauptquelle für L-Carnosin dar.

Therapeutisch muss L-Carnosin in großen Mengen zugeführt werden. Die unten aufgeführten Anwendungsbereiche konnten

L-Carnosin

größtenteils nachgewiesen werden. Entgiftung und Antioxidation gelten als nachgewiesen. In Bezug auf die Antikrebswirkung tut man sich allerdings schwer. L-Carnosin wird über den Darm aufgenommen und über das Blut ins Gehirn oder in die Muskeln geleitet. Das Erkennen einer Mangelerscheinung ist durch Blutuntersuchungen nicht möglich, da L-Carnosin recht schnell vom Körper abgebaut wird.

Anwendungsbereiche, die in den Medien genannt werden

L-Carnosin wird eingesetzt zur Ausschwemmung von Metallionen und damit zur Entgiftung, zur Stärkung des Immunsystems, als Superantioxidans zum Abfangen von freien Radikalen, zur Förderung der Wundheilung und zur Verhinderung von Zellschädigungen, die durch das Protein Beta-Amyloid entstehen (ausgehend von der Alzheimerkrankheit). Ferner soll L-Carnitin vor Demenz schützen, den Geruchssinn verbessern, gegen Krebs wirken, und für eine Leistungssteigerung und eine Besserung nach Herzinfarkt sorgen.

Gegenanzeigen und Risiken

L-Carnosin hebt den Cortisonspiegel an. Bei hoher Dosierung führt L-Carnosin zu Hyperaktivität.

Bewertung

Mediziner versprechen sich auf anderen Gebieten als Krebs viel von der Substanz. Im Tierversuch und als Zusatztherapie zur Strahlentherapie hat L-Carnitin eine schützende Wirkung gezeigt, indem es die Nebenwirkungen wie Lungenentzündung und Lungenfibrose reduzieren konnte. Die Datenlage ist aber nicht ausreichend, dass eine Anwendungsempfehlung gegeben werden könnte.

Leinsamen und Leinöl
Kategorie: Lebensmittel

Erklärung

Leinsamen und das dazugehörende Leinöl (engl. *flax seed oil*) enthält mehr Omega-3-Fettsäuren (ungesättigte Fettsäuren) als die Walnuss. Omega-3-Fettsäuren sind wichtig, denn man geht davon aus, dass ein Missverhältnis von Omega-3-Fettsäuren zu Omega-6-Fettsäuren in Verbindung mit gesättigten Fettsäuren aus Margarine, Back- oder Frittierfett zu Krebs, Entzündungen und Ablagerungen in den Adern führt.

Die Deutsche Gesellschaft für Ernährung (DGE) empfiehlt, dass der Anteil des Nahrungsfettes an der gesamten Energieaufnahme beim Erwachsenen 30 % nicht überschreiten sollte. Der Anteil der essenziellen Fettsäuren (Omega-3- und Omega-6-Fettsäuren) sollte dabei etwa 3,5 % der gesamten Energie betragen, und der Quotient aus Omega-6-Fettsäuren zu Omega-3-Fettsäuren sollte zwischen 5:1 und 15:1 liegen.

Versuche deuten darauf hin, dass Omega-6-Fettsäuren die Ausbreitung von Prostatakrebs in das Knochenmark fördern, Omega-3-Fettsäuren diesen Vorgang blockieren und das Wachstum von Krebszellen bremsen. Versuche an Patienten mit Dickdarmkrebs zeigen, dass die täglich Aufnahme von 2 bis 7 g Omega-3-Fettsäuren aus Fischöl eine Reduktion der Zellteilung bei Krebs bewirken. Um den Omega-3-Fettsäure-Anteil über die Ernährung zu steigern, kann man Leinöl einnehmen, das ein Verhältnis der Omega-6-Fettsäuren zu Omega-3-Fettsäuren von 0,3:1 aufweist. Rapsöl hat ein Verhältnis von 3:1 und gilt auch als wertvolle Ölquelle. Die Omega-6-Fettsäure Linolsäure ist in Sonnenblumenöl, Sojaöl und Distelöl enthalten. Die Omega-6-Fettsäure Gamma-Linolensäure aus Nachtkerzenöl und Borretschöl nimmt eine Sonderstellung ein und soll krebsschützend wirken. Meistens werden von den Omega-

3-Fettsäuren Alpha-Linolensäure (ALA, 18:3), Eicosapentaensäure (EPA, 20:5) und Docosahexaensäure (DHA, 22:6) genannt. Quellen für diese ungesättigten Fettsäuren sind Leinöl, Walnussöl, Rapsöl und Fischöl.

Möglichkeiten und Durchführung

20 ml Leinöl werden mit 75 g Joghurt, Quark oder Hüttenkäse verrührt und täglich gegessen. Diese Dosierung bezieht sich auf ein Körpergewicht von 60 kg.

Anwendungsbereiche, die in den Medien genannt werden

Leinöl soll das Auftreten, Ausbreiten und Wachstum von Krebsgeschwüren (Darmkrebs, Pankreaskrebs und Prostatakrebs) verhindern.

Gegenanzeigen und Risiken

Mehr als 20 g gemahlene Leinsamen pro Tag können zu einer Cadmiumvergiftung führen. In Leinsamen ist Amygdalin enthalten, das durch heißes Wasser gut gelöst wird und zu Blausäurevergiftungen führen kann. Deshalb sollte man kein heißes Wasser in Verbindung mit Leinsamen verwenden (siehe auch »Laetril«, Seite 294).

Ganze Leinsamen geben keine Wirkstoffe frei und quellen nur auf. Sie sind aber als ganze Früchte keine Quelle für ungesättigte Fettsäuren.

Bewertung

Die Budwig-Diät sieht eine Ernährung von Leinöl oder Leinsamen in Verbindung mit Quark (reich an schwefelhaltigen Aminosäuren) und Hüttenkäse vor. Budwig greift die Hypothese aus den 1980er Jahren von Otto Heinrich Warburg auf und meint, mit einer Ernährungsweise, die reich an Gemüse, Sauerkrautsaft, Obst oder Nüssen (ohne Erdnüsse) ist, Krebs in den

Griff bekommen zu können. Fleisch, Fisch, Butter, konservierte Nahrungsmittel, Margarine, Nudeln, Tiefkühlkost und Zucker sollten gemieden werden. Diese Ernährung ist jedoch allein nicht in der Lage, den Krebs zu besiegen. Allerdings kann sie in gewissem Umfang auf das Krebsgeschehen einwirken. Da bei der Budwig-Diät von keiner Mangelernährung ausgegangen wird, kann sie ergänzend zu normalen Therapien angewendet werden.

● LeukoNorm CytoChemia®
Kategorie: verschreibungspflichtige Arzneimittel

Erklärung
LeukoNorm CytoChemia® ist ein standardisiertes Filtrat (Ultrafiltrat) aus menschlichen weißen Blutkörperchen. Pro Injektionsflasche sind 90 bis 120 mg Trockensubstanz als 5 Einheiten angegeben. Durch den Herstellungsprozess und die Auswahl des Blutes soll die Übertragung von AIDS oder anderen Krankheiten so gut wie ausgeschlossen sein.

Die weißen Blutkörperchen sollen überschießende Reaktionen des Immunsystems normalisieren, T-Lymphozyten zur Entwicklung und Reifung animieren und die Ausschüttung von Lymphokinen stimulieren.

Hersteller: Cytochemia AG, Im Bürgerstock 7, D-79241 Ihringen, Tel. 07668-9922-0, E-Mail info@cytochemia.de

Möglichkeiten und Durchführung
LeukoNorm CytoChemia® wird mit 5 Einheiten bei Erwachsenen 1- bis 3-mal wöchentlich (als Ultima Ratio täglich) in den Muskel gespritzt. Zur Erhaltungstherapie reichen nach 6 Wochen 1- bis 3-mal monatlich 5 Einheiten aus.

3 Fläschchen kosten ca 1250 Euro.

LeukoNorm CytoChemia®

Anwendungsbereich in Teilausschnitten

Eingeschränkte Funktionsfähigkeit des Immunsystems, chronisch rezidivierende therapierestistente Infektionen durch Bakterien, Pilze oder Viren, rekonstruktive Immuntherapie nach Strahlen- bzw. Chemotherapie, Autoimmunerkrankungen, multiple Sklerose und rheumatoide Arthritis.

Gegenanzeigen und Risiken

Keine bekannt. Allerdings können allergische und pseudoallergische Reaktionen nicht ausgeschlossen werden. Das Medikament sollte bei 2 bis 8 °C gelagert werden.

Bewertung

Bei einer Studie aus dem Jahr 1993 mit 71 Teilnehmern konnte man eine leichte Verbesserung des Allgemeinbefindens und weniger Nebenwirkungen der Strahlen- und Chemotherapie sowie geringere Gewichtsabnahme bei den Patienten feststellen. Beim Einsatz gegen Gebärmutterhalsveränderungen und bei HPV-Nachweis kam es bei 64,3 % von 115 Patientinnen zur Normalisierung der Blutparameter. Wenn man das Preis-Leistungs-Verhältnis und die insgesamt unzureichende Datenlage berücksichtigt, kann LeukoNorm nur als bedingt empfehlenswert eingestuft werden. Einige Behandlungsergebnisse sind auch mit anderen, preiswerteren Mittel zu erzielen. Die Entscheidung über die Behandlung bleibt dem Arzt vorbehalten.

● Löwenzahn *(Taraxacum officinale)*
Kategorie: **Heilpflanzen**

Erklärung

Löwenzahn zählt zur Familie der Korbblütler und ist auch als Puste-, Butter- oder Kuhblume bekannt. Wenn man Löwenzahn selbst sammeln möchte, ist die Ernte im März vor der Blüte die richtige Zeit.

Möglichkeiten und Durchführung

1 bis 4 Teelöffel Löwenzahnwurzeln mit Blättern werden mit ¼ Liter Wasser angesetzt und zum Sieden gebracht. Den Tee 1 Minute kochen, danach 10 Minuten ziehen lassen. Man trinkt davon 2-mal täglich 1 Tasse.

Weiterhin kann man Löwenzahnsaft in der Apotheke, der Drogerie oder im Reformhaus bekommen. Hiervon werden 2 bis 3 Esslöffel täglich mit Saft oder Wasser eingenommen. Ein Salat aus Löwenzahnblättern stellt eine Alternative dar.

Anwendungsbereich

Für Blutreinigungskuren wird für 4 bis 6 Wochen der oben beschriebene Tee getrunken. Löwenzahn wirkt reinigend auf Niere (harntreibend), Galle (galletreibend), Leber und Darm. Er beseitigt Verdauungsbeschwerden wie Völlegefühl und Blähungen. Als mildes Bittermittel wirkt er appetitanregend. Weiterhin werden dem Löwenzahn blutbildende, vitalisierende und stoffwechselanregende Eigenschaften zugeschrieben. Hieraus leiten sich Linderungen für die Anwendungen gegen Koliken, Gicht, Lebererkrankungen, Nieren- und Blasenentzündungen, Rheuma, Wassersucht, Blutarmut, Hautkrankheiten, Nierengrieß, Milzentzündung, Brustkrebs und Gebärmutterkrebs ab.

Gegenanzeigen und Risiken

Der weiße Milchsaft von frischem Löwenzahn kann zu allergischen Reaktionen führen. Bei Entzündungen und Verschluss der Gallenwege darf Löwenzahn nicht genutzt werden. Zu viel Löwenzahn soll bei Kindern Vergiftungserscheinungen auslösen.

Bewertung

Inhaltsstoffe des Löwenzahns haben in Laboruntersuchungen Aktivität gegen Tumorzellen gezeigt. Löwenzahn kann keine konventionelle Therapie ersetzen. Gegen gelegentlichen Löwenzahlsalat etc. ist sicherlich nichts einzuwenden, jedoch ist Löwenzahn zu unerforscht, um eine zuverlässige Wirkung annehmen zu können.

Maitake
Kategorie: Pilze

Erklärung

Maitake ist japanisch und bedeutet »tanzender Pilz«. Der Pilz ist durch seine lebhafte Form gut getarnt und passt sich hervorragend an die Umgebung an. Er ist im Herbst zu Füßen von Eichen, Kastanien und Buchen zu finden. Bei uns ist er unter dem Namen Laubporling, Tanzpilz, Klapperschwamm oder Henne der Wälder bekannt. *Grifola frondosa* lautet sein lateinischer Name. Seine Inhaltsstoffe sind Ergosterin (Vorstufe von Vitamin D), 30 % Polysaccharide (Beta-1,6-Glucan), Proteine, Vitamine, Spurenelemente, Bioflavonoide und essenzielle Fettsäuren. Die wichtigsten Wirkstoffe sind die Polysaccharide (Grifolan, Grifolin, 12 % Lektine), die das Tumorwachstum hemmen und das Immunsystem stabilisieren. Sie steigern die zelluläre Abwehr durch Aktivierung der Makrophagen. Ihre Aufnahme in den Körper kann durch die gleichzeitige Einnahme von Vitamin C verbessert werden. Da der Pilz die Einlagerung von Fett in den Körper verhindert, wird er auch bei Diäten empfohlen. Er wirkt gleichzeitig auch Blutzucker senkend. Die aktive Maitake-D-Fraktion zeigt im Reagenzglas eine Aufrechterhaltung der Konzentration an T-Helferzellen, so dass Maitake als Mittel zur Verzögerung des Ausbruchs einer HIV-Infektion eingesetzt wird. Maitake gehört zu den genießbaren Polyporen und findet als Speisepilz in der italienischen Küche in Pastasaucen seinen Platz.

Möglichkeiten und Durchführung

Es gibt getrocknetes, gemahlenes Pilzpulver oder Kapseln mit Maitake-Extrakt zu kaufen. Der Maitake-Extrakt enthält 20-fach konzentriertes Pilzpulver, da mit heißem Wasser die wichtigen Polysaccharide aus dem Pilz gelöst, getrocknet und verkapselt werden.

Für Maitake als Nahrungsergänzungsmittel lautet die angegebene Empfehlung 2 g Maitake-Extrakt pro Tag.

60 Tabletten à 500 mg Maitake-Extrakt kosten 15 Euro.

Anwendungsbereiche, die in den Medien genannt werden

Maitake soll bei fortgeschrittenen Stadien von Brust-, Lungen-, Leber- und Prostatakrebs, seine antivirale Wirkung gegen das HI-Virus helfen. Weiterhin dient Maitake als unterstützendes Mittel bei Diabetes, Rheuma, Osteoporose, Bluthochdruck, Hypercholesterinämie und als Schutz der Leber bei Hepatitis. Zurzeit wird der Pilz vermehrt für die Indikation von Brust-, Lungen- und Leberkrebs angepriesen, in Japan wird er auch für Gebärmutter-, Prostata- und Eierstockkrebs ergänzend eingesetzt.

Gegenanzeigen und Risiken

Keine bekannt.

Bewertung

Die derzeit vorliegenden Studien erlauben keine ausreichenden Rückschlüsse auf die Wirksamkeit von Maitake bei Patienten. Laboruntersuchungen und Untersuchungen an Tieren zeigen eine mäßige Wirksamkeit, so dass Maitake sicher keine Alternative zur konventionellen Medizin ist.

Man-Koso 3000
Kategorie: Nahrungsergänzungsmittel

Erklärung

Vegetarisches, fermentiertes Frucht- und Gemüsekonzentrat, das aus mehr als 30 Pflanzen (Gemüse, Rohrzucker, Kaki, Ananas, Bananen, Hirse, Sesam, Fruktose, Glucose, Walnüsse, Mais usw.) mit Hilfe von Hefepilzen und Milchsäurebakterien bei niedrigen Temperaturen mindestens über 3 Jahre hergestellt wird. Das Herkunftsland von Man-Koso 3000 ist Japan.

Anwendungsbereiche, die in den Medien genannt werden

Man-Koso 3000 soll das Immunsystem aufbauen und regulieren, den Stoffwechsel normalisieren und das Wohlbefinden steigern. Es wird unter der Hand für alle Krebsarten angepriesen, obwohl es offiziell nur als Nahrungsergänzungsmittel gehandelt wird.

Gegenanzeigen und Risiken

Keine bekannt.

Bewertung

Bislang gibt es keine Untersuchungen über die Wirkung. Vermutlich zersetzen die Hefen und die Milchsäurebakterien die eingesetzten Ausgangsstoffe, und es entstehen möglicherweise interessante Stoffwechselprodukte. Dennoch bleibt es ungeklärt, ob sich das Mittel für den Einsatz bei Krebs eignet. Von dem Produkt gehen vermutlich keine Gefahren für den Endverbraucher aus.

Modifizierte Zitruspektine (MCP)
Kategorie: Nahrungsergänzungsmittel

Erklärung

Modifizierte Zitruspektine werden durch ein spezielles Verfahren aus hochmolekularen Polysacchariden aus Zitrusfruchtschalen hergestellt. Pektin wird in der Lebensmittelindustrie als natürliches Verdickungsmittel eingesetzt. Dieses fraktionierte Pektin wird vom menschlichen Verdauungstrakt aufgenommen, und die Galacosidreste von Pektin heften sich an den bestehenden Tumor. Galektin-3 ist ein Oberflächenprotein, das für manche Tumorarten einen schützenden Effekt hat, so dass der Tumor nicht stirbt und sich weiter ausbreiten kann. Es scheint, dass die Pektine das Galektin-3 an seiner Bindung hindern. Nachdem an der Tumoroberfläche Rezeptoren blockiert sind, ist dieser nicht mehr in der Lage, Tochtergeschwüre zu bilden.

Möglichkeiten und Durchführung

MCP gibt es als Puder, als Tabletten oder als Kapseln. 3-mal täglich 5 g sollen in Wasser gegeben und getrunken werden.
283 g kosten ca. 120 Euro.
90 Kapseln à 800 mg modifiziertes Zitruspektin kosten ungefähr 70 Euro. Davon werden laut Hersteller 1 bis 6 Stück täglich empfohlen. Diese Dosierung scheint allerdings zu gering zu sein.

Anwendungsbereiche, die in den Medien genannt werden

Bei Patienten mit fortgeschrittenen soliden Tumoren (beispielsweise Prostatakrebs, Enddarmkrebs, Melanom und Brustkrebs), für die keine anderen sinnvollen Therapieoptionen bestehen. Nahrungsergänzungsmittel haben für derartige Leiden keine Zulassung.

Gegenanzeigen und Risiken
Es wird berichtet, dass Patienten, die das Pulver versehentlich inhaliert hatten, unter Magenbeschwerden und der Auslösung von Asthma litten. Ferner kann es zu Unregelmäßigkeiten im Stuhlgang (Durchfall) kommen.

Bewertung
MCP scheint sich nicht auf den eigentlichen Tumor auszuwirken, aber es verhindert möglicherweise die Bildung von Metastasen. Allerdings ist nicht jeder Tumor für Galektin-3 empfindlich. Es liegen nur wenige Tests zur Begleittherapie bei einer Chemotherapie vor. In MCP steckt möglicherweise erhebliches Potenzial. Dieses muss aber noch in Studien näher definiert werden.

Melatonin
Kategorie: Nahrungsergänzungsmittel

Erklärung
Der chemische Name von Melatonin ist N-Acetyl-5-methoxytryptamin. Es ist ein wasserlösliches Hormon aus der Zirbeldrüse, dem Darm und der Netzhaut des Auges. Die Melatoninproduktion wird durch den Einfall des Lichts auf die Netzhaut des Auges gesteuert; sie erfolgt vorwiegend in Abwesenheit von Licht, so dass Melatonin die Schlafbereitschaft fördert. Die Melatoninproduktion nimmt mit zunehmendem Alter ab. Ist kaum ein Unterschied der Melatoninmenge bei Tag und bei Nacht im Blut zu messen, soll dies die Krebsentstehung begünstigen und auch zu Schafstörungen führen. Melatonin hat antioxidative, antimutagene und immunmodulierende Eigenschaften.
In Deutschland wird Melatonin nicht gehandelt, während es in den USA freiverkäuflich als Nahrungsergänzungsmittel zu

haben ist. Beim Erwerb ist darauf zu achten, dass es sich nicht um natürliches, von Tieren gewonnenes Melatonin handelt. Durch solche Mittel können Krankheiten übertragen werden. Besser ist das synthetische oder das pflanzliche (z. B. aus Reis) Melatonin.

Möglichkeiten und Durchführung
Zur Schlafförderung werden 1,5 bis 5 mg eine Stunde vor dem Schlafengehen eingenommen. Zur Krebsbekämpfung werden Mengen von 10 bis 40 mg benötigt. Im Handel befinden sich Kapseln, Tabletten und Präparate in flüssiger Form.
60 Kapseln à 5 mg kosten ca. 10 bis 30 Euro.

Anwendungsbereiche, die in den Medien genannt werden
Melatonin wird als Anti-Aging-Mittel, bei Schlaflosigkeit, als Radikalfänger, zur Krebsbekämpfung, Krebsprophylaxe, Migräneprophylaxe, Immunabwehr, als Haarwuchsmittel und zur Vermeidung diverser Ablagerungserkrankungen eingesetzt. Es hat Einfluss auf die Stimmungslage. Melatonin ist kein Arzneimittel und hat für diese Einsatzgebiete keine Zulassung.

Gegenanzeigen und Risiken
Eine Verstärkung einer psychischen Krankheit ist möglich. Weiterhin treten Kopfschmerzen und Schläfrigkeit auf. Patienten mit Autoimmunerkrankungen und Depressionen sollen Melatonin nicht anwenden, auch Schwangere und Stillende sollten Melatonin nicht einnehmen.

Bewertung
Einige Ergebnisse lassen den Schluss zu, dass sich Melatonin evtl. in Kombination mit anderen Medikamenten krebshemmend auswirkt. In der konventionellen Krebstherapie kann Melatonin zur Reduktion von Nebenwirkungen bei der Che-

motherapie eingesetzt werden. Insbesondere ein Abfall der Blutplättchen soll sich vermeiden lassen. Leider stecken diese Einsatzgebiete für Melatonin noch in den Kinderschuhen und Forschung in diese Richtung tut not, denn gerade der Mangel an Blutplättchen lässt sich nur schwer behandeln.

● Milchkefir
Kategorie: Nahrungsmittel

Erklärung

Der echte Milchkefir hat nicht viel mit dem bei uns im Handel erhältlichen milden Kefir gemeinsam, da die Herstellung grundverschieden ist. Milchkefir ist ein dickflüssiges, kohlensäurehaltiges Milchgetränk, das etwas Alkohol enthält und ursprünglich aus dem Kaukasus stammt. Zur Herstellung von Milchkefir versetzt man abgekochte, kalte Milch mit einer gummiartigen Kefirknolle, die etwa walnussgroß ist. Diese Knolle stellt eine Symbiose aus Milchsäurebakterien (Lactobacillus acidophilus u. a.), Hefepilzen (Saccharomyces kefir) und wenigen Essigsäurebakterien dar. Man lässt den Ansatz 1 bis 2 Tage bei 10 bis 25 °C stehen und erhält so den fertigen Kefir. Dabei unterliegt die Milch einem Gärprozess, bei dem sowohl Alkohol (0,2 bis 2 %) als auch Milchsäure entsteht. Das cremige, leicht säuerliche Getränk wird durch ein Sieb gegossen, um die Kefirknolle aufzufangen, die man wieder verwenden kann.

Möglichkeiten und Durchführung

Eine Kaukasische Kefirknolle (Durchmesser ca. 1,5 cm) ist für ½ Liter täglicher Trinkmenge geeignet und kostet ca. 20 Euro. Die tägliche Trinkmenge ist individuell verschieden. Man nimmt täglich die Mengen an Milchkefir, die auch für Joghurt, Dickmilch oder Molke üblich sind.

Anwendungsbereiche, die in den Medien genannt werden
Milchkefir soll zur Prophylaxe gegen Krebs und bei Verdauungsstörungen geeignet sein.

Gegenanzeigen und Risiken
Magen- und Darmstörungen wären möglich.

Bewertung
Kefir wirkt sicher kaum direkt gegen Krebs. Ein gesunder Darm kann sich aber positiv auf das körperliche Wohlbefinden auswirken. Da Milchkefir milchsäurebildende Bakterien enthält, ist eine Schutzwirkung auf den Darm möglich, z. B. bei einer Chemotherapie. So litten nach einer Studie an 190 Patienten mit diversen Arten von Krebs unter Bestrahlungstherapie diejenigen seltener an Durchfällen, die Nahrungsmittel mit milchsäurebildenden Bakterien konsumierten. Auch als Begleitung bei einer Chemotherapie ist gegen den Einsatz von Milchkefir nichts einzuwenden.

Milchsäuretherapie nach Kuhl
Kategorie: Nahrungsergänzungsmittel

Erklärung
Die Theorie geht davon aus, dass Enzyme und Hormone nur wirken oder gebildet werden, wenn im Blut der richtige pH-Wert herrscht. Ist das Blut zu alkalisch, soll dies hemmende Eigenschaften auf den gesamten Stoffwechsel haben. Aminosäuren wie Glutathion sollen im alkalischen Milieu vermindert gebildet werden, so dass in der Folge diese Radikalfänger dem Körper vermindert zur Verfügung stehen.
Rechtsdrehende Milchsäure (RMS) entfaltet ihre Wirkung, indem sich L(+)-Milchsäure (hier das H^+-Ion) mit dem Bicarbo-

nat (HCO_3^-) des Blutes verbindet. Die entstehende Kohlensäure (H_2CO_3) zerfällt in Kohlendioxid und Wasser. Das Kohlendioxid wird daraufhin über die Lunge abgeatmet, und der pH-Wert des Blutes sinkt. Als Rest aus der oben beschriebenen Reaktion bleibt Laktat übrig, das einerseits die Oxidation zu steigern vermag, andererseits auch als Energielieferant für die Zellen zur Verfügung stellt. Gerade Erythrozyten, die für die Sauerstoffversorgung sämtlicher Körperzellen notwendig sind, sind anfällig gegen Veränderungen des pH-Werts. Sie versuchen, alkalische pH-Werte mit körpereigener Milchsäureproduktion zu kompensieren. Diese Eigenproduktion stellt Stress für die Zellen dar und geht mit verminderter Arbeitsleistung einher. Durch Zugabe von Milchsäure versucht man, diesen Kreislauf zu unterbrechen.

Ein anderer Erklärungsansatz geht davon aus, dass zwischen rechtsdrehender und linksdrehender Milchsäure ein Unterschied besteht. Die linksdrehende Milchsäure wird von Krebszellen hergestellt, weil diese eine gestörte Glucoseverwertung haben und Glucose nur bis zur Milchsäure abbauen. Linksdrehende Milchsäure ist nicht biologisch aktiv und wird schnell über den Urin ausgeschieden. Führt man dem Körper rechtsdrehende Milchsäure zu, dient diese als Zellaktivator und reichert sich im Blut und in der Leber an. Nebennieren und Schilddrüse werden angeregt, und die Zellatmung wird um mehr als das Doppelte gesteigert.

Möglichkeiten und Durchführung
1. 1- bis 3-mal täglich werden 20 Tropfen (21 % Milchsäure) in Wasser, Tee oder Fruchtsaft eingenommen, mit der dazu passenden ovo-lacto-vegetabilen Ernährung.
2. Es werden 3- bis 4-mal täglich 25 bis 30 Tropfen (10 % Milchsäure) eingenommen.

Milchsäuretherapie

Anwendungsbereiche, die in den Medien genannt werden

Darmsanierung (z. B. nach Antibiotikagabe und Chemotherapie), Verstopfung, Blähungen, Durchfall, bei Fäulnisprozessen im Darm, zur Bekämpfung des Tumorwachstums mit säuernder Ernährung. Nahrungsergänzungsmittel sind dafür nicht zugelassen.

Gegenanzeigen und Risiken

D(–)-Milchsäure ist nicht gegen L(+)-Milchsäure austauschbar. Welche Art Milchsäure von Bakterien gebildet wird, hängt von den Bakterienkulturen ab. Streptococcus und Bifidobakterien bilden fast ausschließlich die erwünschte rechtsdrehende L(+)-Milchsäure. *Lactobacillus acidophilus* bildet zu gleichen Teilen beide Milchsäuren und *Lactobacillus bulgaricus* nur linksdrehende D(–)-Milchsäure. Buttermilch enthält meist L(+)-Milchsäure, während in Joghurt und Kefir meist beide Sorten Milchsäuren vorkommen.

Bewertung

Wissenschaftliche Hinweise legen nahe, dass ein saurer pH-Wert die Entstehung von Krebs begünstigt. Die heutige Nahrung enthält viel Wurst, Fleisch und Käse, die den pH-Wert absenken und den Körper übersäuern. Für das Allgemeinbefinden scheint rechtsdrehende Milchsäure wichtig und richtig zu sein, ein direkter Bezug zu Krebs liegt jedoch nicht vor. Bei einer Tumorerkrankung könnte sich die Übersäuerung durch Milchsäure ungünstig auswirken, da u. a. die Unterernährung bei Tumorkranken (Tumorkachexie) mit einer Übersäuerung zu tun haben soll. Insofern ist Milchsäure – besonders in einer Daueranwendung – kritisch zu sehen.

Mistel
Kategorie: Immuntherapeutika – apothekenpflichtige Arzneimittel

Anthroposophische Präparate sind abnobaVISCUM®, HELIXOR®, Iscador®, und phytotherapeutische Präparate sind Cefalektin®, Eurixor® und Lektinol.

Erklärung

Man unterscheidet eine anthroposophische und eine pharmakologische Misteltherapie. Die anthroposophische Misteltherapie hat keine rationale Grundlage. Sie basiert auf verschiedensten gedanklichen Assoziationen zwischen der Form und dem Wachstum der Mistelpflanze und Phänomenen des Tumorwachstums. Eine wissenschaftliche Überprüfung der anthroposophischen Misteltherapie ist bisher nicht erfolgt und wird auch von Seiten der Befürworter nicht gewünscht.

Bei der pharmakologisch orientierten Misteltherapie werden die Inhaltsstoffe der Mistel berücksichtigt. Die Mistel enthält u. a. Eiweißstoffe, die als Mistellektine (ML) bezeichnet werden. Diese wirken »modulatorisch« auf das Immunsystem, so dass vermehrt Granulozyten, Makrophagen und natürliche Killerzellen gebildet werden. Die Aktivität dieser Zellen wird gesteigert, um vermehrt gegen Tumorzellen vorzugehen. Man zählt die Misteltherapie zu den unspezifischen Reiztherapien. Zur erwähnten Immunmodulation kommt eine Freisetzung von β-Endorphinen hinzu, die zu einer positiven Grundstimmung des Patienten führt und damit zur Stimmungsaufhellung beiträgt. Beide Reaktionen sind abhängig von der Menge an ML-1. Wird allerdings zu viel an ML-1 verabreicht, kann die Reaktion ins Gegenteil umschlagen und eine Hemmung des Immunsystems bewirken. Deshalb ist es wichtig, ein standardisiertes Lektinprodukt zu wählen. Die auf dem Markt verfügbaren Mistelpräparate sind allesamt Extrakte aus der kompletten Mistel, wobei manche Hersteller ihr Produkt auf einen Inhaltsstoff einstellen und diesen gehaltsmäßig näher bestimmen.

Möglichkeiten und Durchführung

Nach Möglichkeit soll die Misteltherapie schon vor der Chemo- oder Strahlentherapie begonnen werden, um Einbrüche des Immunsystems bereits zu Anfang abzufangen. Die Einnahme von Mistelpräparaten wird an das Gewicht des Patienten angepasst, die Medikamente sollten weder über- noch unterdosiert werden. Gespritzt werden die Mistelpräparate meist subkutan unter die Bauchdecke oder zum Teil in die Haut mit ansteigender Dosierung, bis man die Erhaltungsdosis erreicht hat. Ein Therapiezyklus dauert 3 Monate, im Anschluss wird eine Pause von 1 bis 8 Wochen eingelegt. Es wird empfohlen, eine Misteltherapie bis ca. 5 Jahre nach einer Krebsbehandlung weiter fortzuführen. Liegen die Termine der Chemo- oder Strahlentherapie sehr dicht beieinander, wird die Misteltherapie erst zur Nachsorge begonnen. Gespritzt wird an Tagen, an denen keine Chemo- oder Strahlentherapie stattfindet. Der Patient kann das Spritzen von Mistelprodukten selbst erlernen. Nach der Mistelspritze sollte der Patient 30 Minuten ruhen. Man kann zur Misteltherapie Zink- und Selenpräparate nehmen. In den Spritzpausen der Misteltherapie wird zum Teil empfohlen, die Therapie mit Thymuspräparaten zu ergänzen.

Die anthroposophischen Präparate wie HELIXOR® und Iscador® werden in der Anfangsphase beginnend mit der Serie 0 3-mal pro Woche 1 ml subcutan gespritzt. Bei guter Verträglichkeit wird die Dosierung gesteigert, und der Patient erhält die Serie 1 und anschließend die Serie 2. Dass man bei der richtigen Dosierung angelangt ist, erkennt man an folgenden Symptomen: Der Schmerz wird reduziert, das Wohlbefinden bessert sich, und die Körpertemperatur steigt kurz nach der Injektion an. Auch das Auftreten einer lokalen Entzündungsreaktion um die Einstichstelle deutet darauf hin. Nach einer 3-monatigen Behandlung wird eine Woche Pause eingelegt, wobei die Pausen pro Behandlungsjahr verlängert werden.

Dosierung für phytotherapeutische Mistelpräparate wie Cefalektin®, Eurixor® und Lektinol®: Cefalektin® wird mit langsamer Steigerung der Dosierung bis zu einmal täglich unter die Bauchdecke gespritzt, während die Präparate Eurixor® und Lektinol® als Erhaltungstherapie zweimal wöchentlich in die Haut oder unter die Haut gespritzt werden.

Anwendungsbereiche in Teilauszügen

Gutartige und bösartige Geschwulstkrankheiten, zur Steigerung der Knochenmarkstätigkeit, Vorbeugung von Krebsrückfällen und Bekämpfung von Krebsvorstufen. Nähere Informationen ergeben sich aus den entsprechenden Beipackzetteln.

Gegenanzeigen und Risiken

Mistelpräparate sollen nicht bei allergischen Reaktionen auf Mistel, Leukämie, Lymphomen, primären Hirn- und Rückenmarktumoren, Hirnmetastasen, chronisch fortschreitenden Infekten, akut entzündlichen bzw. hoch fieberhaften Erkrankungen, Tuberkulose, Schilddrüsenüberfunktion, in der Schwangerschaft und Stillzeit sowie bei Kindern unter 12 Jahren angewendet werden. Nebenwirkungen wie Rötung und Verhärtung sind lokale Reaktionen an der Einstichstelle, die bei ca. 20 % der Patienten vorkommen. Weiterhin können Mistelprärarate zu Kreislaufschwäche, Fieber und grippeartigen Symptomen führen. Treten am Injektionstag Mattigkeit, Frösteln, allgemeines Krankheitsgefühl, Kopfschmerzen und Schwindel auf, deutetet dies auf eine vielleicht zu hohe Dosis hin. Sollten diese Symptome am nächsten Tag nicht wieder abgeklungen sein, muss beim nächsten Spritzen eine niedrigere Dosierung gewählt werden.

Bewertung

Die anthroposophische Misteltherapie ist nicht zu beurteilen. Sie hat vom Ansatz her mehr mit Religion als mit Medizin zu tun. Aus wissenschaftlicher Sicht ist sie abzulehnen, auch wenn sie von Seiten der Krankenkasse erstattungsfähig ist.

Die Misteltherapie ist keine Alternative zur konventionellen Therapie. Sie kann möglicherweise unterstützend wirken und die Lebensqualität während einer Chemotherapie verbessern. Sie führt zur Verminderung von Übelkeit, Erbrechen und Schmerzen, so dass weniger Schmerzmittel während einer Chemo- oder Radiotherapie benötigt werden. Allerdings sind weitere Studien notwendig, um die Sicherheit dieser Behandlung nachzuweisen. Leider ist die Misteltherapie eine sehr kontrovers diskutierte Methode. Um ihre Überzeugungen besser vertreten zu können, haben einige Autoren nicht davor zurückgeschreckt, ihre Forschungsergebnisse zu manipulieren. Da einige Untersuchungen Bedenken im Hinblick auf die Sicherheit der Misteltherapie ergaben, sollte diese nur bei entsprechenden Beschwerden und zeitlich begrenzt eingesetzt werden.

● Mutaflor® (Ardeypharm)

Kategorie: Darmtherapeutika – apothekenpflichtige Arzneimittel

Erklärung

Eine magensaftresistente Hartkapsel enthält Bakterien von *Escherichia coli* Stamm Nissle 1917 entsprechend 2,5 bis 25 x 10^9 vermehrungsfähigen Zellen (KBE) 8,74–43,68 mg. Sonstige Bestandteile: Maltodextrin, Talkum, Poly(methacryl-säure-co-methylacrylat), Macrogol (4000), Dibutylphthalat, Glycerin, Titandioxid (E 172), Eisen(lll)-hydroxid-oxid (E 171), Gelatine, gelbes Wachs, Carnaubawachs, Schellack, gereinigtes Wasser.

Mutaflor®

Mutaflor® ist ein Mittel zur Behandlung von Darmerkrankungen, das gut verträglich ist und Bakterien im Darm freisetzt. Es soll die körpereigenen Abwehrkräfte und damit das Immunsystem fördern. Darüber hinaus gibt Mutaflor® Substanzen in den Darm ab, die als Energielieferanten für die Schleimhaut des Dickdarms dienen und deren Durchblutung fördern. Die Bakterien von Mutaflor® sind normale Darmbesiedler.

Möglichkeiten und Durchführung

Mutaflor® gibt es als Kapseln.
Standarddosis: Erwachsene und Jugendliche nehmen vom 1. bis 4. Tag 1 Kapsel Mutaflor® pro Tag, danach 2 Kapseln pro Tag zu einer Mahlzeit ein.

Anwendungsbereich (Zulassung laut Hersteller)

Bei Colitis ulcerosa (Entzündung des Dickdarms) in der schubfreien Zeit und bei chronischer Obstipation (Verstopfung).

Gegenanzeigen und Risiken

Bei Überempfindlichkeit gegenüber Escherichia coli Stamm Nissle 1917 oder einem der sonstigen Bestandteile von Mutaflor® darf das Mittel nicht eingenommen werden. Antibiotika schränken die Wirkung von Mutaflor® ein. Es kann zu Blähungen, Durchfall, Übelkeit, Hautausschlag, Kopfschmerzen oder Bauchschmerzen kommen.

Bewertung

Darmerkrankungen treten häufig in Verbindung mit Chemotherapeutika oder Strahlentherapie auf. In diesen Fällen kann das Mittel zur Darmsanierung eingesetzt werden. Direkte Einflüsse auf das Krebsgeschehen sind nicht bewiesen und auch nicht wahrscheinlich.

Nonifrüchte

Kategorie: Nahrungsergänzungsmittel

Erklärung

Es handelt sich um die Früchte des indischen Maulbeerbaums *(Morinda citrifolia)*. Maulbeerbäume findet man vorzugsweise in Thailand, Indonesien, Nordaustralien und auf pazifischen Inseln (Tahiti, Fidschi, Samoa). Verwendet werden Wurzeln (erbgutschädigende Inhaltsstoffe), Blätter und Früchte. In der thailändischen Küche verfeinert die Nonifrucht Salate und Fischgerichte. Aus den blassgrünen Früchten wird Saft gewonnen, der den Geschmack und Geruch von altem Käse hat. Deshalb werden dem Fertigprodukt andere Obstsäfte beigemischt. Der wichtigste Wirkstoff aus dem Nonisaft ist das Proxeronin, das im Darm mithilfe der Enzyme Proxeronase und Proxeroninase zu Xeronin umgesetzt wird. Xeronin und das Enzym Bromelain aus der Ananas sind sehr ähnlich. Daher kann man für Noni die gleichen Anwendungsgebiete ableiten wie für Bromelain. Man geht davon aus, dass in Noni 40- bis 800-mal so viel Xeronin vorkommt wie in der Ananas. Aus Überlieferungen alter Kulturen weiß man, dass Noni als Heilpflanze bei diversen Krankheiten wie Krebs, Diabetes, Arthritis sowie bei Hautproblemen, Knochen- und Gelenkschmerzen und Atemproblemen eingesetzt wurde.

Möglichkeiten und Durchführung

Es gibt Nonifruchtpulverkapseln und Nonisaft zu kaufen. Dosierungsempfehlung: 25 ml Nonisaft auf nüchternen Magen (30 Minuten warten) pro Tag gelten als richtige Menge.

Anwendungsbereich

Zur Wundheilung bei Hautentzündungen, Mundgeschwüren, zur Blutzuckersenkung und zur Unterstützung bei Krebs. Noni gilt eher als Nahrungsmittel und darf nicht mit einem Arzneimittel verwechselt werden.

Gegenanzeigen und Risiken

Der hohe Kaliumgehalt der Noniprodukte kann bei Patienten mit eingeschränkter Nierenfiltration zur Anreicherung und damit zur Hyperkaliämie führen.

Bewertung

Vor der Verwendung der Wurzel als Schmerzmittel wird dringend abgeraten. Nonisaft scheint wundheilende und entzündungshemmende Wirkung zu haben. Demzufolge kann er zur Unterstützung bei Entzündungen verwendet werden. Er galt bisher als sicheres Nahrungsmittel, auch wenn immer wieder Meldungen über eventuelle Lebertoxizitäten auftauchen. Bisher konnte kein Einfluss auf ein Krebsgeschehen nachgewiesen werden. Entsprechend sind Noniprodukte nur bedingt empfehlenswert.

● Öl-Eiweiß-Kost nach Budwig

Kategorie: Diäten

Erklärung

Eine Störung des Natrium-Kalium-Gleichgewichts im Körper soll die Voraussetzung einer Krebserkrankung sein. Natrium, Chlorid und Wasser sollen aus dem Körper herausgeschwemmt werden.

Basis der Therapie sind Obst und Gemüse, die ohne Kunstdünger angebaut wurden, sowie deren Säfte und Hafermehl. Das wesentliche medizinische Problem der Diät ist die obligate Begleittherapie, die aus täglichen Kaffeeklistieren mit Rizinusöl besteht. Ferner erfolgt eine hochdosierte Zufuhr von Kalium, Leberextrakten, Schilddrüsenpräparaten, Jod, Vitamin B$_{12}$ usw. (s. o.).

Neben der Einhaltung einer strengen salzarmen vegetarischen Diät sollen täglich mindestens 20 Pfund Obst und Gemüse frisch gepresst als Saft getrunken werden. Hinzu kommen drei bis vier Kaffee-Einläufe pro Tag. Zur Stimulation verschiedener Organfunktionen, insbesondere um den Leber- und Schilddrüsenstoffwechsel anzuregen, werden unterschiedliche Supplemente (Pepsin, Kalium, Niacin, Pankreasenzyme, Schilddrüsenextrakte) empfohlen, teilweise zusätzlich noch die Behandlung mit Laetrile, H_2O_2, Sauerstoff und Haifischknorpel.

Das Gerson Institut empfiehlt zur Durchführung der Therapie verschiedene von ihnen lizensierte Kliniken. Die Behandlungsdauer kann einige Monate bis hin zu 10 Jahren und mehr betragen. Es wird außerdem ein »Heimtherapiepaket« angeboten.

Durchführung

Es handelt sich um eine salz- und zuckerfreie sowie vegetarische Diät mit viel frischem Obst und Gemüse, Getreide, Kalbslebersaft, Milchprodukten und Vitaminen. Zusätzlich werden Einläufe mit Kaffee durchgeführt. Verboten sind Konserven, Salz, Gewürze, Alkohol und Tabak.

Anwendungsbereiche, für die die Budwig-Diät geeignet sein soll

Alle Krebsarten.

Gegenanzeigen und Risiken

Nebenwirkungen oder Gegenzeichen wurden nicht beschrieben.

Bewertung

Die Methode sollte aufgrund ihrer Risiken nicht angewendet werden.

Orthomol flavon m
Kategorie: **Nahrungsergänzungsmittel**

Erklärung

In einer Kapsel Orthomol flavon m sind Isoflavone (Sojaextrakt) 25 mg, Vitamin E 16,5 mg, Vitamin C 100 mg, Vitamin B_{12} 4,5 µg, Folsäure 200 µg, Zink 5 mg, Selen 35 µg, essenzielle Fettsäuren wie konjugierte Linolsäure 50 mg, Omega-3-Fettsäuren 35 mg (davon Eicosapentaensäure [EPA] = 21 mg, Docosahexaensäure [DHA] = 14 mg), sekundäre Pflanzenstoffe wie Beta-Carotin 1 mg, Alpha-Carotin 0,4 mg, Lycopin 0,3 mg, Lutein 0,1 mg, sonstige Carotinoide 0,2 mg, Bioflavonoide (aus Zitrusfrüchten, Rotweintrauben und Holunderbeeren) 15 mg, Phytosterine (davon Beta-Sitosterin 15 mg) enthalten. Hinzu kommen noch einige Hilfsstoffe.

Möglichkeiten und Durchführung

Pro Tag werden 2-mal 1 Kapseln genommen.
Die Packung mit 30 Kapseln kostet 42 Euro.

Anwendungsbereich

Zur ergänzenden diätetischen Behandlung für Erwachsene mit Prostatakrebs.

Gegenanzeigen und Risiken

Keine bekannt.

Bewertung

Neuere Erkenntnisse deuten darf hin, dass Isoflavone aus Soja die Wirksamkeit einer Chemotherapie steigern können. Die alleinige Gabe von Isoflavonen als Prophylaxe könnte sogar zu einem Wachstum des Prostatakrebses führen. Damit scheint ein Einsatz zumindest grundsätzlich interessant.

Leider wurde das Präparat in seiner derzeitigen Zusammensetzung bisher nicht klinisch geprüft, so dass bis zur Klärung der Wirksamkeit das Mittel nur als bedingt empfehlenswert bewertet werden kann.

Orthomol Immun – Orthomol Immun pro
Kategorie: Nahrungsergänzungsmittel

Erklärung

Die Tagesportion Orthomol enthält Vitamin A 750 µg (2500 I.E.), Vitamin C 950 mg, Vitamin E 150 mg, Vitamin B_1 25 mg, Vitamin B_2 25 mg, Nicotinamid 60 mg, Vitamin B_6 25 mg, Vitamin B_{12} 6 µg, Vitamin K_1 60 µg, Vitamin D 35 µg (200 I.E.), Folsäure 800 µg, Pantothensäure 18 mg und Biotin 165 µg.

An Spurenelementen sind Selen 50 µg, Eisen 8 mg, Zink 10 mg, Mangan 2 mg, Kupfer 0,5 mg, Chrom 30 µg, Molybdän 60 µg und Jod 150 µg enthalten.

Als sekundäre Pflanzenstoffe kommen 5 mg Citrus-Bioflavonoide und 5 mg gemischte Carotinoide (enthalten Beta-Carotin, Lutein und Lycopin) vor.

In Orthomol Immun pro sind die oben genannten Inhaltsstoffe in etwas veränderten Mengen enthalten, mit zusätzlich 2 g Inulin sowie 6 probiotischen Kulturen *(Bifidobacterium lactis, Lactococcus lactis, Enterococcus faecium, Lactobacillus acidophilus, Lactobacillus casei, Lactobacillus salivarius).*

Weiterhin wurden für die Darreichungsform Hilfsstoffe verwendet.

Möglichkeiten und Durchführung

Die Portionen sind tageweise abgepackt. Es werden Kapseln, Granulat und Trinkfläschchen angeboten.

Die 30er Monatspackung kostet zwischen 52 und 70 Euro.

Anwendungsbereich

Orthomol Immun wird zur diätetischen Behandlung von nutritiv bedingten Immundefiziten angewendet, wie sie z.B. nach Chemo- und Strahlentherapie auftreten können.

Gegenanzeigen und Risiken

Keine bekannt.

Bewertung

Orthomol immun ist ein mit Spurenelementen angereichertes Vitaminpräparat in Verbindung mit Flavonoiden. Es beugt Mangelerscheinungen vor und substituiert Einzelbestandteile, wenn diese nicht in ausreichender Menge mit der Nahrung aufgenommen werden. Untersuchungen zu den Präparaten im Hinblick auf Tumorerkrankungen liegen nicht vor. Ob die Produkte auch während einer Therapie (Chemotherapie, Bestrahlung) sinnvoll sind, bleibt fraglich. Auf das eigentliche Krebsgeschehen nimmt Orthomol keinen oder nur bedingten Einfluss. Orthomol Immun pro mit den probiotischen Kulturen ist möglicherweise bei Chemo- und Strahlentherapie sinnvoll, um die Darmflora zu unterstützen. Doch auch für dieses Präparat gibt es keine Studien, so dass beide Mittel als bedingt empfehlenswert bewertet werden müssen.

● Osteopathie

Kategorie: Therapieverfahren – alternative Heilmethoden

Erklärung

Osteopathie (auch Hilfe zur Selbstheilung) ist eine staatlich anerkannte Heilmethode, dennoch müssen die Sitzungen meist privat bezahlt werden. In der Osteopathie wird der Körper in drei Bereiche aufgeteilt:

1. Bewegungsapparat (Muskeln, Sehnen und Knochen)
2. Organe und deren Umgebung
3. Schädel, Wirbelsäule und Becken.

Nach einer gründlichen Anamnese mit technischen Hilfsmitteln wird nach der Ursache des Leidens gesucht. Ein Osteopath ist Arzt und Heilpraktiker in einer Person. Er hat Kenntnisse über den Aufbau des Körpers, die Krankheitslehre, die Diagnostik und die Behandlung von Krankheiten. Durch diese Komplexität handelt es sich hier um ein ganzheitliches Therapiekonzept. Bei schweren Erkrankungen wird die Schulmedizin bevorzugt, und die Osteopathie kommt begleitend zum Einsatz.

Möglichkeiten und Durchführung

Der Osteopath tastet den Körper ab und versucht, Blockaden durch Druck, Zug oder Massage zu lösen. Hierbei werden Impulse gesetzt, so dass der Energiefluss angeregt und eine Selbstheilung eingeleitet wird.

Eine Behandlungsstunde kostet ca. 60 bis 120 Euro.

Anwendungsbereiche, bei denen die Osteopathie unterstützend eingreifen kann

Bei Kopfschmerzen, Darmstörungen, Schlafstörungen, Schmerzen an Sehnen, Knochen, Rückgrat und Gelenken, Schmerzen diverser Organe, Hörgeräuschen, Geburtstrauma, als unterstützende Therapie bei Krebs und Menstruationsstörungen.

Gegenanzeigen und Risiken

Bei starken chronischen Erkrankungen, Fieber, Schlaganfall, Herzinfarkt, offenen Wunden, Verbrennungen, Knochenbrüchen, Depressionen und Bewusstseinsstörungen kann die Osteopathie nur ergänzend tätig werden. Hier ist die Schulmedizin die erste und richtige Wahl. Die Behandlung kann in seltenen

Fällen zu Lähmungserscheinungen führen. Bei Knochenmetastasen darf diese Technik nicht angewendet werden.

Bewertung

Störungen, die im Verlauf des Krebsgeschehens auftreten, kann man mit diesen Mitteln zu lindern versuchen. Eine Heilung durch Osteopathie ist nicht zu erwarten, eventuell ist eine kurzfristige Besserung bei verschiedenen Tumor-assoziierten Beschwerden zu erwirken.

● Pollen – Apitherapie
Kategorie: Bienenprodukte

Erklärung

Reife Blüten besitzen Staubblätter, die zum Großteil aus Pollen bestehen. Diese Pollen werden von den Bienen gesammelt und als Futter für die Bienenlarven verwendet. Besonders wertvoll ist der Pollen von Obstblüten, Kastanien, Klee und Weiden. Inhaltsstoffe sind 7 bis 35 % Eiweiße (20 bis 25 Aminosäuren), Kohlenhydrate, Zucker, Fette, Vitamine (mit Vitamin P = Rutin, gegen Durchblutungsstörungen einsetzbar), Östrogene, Mineralstoffe und Spurenelemente. Da Pollen sehr stabil gegen äußere Einflusse sind, geben sie ihre wertvollen Inhaltsstoffe nur schwer preis. Deshalb sollte Pollen mit Honig gemischt werden, der dann 14 Tage reifen muss, damit die äußere Pollenschicht durch die Enzyme des Honigs aufgeschlossen werden kann. Honig mit Pollen kann als Desensibilisierungshilfe bei Pollenallergikern verwendet werden.

Möglichkeiten und Durchführung

Man kann Blütenpollen als Kapseln (meist 500 mg pro Kapsel) oder lose im Glas bekommen.

Bis zu 30 g Pollen werden pro Tag eingenommen.
1 kg lose Blütenpollen kostet ca. 20 Euro.

Anwendungsbereich

Blütenpollen werden als Stärkungsmittel, gegen vorzeitige Alterung, zur Abwehrsteigerung, bei Allergien, gegen Blutarmut, zur Appetitanregung und als Zusatzmittel in der Krebstherapie eingesetzt. Pollen können nur unterstützende Wirkung haben und sind keine Arzneimittel.

Gegenanzeigen und Risiken

Blütenpollen können bei Allergikern zu allergischen Reaktionen führen.

Bewertung

In Versuchen an Mäusen wurden Polysaccharide aus Pollen von Raps gewonnen und auf ihre Krebswirksamkeit getestet. Es zeigt sich, dass die Tumoren an Größe abnahmen, während die natürlichen Killerzellen des Körpers zunahmen, genauso wie das Gewicht von Thymus und Milz. Die Blutarmut verbesserte sich. Ob sich diese Befunde auf den Menschen übertragen lassen, bleibt fraglich. Mit Sicherheit kann die Gabe von Pollen eine konventionelle Therapie nicht ersetzen.

● Polyerga®

Kategorie: Immuntherapeutika – verschreibungspflichtige und apothekenpflichtige Arzneimittel

Erklärung

Die Milz ist das größte lymphatische Organ, sie ist für die Entwicklung und Spezialisierung der Lymphozyten verantwortlich. Die Steuerung der Milz erfolgt durch Peptide. Polyerga®

Polyerga®

ist ein Präparat, das ausschließlich hochgereinigte Oligopeptide aus Schweinemilz enthält. Oligopeptide sind kurze Eiweißketten, die aus wenigen Aminosäuren aufgebaut sind.
Polyerga® gibt es als Ampullen und Dragees.
1 Ampulle Polyerga® enthält 1 ml Oligopeptide aus Schweinemilz 30 µg. Weitere Bestandteile sind Phenol 0,05 % als Stabilisator, Natriumchlorid, Natriumhydroxid und Wasser für Injektionszwecke.
1 Dragee Polyerga® enthält 100 mg Oligo- und Polypeptide als Wirkstoff aus der Schweinemilz.

Möglichkeiten und Durchführung

Von den Ampullen werden 3-mal 1 ml pro Woche unter die Haut oder in den Muskel gespritzt.
Von den Dragees nimmt man täglich 3-mal 1 Dragee vor der Mahlzeit.
Eine Kombination aus Ampullen und Dragees ist zu empfehlen, um die Wirkung zu steigern.
Die Therapiekosten betragen ca. 4 Euro pro Tag für die Ampullen und 1 Euro pro Tag für die Dragees.

Anwendungsbereich

Ampullen: Polyerga® wird zur Unterstützung während und nach der Chemotherapie bei Krebs eingesetzt, um die Zahl der Lymphozyten konstant zu halten.
Dragees: Sie werden traditionell angewendet, um das Allgemeinbefinden zu verbessern.

Gegenanzeigen und Risiken

Es kann zu Schwäche, Übelkeit, Sodbrennen, Irritationen an der Einstichstelle, Hautveränderungen, Kopfschmerzen durch Polyerga® kommen. Enzympräparate sollten in zeitlichem Abstand zu Polyerga® eingenommen werden.

Bewertung

Die meisten klinischen Untersuchungen mit Polyerga® sind älteren Datums. In Studien konnte festgestellt werden, dass sich die Blutparameter unter einer Chemotherapie bei Patienten mit Polyerga® schneller verbessert haben als bei der Vergleichsgruppe. Inwiefern Polyerga® anderen unterstützenden Mitteln überlegen ist, bleibt fraglich. In jedem Fall kann Polyerga® eine konventionelle Behandlung nicht ersetzen. Die Entscheidung über die Anwendung der Ampullen bleibt dem Arzt vorbehalten.

Polyporus umbellatus
Kategorie: Pilze

Erklärung

Polyporus umbellatus ist auch unter den Namen Eichhase und chinesisch Zhu Ling bekannt. Der Pilz besitzt die Fähigkeit, die Hautstruktur zu verbessern und das Muskelgewebe aufzulockern. Dabei liegt seine Hauptwirkung in der Entwässerung des Körpers. Deshalb findet der Pilz bei Ödemen und Gelbsucht seine Anwendung, indem er den Abfluss der Lymphe unterstützt und die Urinmenge erhöht. Bei allen Tumorerkrankungen, die mit Einbeziehung der Lymphe einhergehen, wie zum Beispiel Brustkrebs, hilft der Pilz in der Nachsorge. Tumorwachstum bei Lungen- und Leberkrebs kann durch Polyporus gehemmt werden.

Möglichkeiten und Durchführung

Es gibt Kapseln, Tropfen, Tabletten oder Pilzpulver zu kaufen.

Anwendungsbereiche, die in den Medien genannt werden

Zur Unterstützung bei Leukämie, Prostatakrebs, Lungenkrebs, Leberkrebs, Brustkrebs, Sarkom. Polyporus wird zudem verwendet, um die Nebenwirkungen einer Chemotherapie zu bessern.

Gegenanzeigen und Risiken

Keine bekannt.

Bewertung

Das auswertbare Datenmaterial ist sehr dünn, dennoch scheint der Pilz bei der Heilung von Leukämien und Lungenkrebs hilfreich zu sein. Einige Texte sprechen von der Verwendung als Zusatzmittel zu einer Chemotherapie. Aufgrund seiner Anwendung als chinesisches Heilmittel über 2000 Jahre hinweg kann der Pilz als unproblematisch angesehen werden. Dennoch sollte eine herkömmliche Krebstherapie nicht unterlassen werden.

● Prostasol®

Kategorie: Nahrungsergänzungsmittel

Erklärung

Prostasol® besteht aus vier Sterolen (Beta-Sitosterol mit 82,5 mg, Camposterol ca. 26 mg, Stimgasterol ca. 26 mg, Brassicasterol ca. 26 mg pro Kapsel), Quercetin, Pygeum (37,5 mg Extrakt pro Kapsel), Sägepalmeextrakt (37, mg), Ginseng (26,6 mg), Ingwer, Brennnessel, Helmkraut und Reishipilzen (19,4 mg Extrakt). Das Präparat wird in Holland als US-Lizenz-Produkt hergestellt und als Nahrungsergänzungsmittel frei verkauft.

Pflanzliche Fettstoffe wie Beta-Sitosterol reduzieren den Testosteronspiegel und wirken hemmend auf das Wachstum von Prostatakrebs-, Brustkrebs- und Dickdarmkrebszellen. Quercetin hat nachweislich laut Studien antiöstrogene Aktivität, so dass Quercetin das Wachstum von Prostatakrebszellen hemmen kann. Pygeum führt zur Herabsetzung der Enzymaktivität der

5-Alpha-Reduktase und wirkt einer Entzündung entgegen. Eine deutliche Verbesserung bei gutartiger Prostatavergrößerung ist zu verzeichnen. Sägepalmefrüchte werden schon seit langem im Bereich der Prostatavergrößerung in der klassischen deutschen Heilkunde eingesetzt. Sie sollen den normalen Zelltod (Apoptose) für Krebszellen einleiten und wirken unterstützend in der Krebsbehandlung. Die Ginsengoside haben deutliche wachstumshemmende Wirkung auf Prostatakrebszellen und führen zu deren Zelltod. Sie unterdrücken die Entstehung von hohen PSA-Werten und hemmen die 5-Alpha-Reduktase.

Reishipilze (siehe Seite 186) aus China haben immunomodulierende, entzündungshemmende, antioxidative und antitumoröse Wirkungen. Ferner werden Zytokine (Abwehrzellen) wie das IL-1, IL-2 and INF-Gamma erhöht.

Möglichkeiten und Durchführung

Die Kapseln enthalten 320 mg Wirkstoff. Pro Tag werden 3-mal 2 bis 3 Kapseln genommen.

Anwendungsbereich

Zur begleitenden Therapie von Prostataerkrankungen.

Gegenanzeigen und Risiken

Bei 40 % der Patienten kommt es zu Empfindlichkeiten und zu einem Anschwellen der Brustwarzen, bei 5 % zu Durchfall.

Bewertung

In Studien fand man unter Prostasol® einen bis zu 50%igen Abfall des PSA-Wertes. Auch soll es zur Milderung von Knochenschmerzen und zur Rückbildung von Lymphknoten-, Lungen- sowie Knochenmetastasen mit Prostasol® kommen. Leider liegen derzeit zu wenige Informationen vor, um eine Aussage treffen zu können.

Protecton Zellaktiv®
Kategorie: Nahrungsergänzungsmittel

Erklärung

Protecton Zellaktiv® ist ein Kombinationspräparat aus Vitaminen, einem Spurenelement und einem Flavonoid. So ist Vitamin C, E, B_2 und Niacin, Selen als Spurenelement und Beta-Karotin als Naturfarbstoff mit antioxidativer Wirkung enthalten. Selen spielt im Organismus bei vielen Enzymreaktionen eine wichtige Rolle im Abwehr- und Immunsystem. Auf die Wirkung der Vitamine wird im Abschnitt »Vitamine« (siehe Seite 201ff.) eingegangen. Die Wirkung der Flavonoide findet man im Abschnitt Polyphenole (siehe Seite 63) wieder.

Möglichkeiten und Durchführung

2-mal täglich 1 Kapsel mit Flüssigkeit einnehmen.
160 Kapseln kosten ca. 40 Euro.

Anwendungsbereich

Protecton Zellaktiv® wird zur Stärkung der Widerstandskraft angeboten.

Gegenanzeigen und Risiken

Beta-Carotin sollte von Rauchern gemieden werden, da es in Verbindung mit Tabakkonsum in Verdacht steht, krebserregend zu sein.

Bewertung

Das Produkt kann Vitamine und Selen ergänzen, wenn diese nicht durch eine ausgewogene Ernährung aufgenommen werden. Direkte Wirkungen auf das Tumorgeschehen sind nicht zu erwarten.

● Regazell energen plus
Kategorie: Nahrungsergänzungsmittel

Erklärung

Eine 20-Tage-Kurpackung enthält 20 Morgenkapseln, 20 Ampullen Trinkkonzentrat à 10 ml und 20 Abendkapseln.
1. *Eine Morgenkapsel enthält:* Blütenpollen 525 mg, Folat-Äquivalente 1200 µg, entsprechend Folsäure 600 µg, Biotin 180 µg, Thiamin (Vitamin B_1) 3,3 mg, Riboflavin (Vitamin B_2) 3,9 mg, Pyridoxin (Vitamin B_6) 4,5 mg, Cyanocobalamin (Vitamin B_{12}) 3 µg, Molybdän 80 µg, Zink 5 mg.
2. *Eine Trinkkonzentrat-Ampulle (10 ml) enthält:* Kolostrum 100 mg, Vitamin C 300 mg, Vitamin E 39 mg.
3. *Eine Abendkapsel enthält:* Nachtkerzenöl 500 mg, Sojaprotein 450 mg

Möglichkeiten und Durchführung

Morgens eine Morgenkapsel, mittags eine Ampulle Konzentrat und abends eine Abendkapsel werden täglich genommen. Eine Kur sollte 2-mal im Jahr (Frühjahr und Herbst) für 4 bis 6 Wochen durchgeführt werden.
Die Kosten für eine 20-Tage-Kur belaufen sich auf ungefähr 50 Euro.

Anwendungsbereich

Regazell energen plus soll die Vitalität verbessern, wenn sich der Körper von Sommer auf Winter umstellt – und umgekehrt. Wenn Belastung, Stress oder eine überstandene Krankheit auftritt, kann nach 4- bis 6-wöchiger Pause eine Kurwiederholung erfolgen.

Gegenanzeigen und Risiken

Allergische Reaktionen auf Blütenpollen sind möglich.

Bewertung

Nach einer Änderung der Zusammensetzung und der Bezeichnung von Regazell energen zu Regazell energen plus erfolgte auch eine Umstellung der Indikation. Der Hersteller vermarktet sein Produkt nicht mehr im Hinblick auf Krebserkrankungen, da der Hinweis, dass das Präparat für Krebs geeignet sei, verschwunden ist. Es wird aber darauf hingewiesen, dass das Produkt nach überstandenen Krankheiten angewendet werden könne, um den Organismus zu stärken. Das Mittel eignet sich ferner, um die Vitamin- und die Nährstoffversorgung des Körpers zu unterstützen, wenn diese nicht durch eine ausgewogene Ernährung gedeckt werden können.

Reishi (Ling Zhi)

Kategorie: Pilze

Erklärung

Reishi ist japanisch und bedeutet »Pflanze der Unsterblichkeit«. Die chinesische Bezeichnung ist Ling Zhi (lat. *Ganoderma lucidum*, dt. glänzender Lackporling). Man verwendet diesen Pilz in Japan und China schon seit Tausenden von Jahren zu Heilzwecken. Er ist sehr hart und schmeckt herb bitter, was nicht dem üblichen Geschmack entspricht. Reishi wächst nur auf Hartholzbäumen in subtropischem Klima (angeblich aber auch in Deutschland). Der Pilz ist selten, und die Gewinnung sehr schwierig, so dass früher nur der Kaiser davon kosten durfte.

Als Inhaltsstoffe wurden Lysozym, saure Proteasen, Sterole, Cumarin, Polypeptide, Ganodenna, Polysaccharide (Arabinoxylo-glucan wirkt immunstärkend und wachstumshemmend auf Tumoren), Fette, Aminosäuren, Triterpene, Vitamine, Alkaloide und Mineralstoffe wie Magnesium, Calcium, Mangan, Zink, Eisen, Kupfer und Germanium gefunden. Die Wirkung leitet sich von den Polysacchariden und den Triterpenen ab (zyklische Kohlenwasserstoffe wie Ganodermiksäuren, Ganolucidsäuren, Lucidemiksäuren wirken cholesterinsenkend). Allgemein wirkt Reishi antioxidantiv und entgiftend.

Möglichkeiten und Durchführung

Es gibt im Handel hochkonzentrierte Extrakte und pulverisierte Pilze in Kapseln und Tabletten. Letztere sind für weniger schlimme Krankheiten geeignet. Bei einer Krebserkrankung sollte man unbedingt auf die Verarbeitung achten. So enthalten Extrakte mehr als das 20-Fache der wichtigen wasserlöslichen Polysaccharide, hergestellt als Auszug mit heißem Wasser.

Die Einnahme richtet sich nach den Angaben des Herstellers. So sind Empfehlungen von 1- bis 2-mal Reishipulverkapseln täglich bis zu 3-mal 2 Extraktkapseln zu finden.

60 Kapseln mit Reishiextrakt kosten ca. 35 Euro. Da die Preise stark schwanken, gilt diese Angabe nur als Richtwert.

Anwendungsbereiche, die in den Medien genannt werden

Der Pilz wirkt cholesterin- und blutdrucksenkend und hat blutverdünnende Wirkung. Allergien werden aufgrund der verminderten Histaminausschüttung gemildert, und eine kranke Lunge regeneriert schneller durch Lungenerweiterung. Daraus leiten sich die traditionellen Einsatzgebiete wie Bronchitis, Autoimmunerkrankungen, Allergien, Blutdrucksenkung, Blutverdünnung, Cholesterinsenkung, Hepatitis A, B und C, Gelenkschmerzen, Magen- und Zwölffingerdarmkrankheiten, Mangel an weißen Blutkörperchen, Schlafstörungen, Migräne und Krebs ab.

Gegenanzeigen und Risiken

Keine bekannt. Wenn mehr als 5 g Extrakt pro Tag eingenommen werden, sollte ein Vitamin-C-Präparat ergänzt werden, um den Organismus zu stärken.

Bewertung

Es gibt einige positive Studien über die Erfahrungen mit Reishi, eines der 10 wichtigsten Medikamente der Traditionellen Chinesischen Medizin. Bei Einnahme von mehr als 5 g Extrakt pro Tag zeigte sich, dass Zellen des ganzen Immunsystems zunahmen. Weiterhin wurden auch wachstumshemmende Eigenschaften beschrieben. Dennoch ist das Mittel zu wenig erforscht, um es empfehlen zu können. Auf eine erprobte Strahlen- oder Chemotherapie bei Krebs sollte nicht verzichtet werden.

● Rooibostee *(Aspalathus linearis)*
Kategorie: Nahrungsmittel

Erklärung

Rooibostee (red bush tea) oder Rotbuschtee kommt aus Südafrika. Einmal im Jahr, in der Zeit von Januar bis März, werden die Zweige des Strauches geerntet. Beim Welken, Fermentieren und Trocknen entwickelt sie ihr Aroma. Jung und Alt können das fruchtig-süße Teegetränk genießen, denn Rooibos enthält kein Koffein. Rooibostee ist für seinen hohen Gehalt an Mineralen wie Eisen, Calcium, Magnesium, Fluor und Kupfer bekannt. Aspalathin und Nothofagin sind für die antiallergische, immunstimulierende und krampflösende Wirkung verantwortlich. Karotinoide, Flavonoide, Vitamin C und diverse Gerbstoffe sind die antioxidativen Komponenten des Rooibostees.

Möglichkeiten und Durchführung

Rooibos wird als Tee äußerlich oder innerlich angewendet. In Südafrika erhalten bereits Babys den Tee als Erfrischungsgetränk.

Dosierung: 1 Teelöffel Rooibos wird mit 1 Tasse kochendem Wasser übergossen; das Ganze 5 bis 10 Minuten ziehen lassen.

Anwendungsbereiche, die in den Medien genannt werden
Rooibostee wirkt haut- und gefäßschützend, krampflösend und antiallergisch. Innerlich wirkt er antientzündlich bei Magen- und Darmbeschwerden, Durchfall, Darmentzündungen und Darmreizungen. Er wird bei Heuschnupfen und diversen Allergien angewendet. Dank seiner antioxidativen Eigenschaften wird er äußerlich bei vielen Hautproblemen, Ekzemen und Neurodermitis eingesetzt. Da sich der Serotoninspiegel durch Rooibostee hebt, setzt man ihn auch bei Nervosität, Schlafstörungen und Depressionen ein.

Gegenanzeigen und Risiken
Keine bekannt.

Bewertung
Rooibostee ist ein empfehlenswerter Tee. Wenn man jedoch nach möglichen ergänzenden Mitteln bei Krebs sucht, sollte man eher auf grünen Tee zurückgreifen (siehe Abschnitt »Grüner Tee«, Seite 52). Grüner Tee ist in seiner Antikrebswirkung stärker. Liegt für grünen Tee der Maßstab bei 100 %, so erhält Rooibostee die Wirksamkeit von 60 bis 75 %.

● Rote-Bete-Kur nach Seeger
Kategorie: Nahrungsmittel

Erklärung
Rote Bete ist bereits im Abschnitt Anthocyane und Betalaine abgehandelt (siehe Seite 83); dennoch soll auf diese spezielle Ernährungsweise näher eingegangen werden. Die Kur sieht eine lebenslange hochdosierte Gabe von ca. 700 ml naturreinem Rote-Bete-Saft (Florabio Rote-Bete-Saft) oder von ca. 56 g Rote-Bete-Pulver (Florabio Rote-Bete-Pulver) täglich vor in Kombi-

nation mit einer Mischkost aus Gemüse, Milch, Milchprodukten, Vollkornprodukten und wenig Fleisch. Sehr wirksam soll vergorene Rote Bete sein, die aber richtig zubereitet werden muss (Vorsicht vor Schimmelbildung).

Möglichkeiten und Durchführung

Wichtig ist die Aufnahme von 1 bis 2 kg Rote Bete oder von den aus dieser Menge resultierenden Produkten:

1. 1 kg Rote Bete frisch pressen und jeden Tag ca. 700 ml Saft trinken, am besten vor dem Essen. Als Alternative kann fertiger Saft verwendet werden. Durch Würzen und Mischen kann man dem Saft andere Geschmacksrichtungen geben.
2. Von dem Rote-Bete-Pulver Florabio benötigt man jeden Tag ca. 56 g (entspricht 700 ml frischem Saft). Dieses Pulver wird in Flüssigkeit oder Speisen eingerührt und über den Tag verteilt eingenommen. Zur Krebsprophylaxe reicht es, diese Kur über zwei Monate pro Jahr zu machen.

Ein Glas mit 200 g Pulver kostet ca. 15 Euro und reicht für ca. 4 Tage.

Anwendungsbereiche, die in den Medien genannt werden

Zur Krebsprophylaxe, Zellentgiftung, Infektionsabwehr, allgemeinen Kräftigung sowie zur Unterstützung bei Chemo- und Strahlenbehandlung.

Gegenanzeigen und Risiken

Der Urin färbt sich rot. Beim Kauf von frischer Ware sollte man auf den Nitratgehalt achten. Die Rote-Bete-Kur ist für Krebspatienten lebenslang gedacht. Zu erwarten ist, dass diese spezielle Ernährung mit so viel Rote Bete nicht durchgehalten werden kann und Patienten Abneigung gegen Rote Bete entwickeln.

Bewertung

Der hohe Gehalt an bakterizid und antitumorös wirkenden Betacyanen erklärt die der Roten Bete zugeschriebenen Heilwirkungen. Die Betacyane sind an Oxidationsvorgängen beteiligt und wirken stärker als Vitamin C. Leider sind die Wirkungen von Rote Bete bislang nicht in Studien geprüft worden. Grundsätzlich sollten herkömmlich anerkannte Krebstherapien nicht vernächlässigt werden.

● Schisandrafrüchte (Wuweizi)

Kategorie: Heilpflanzen

Erklärung

Schisandra chinensis und Schisandra sphenanthera – auch chinesische Limonenfrüchte oder »Northern Magnoliavine Fruit« genannt – gehören zur Gattung der Spaltkörbchen, einer Gruppe von Kletterpflanzen, die überwiegend in Asien vorkommt und viele Heilpflanzen beinhaltet. Zum Einsatz kommt dabei die zitronenähnliche Frucht (Wuweizi) oder deren Öl. Schisandrafrüchte schmecken süßsauer, bitter, salzig und scharf und werden in China und den USA als Lebensmittel gehandelt. In der Traditionellen Chinesischen Medizin werden sie als Aufbau- und Stärkungsmittel verwendet. Nachweislich haben sie antioxidative, radikalfangende Wirkungen. Ein leberschützender Effekt, der auf einer schnellen Regeneration der Glutathionspeicher beruht, zählt ebenfalls zum Wirkspektrum. Die Inhaltsstoffe, sogenannte Lignane, beeinflussen diverse Enzyme.

Möglichkeiten und Durchführung

Dosierungsangaben werden uneinheitlich angegeben. Die Aufnahme wirksamer Mengen scheint mit den Nahrungsergänzungsmitteln nicht möglich zu sein.

Anwendungsbereiche, die in den Medien genannt werden
Beeinflussung von Krebs- und Infektionskrankheiten sowie zur Akupunktur-Begleittherapie. In der traditionellen chinesischen Medizin wird Schisandra gegen Entzündungen und zur Stärkung des Immunsystems verwendet. Einige Quellen sprechen davon, dass die Weiterentwicklung von Leberkrebszellen unterdrückt werde.

Gegenanzeigen und Risiken
Bisher keine bekannt.

Bewertung
Die pharmazeutische Zeitung schreibt: »Plausible Einzelfallberichte liegen zur Beeinflussung von Krebs und Infektionskrankheiten sowie als Akupunktur-Begleittherapie vor.« Ergebnisse aus experimentellen Untersuchungen weisen auf krebshemmende als auch krebsfördernde Eigenschaften von Schisandra hin, allerdings ist die Datenlage nicht ausreichend, um eine positive Empfehlung abgeben zu können.

● Schlenzbäder, Schlenzkur, Überwärmungsbäder nach Schlenz
Kategorie: Therapieverfahren

Erklärung
Die Idee der Überwärmungsbäder kommt von der Heilpraktikerin und Hebamme Maria Schlenz (1881–1946). Die Überwärmungsbäder haben einen ähnlichen Effekt auf den Körper wie die Hyperthermie (siehe Abschnitt »Hyperthermie«, Seite 56). Die Schlenzbäder bewirken ein »künstliches Fieber«: die besten Voraussetzungen, dass bei dieser Temperatur das Immunsystem effektiv arbeiten kann. Die Abwehrreaktion wird beschleu-

nigt und die Regenerationszeit des Körpers verkürzt. Abgelagerte Schlacken werden gelöst. Es gibt einige Abwandlungen in der Durchführung der Schlenzbäder (z. B. mit Heublumen, Meersalz), in der Dauer und Temperatur. Maria Schlenz vertrat die Auffassung, dass eine Temperaturerhöhung von 2 bis 3 °C einer schnelleren Heilung vieler Leiden förderlich ist. Um Krebs zu bekämpfen, ist ihrer Meinung nach eine Temperaturerhöhung von 4 bis 5 °C (Körpertemperatur von 41 bis 42 °C) nötig. Erst bei dieser extremen Temperatur wird Tumorgewebe abgebaut. Deshalb ist die Badekur mit hoher Temperatur zur Krebsvorbeugung und zur Stärkung bei Krebs gedacht.

Möglichkeiten und Durchführung

Die künstliche Überwärmung des gesamten Körpers wird mithilfe von warmem Wasser erreicht. Während des Badens wird die Wassertemperatur von 38 auf 43 °C erhöht, und zwar über einen Zeitraum von 20 bis 40 Minuten. In der Folge erhöht sich die Körpertemperatur des Patienten auf 39 bis 40 °C. Um Stauungen zu beseitigen, sollte der Körper 1- bis 2-mal kräftig gebürstet werden. Die Badezeit beträgt bis zu zwei Stunden. Im Anschluss findet eine Ruhephase statt oder ein Nachschwitzen von zwei Stunden mit eventuellen Abgießungen mit 37 °C kaltem Wasser. Man sollte vor, während und nach dem Bad ausreichend trinken. Zu Anfang sollte die Badezeit etwa 30 Minuten betragen; später kann die Dauer gesteigert werden, wobei die Körpertemperatur zwischenzeitig kontrolliert werden sollte. Schlenzbäder sollten einmal pro Woche angewendet werden.

Anwendungsbereich

Bei kräftezehrenden Erkrankungen, rheumatischen Erkrankungen, Hautkrankheiten, Entzündungen, Stoffwechselkrankheiten, Infektionen, zur Verbesserung der Lebensqualität bei allen Krebserkrankungen.

Gegenanzeigen und Risiken

Kreislaufprobleme können auftreten. Menschen mit hohem Blutdruck und Herz-Kreislauf-Problemen dürfen diese Methode nicht anwenden. Bäder dieser Art sollten immer unter Aufsicht erfolgen, da sie sehr anstrengend sind.

Bewertung

Studienergebnisse zu dieser Methode liegen nicht vor. Es ist unwahrscheinlich, dass die Bäder allein in der Lage sind, eine Tumorerkrankung zu behandeln. Wenn die Bäder als wohltuend betrachtet werden, ist gegen sie nichts einzuwenden, solange sinnvolle Maßnahmen nicht versäumt werden.

● Thymustherapie

Kategorie: Immuntherapeutika – apothekenpflichtige Arzneimittel

Erklärung

Die Thymusdrüse liegt hinter dem Brustbein und produziert spezielle Wirkstoffe, die im ganzen Organismus die Funktion der Abwehrzellen steuern. Mit der Pubertät erreicht die Thymusdrüse ihre volle Leistungskraft. Danach verringert sich im Laufe des Lebens die Produktion von Thymusstoffen. Bei Menschen über 70 Jahre stellt die Drüse ihre Funktion fast vollständig ein. Die Thymuspeptide des Produkts Thymoject®-Loges sind in der Lage, auf die Entstehung und Reifung der T-Lymphozyten zu wirken und so das unspezifische Immunsystem zu aktivieren.

Möglichkeiten und Durchführung

Beispiele für Thymuspräparate sind Thymoject® Loges oder Thym-Uvocal®, jedoch ohne Bewertung. Die Thymustherapie ist für einen Zeitraum von 4 bis 8 Wochen gedacht und kann mehrmals im Jahr wiederholt werden.

1. Thymoject® Loges enthält Thymusextrakte vom Kalb. Die Ampullen werden nach einem genauen Dosierschema über 2 Wochen 2- bis 3-mal wöchentlich unter die Haut oder in die Vene gespritzt. Danach folgt eine Erhaltungstherapie, die 2 bis 3 Anwendungen pro Woche mit geringerer Dosierung vorsieht.
2. Thym-Uvocal® enthält niedermolekulare Thymuspeptide vom Rind. Thym-Uvocal® gibt es als Ampullen und Kapseln. An 3 Tagen in der Woche werden 1 bis 2 Ampullen in den Muskel oder unter die Haut gespritzt. Erwachsene nehmen 1- bis 3-mal täglich 1 Kapsel ein.

Anwendungsbereich

Die Thymusbehandlungen werden bei Erkrankungen mit geschwächtem Immunsystem eingesetzt, beispielsweise bei entzündlichen rheumatischen Erkrankungen, als Zusatztherapie bei Tumoren und Präkanzerosen und zum Teil bei Folgeschäden nach Bestrahlung.

Gegenanzeigen und Risiken

Eine Überfunktion der Thymusdrüse und ein Thymustumor sind Kontraindikationen. Bei Schilddrüsenunterfunktion sollte vor der Behandlung der Arzt gefragt werden. Nach der Anwendung können allergische Reaktionen, allergische Hautausschläge und Schüttelfrost auftreten, deshalb ist ein Verträglichkeitstest notwendig.

Bewertung

Die Behandlung mit den genannten Thymuspräparaten ist bislang nicht ausreichend erforscht. Für die meisten Präparate liegen keine aussagekräftigen Studien vor. So gibt es Studien zu den verschiedenen Inhaltsstoffen, in denen Dosierungen eingesetzt wurden, die dem Konsum von bis zu 600 Tabletten pro Tag entsprachen. Erst bei diesen Dosierungen konnten positive Effekte beobachtet werden.

● TransferFaktor

Kategorie: Nahrungsergänzungsmittel

Erklärung

Als TransferFaktor bezeichnet man ein Stoffgemisch aus mehr als 200 verschiedenen Substanzen, die in der Muttermilch in den ersten beiden Tagen nach der Geburt enthalten sind und auf das Immunsystem einwirken. Der Hersteller spricht davon, dass durch die Gabe von TransferFaktor die Menge an natürlichen Killerzellen zur Krebsbekämpfung im menschlichen Körper um 283 % ansteigt. TransferFaktor kann eingenommen oder gespritzt werden. Der übliche Weg ist die Einnahme mit der Muttermilch. So kann das Mittel problemlos per Kapsel verabreicht werden. TransferFaktor setzt sich aus kleinen Eiweißmolekülen zusammen, die aus ca. 8 Aminosäuren bestehen. Der aus tierischen Quellen gewonnene TransferFaktor ist baugleich zum menschlichen TransferFaktor und entfaltet deshalb auch keine allergene Wirkung.

Möglichkeiten und Durchführung

TransferFaktor wird als eiweißfreie Extraktion aus Kolostrum und Eidotter gewonnen.
90 Kapseln kosten ca. 45 Euro.

Anwendungsbereiche, die in den Medien genannt werden

TransferFaktor wird zur Immunmodulation bei allen Arten von Krebs eingesetzt.

Gegenanzeigen und Risiken
Keine bekannt.

Bewertung
Die Datenlage zum TransferFaktor ist uneinheitlich. Es gibt einige klinische Studien, in denen kein Vorteil gefunden werden konnte, während einzelne Fallserien durchaus über mögliche Vorteile berichten. Beim komplett durch Operation entfernten, nicht-kleinzelligen Lungenkarzinom im Stadium I ergab eine Studie eine längere Überlebenszeit. Die Datenlage ist aber sonst kaum für eine gute Beurteilung ausreichend.

Veilchen und Veilchensalbe
Kategorie: Heilpflanzen

Erklärung
Pfarrer Kneipp verwendete die gequetschten Blätter des Veilchens gegen Geschwüre. Hildegard von Bingen gab 90 g Veilchensaft in 30 g Olivenöl mit 90 g Blocktalg (Hammeltalg) und verrührte das Ganze zu einer Salbe, die sie gegen Kopfschmerzen, Krebs und Geschwüre verwendete.

Für Heilzwecke werden die zur Blütezeit gesammelten oberirdischen Teile des Veilchens eingesetzt. Die Wurzel wird manchmal auch angegeben, sollte aber besser nicht verwendet werden.

Das ätherische Öl der Blüten enthält 22 % Jonon und hat antiseptische, antimikrobielle, antivirale und antimykotische Wirkungen. In den Blütenblättern sind drei starke Antioxidanzien enthalten. So kommen Rutosid (Bioflavonoide) und die zwei Anthocyane Violanin und Gauin in Veilchen vor, die Sauerstoffradikale aus einem Wundgebiet entfernen können. Das Alkaloid Violin ist in allen Pflanzenteilen vorhanden und wirkt gegen Tumoren. Weitere Inhaltsstoffe sind Eugenol, Ferulasäure, Kämpferol, Quercetin, Scopoletin und Vitamin C. Salicylsäuremethylester ist der schmerzlindernde entzündungshemmende Wirkstoff des Veilchens.

Möglichkeiten und Durchführung
Veilchensalbe kann man selbst herstellen oder kaufen.
Für den Tee (innerlich oder äußerlich) werden 2 Teelöffel Veilchenkraut mit ¼ l Wasser übergossen und zum Sieden gebracht; anschließend noch 5 Minuten ziehen lassen. Nach dem Abseihen trinkt man 2- bis 3-mal täglich 1 Tasse. Man kann auch mit dem Tee gurgeln oder eine Hautwaschung durchführen.

Anwendungsbereiche, die in den Medien genannt werden
Veilchen wirken abschwellend, antibakteriell, blutreinigend, entzündungshemmend, harntreibend, leicht abführend, krampflösend, schleimlösend, schmerzlindernd, schweißtreibend und fördern die Durchblutung.
So wird das Mittel innerlich bei Atemwegsbeschwerden, Bronchitis, Fieber und Husten, äußerlich bei Hautentzündungen, Rheuma und Gicht angewendet. Nach Strahlenbehandlungen lindert Veilchenblättertee innerlich und äußerlich als Salbe unangenehme Schmerzen.

Gegenanzeigen und Risiken
Veilchenwurzeln wirken als Brechmittel. Deshalb sollten nur die oberirdischen Pflanzenteile benutzt werden. Die Veilchensalbe darf nie direkt auf die Wunde gebracht werden!

Bewertung
Als Zusatztherapie ist die Arzneipflanze geeignet. Sie kann zur milden Schmerzlinderung bei der Strahlen- und Chemotherapie sowohl innerlich als auch äußerlich verwendet werden. Den-

noch sollte man nicht sehr große Hoffnungen auf die Heilwirkung des Veilchens setzen, denn es ist aus den aktuellen Arzneibüchern mittlerweile verschwunden. Sein Haupteinsatzgebiet bleibt die Anwendung bei Katarrhen der oberen Luftwege. So erhält die Therapie die Bewertung bedingt empfehlenswert.

● Vita Biosa
Kategorie: **Nahrungsergänzungsmittel**

Erklärung

Vita Biosa ist ein Kräuterauszug, der aus Zuckerrohrmelasse mit Saccharose, Glucose und Fruktose durch einen Fermentierungsprozess von Milchsäurekulturen gewonnen wird. Im Kräuteransatz sind Anis, Basilikum, Bockshornkleesamen, Brennnessel, Dill, Echter Engelwurz, Fenchel, Holunder, Ingwer, Kerbel, Oregano, Petersilie, Pfefferminze, Römische Hundskamille, Rosmarin, Salbei, Süßholzwurzel, Thymian und Wacholder enthalten. Der pH-Wert von ca. 3,5 in Vita Biosa ist so niedrig, dass die Milchsäurebakterien ruhen und das Produkt auf natürliche Weise konserviert ist. Erst wenn die Milchsäurebakterien in den Körper des Menschen gelangen, werden sie aktiv und fangen an, sich zu vermehren und Milchsäure zu bilden. Im fertigen Konzentrat ist kein Zucker mehr enthalten. Das Immunsystem profitiert von der gebildeten Milchsäure, und der Darm wird mit den für ihn richtigen Bakterien besiedelt.

Vita Biosa Original wird von Biosa Denmark ApS in Dänemark hergestellt. Allerdings gibt es für Vita Biosa noch andere Anbieter, deren Kräuterzusammenstellung etwas von der obigen Rezeptur abweicht. Wichtig ist, dass das Produkt reich an rechtsdrehender Milchsäure ist, da sich hieraus seine Wirkung ableitet (siehe auch Abschnitt Milchsäuretherapie, Seite 163).

Möglichkeiten und Durchführung

Erwachsene nehmen zwischen 30 und 50 ml Vita Biosa am Tag vor der Mahlzeit ein. Die Menge kann bis auf 100 ml gesteigert werden.
1 Liter Vita Biosa kostet ca. 38 Euro.

Anwendungsbereiche, die in den Medien genannt werden

Vita Biosa wird als Stärkungs- und Kräftigungsmittel bei Schwäche und nachlassender Leistungsfähigkeit und zur Steigerung der körpereigenen Abwehrkräfte eingesetzt. Als Begleitmedikation unterstützt es andere Therapien, beispielsweise soll es bei allen Krebsarten, Diabetes, Aids, Bluthochdruck, Angina pectoris, Magengeschwüren, Lebererkrankungen, Allergien und Rheuma hilfreich sein.

Gegenanzeigen und Risiken

Keine bekannt.

Bewertung

Wissenschaftliche Studien zum Produkt liegen nicht vor. Man bezieht sich auf Fallbeispiele, die schwer zu überprüfen sind. Ein gesunder Darm ist immer eine gute Grundlage, um sein Immunsystem zu stabilisieren. Die Kräuter regen die Verdauung an und unterstützen den Körper bei der Reinigung. Dennoch ist es fraglich, ob dieses Mittel in der Lage ist, schlimmste Krankheiten zu heilen. Zur Unterstützung der Vitalfunktionen ist es geeignet (siehe auch Abschnitt Milchsäuretherapie, Seite 163).
Das Produkt wird als bedingt empfehlenswert eingestuft. Eine Alternative zur konventionellen Medizin ist Vita Biosa sicher nicht.

Vitamin A

Kategorie: Vitaminpräparate

Erklärung

Vitamin A ist ein fettlösliches Vitamin und hat wichtige Funktionen, was den Sehvorgang und das Wachstum von Haut- und Schleimhaut betrifft. Das Beta-Carotin, meist durch die Karotte bekannt, ist ein Provitamin, das im Darm oder in der Leber in Vitamin A umgewandelt wird.

Möglichkeiten und Durchführung

Die Richtlinie für die Dosierung der DGE liegt bei 0,8 bis 1,0 mg (2700 I.E. bis 3300 I.E.) pro Tag für Vitamin A.
Vitamin A kommt natürlich in Fischleberölen, Milch, Butter, Leber und Eigelb vor.
Beta-Carotin findet man in Karotten, Aprikosen und Kürbis.
Es gibt Mono- und Kombinationspräparate mit Vitamin A und Beta-Carotin als Tabletten und Kapseln.

Anwendungsbereich

Vitamin A wird bei Nachtblindheit, Haut- und Schleimhauterkrankungen, Wachstumsstörungen, zur Krebsprophylaxe und als Begleittherapie der konventionellen Tumortherapie angewendet.

Gegenanzeigen und Risiken

Vitamin A ist lichtempfindlich. Hochdosierte Präparate über 10000 I.E. sollten nur nach Rücksprache mit dem Arzt eingenommen werden. Während zu viel Vitamin A giftig ist, sind Überdosierungen mit Beta-Carotin selten. Raucher und Lungenkrebspatienten sollten Vitamin A nicht einnehmen, da es die Erkrankung eher verschlechtert. Hohe Gaben von Vitamin A in der Schwangerschaft führen beim Kind zu Fehlbildungen.

Bewertung

Patienten mit Lungenkrebs wird von Vitamin-A- und Beta-Carotin-Gaben abgeraten, weil Vitamin-A-Gaben zu einer höheren Sterblichkeit und schlechteren Heilungsbedingungen geführt haben. In allen anderen Fällen kann Vitamin A als Zusatztherapie zu einer konventionellen Therapie in den üblichen Maßen gegeben werden. Ein vor Krebs schützender Effekt scheint von Vitamin A nicht auszugehen. Dagegen zeigen Carotinoide bei Leberkrebs, verursacht durch eine virale chronische Hepatitis, einen positiven Einfluss, so dass sich dieser Krebs unter der Einnahme von Carotinoiden nicht so schnell weiter ausbreitet. Auch beim Gebärmutterhalskrebs kann sich Vitamin A günstig auswirken. Von einer Selbstmedikation wird jedoch abgeraten. Die Behandlung sollte immer in Absprache mit dem Arzt erfolgen.

● Vitamin C

Kategorie: Vitaminpräparate

Erklärung

Vitamin C ist ein wasserlösliches Vitamin, es besitzt eine starke oxidative Wirkung zum Abfangen freier Radikale. Vitamin C ist an enzymatischen Stoffwechselprozessen und an der Bildung von Kollagen, Bindegewebe, Knorpel, Zähnen und Knochen beteiligt. Die Krankheit, die durch Vitamin-C-Mangel ausgelöst wird, heißt Skorbut; ihr auffälligstes Kennzeichen ist das Ausfallen der Zähne. Vitamin C fördert die Aufnahme von Eisen im Körper, mindert krebserregende Stoffe und stärkt die körpereigene Abwehr (die Aktivität der Makrophagen steigt).

Möglichkeiten und Durchführung

Der tägliche Vitamin-C-Bedarf liegt zwischen 100 und 150 mg. Vitamin C kommt in der Natur in vielen Früchten, Kräutern,

Innereien und im Gemüse vor. Einen hohen Gehalt von Vitamin C findet man in Paprika, Orangen und Zitronen.
Reine Vitamin-C-Produkte gibt es in vielfacher Form zu kaufen. Zur Krebstherapie werden Vitamin-C-Infusionen angeboten.

Anwendungsbereich

Vitamin C wird eingesetzt, um Mangelerscheinungen zu verhindern, sowie in der Prävention und als Zusatztherapie zur konventionellen Krebstherapie.

Gegenanzeigen und Risiken

Überflüssiges Vitamin C wird über die Niere ausgeschieden. Eine Vergiftung ist nicht möglich. Vitamin C ist wärmeempfindlich und wird durch langes Kochen zerstört.

Bewertung

Es bleibt umstritten, ob und inwieweit Vitamin C intravenös oder oral die Wirksamkeit einer Strahlen- und/oder Chemotherapie beeinflusst. Vitamin C allein ist keine Alternative zur klassischen Therapie. Es finden sich aber Studien, die Hinweise dafür geben, dass eine intravenöse Vitamin-C-Behandlung die Lebensqualität und die Lebensdauer von unheilbaren bzw. nicht behandelbaren Patienten günstig beeinflussen kann.

● Vitamin E (Alpha-Tocopherol)

Kategorie: Vitaminpräparate

Erklärung

Vitamin E gehört zu den fettlöslichen Vitaminen, ist temperaturbeständig, aber leicht oxidierbar. Von Vitamin E geht eine Schutzwirkung aus, wobei die genaue Funktion noch nicht ge-

Vitamin E

klärt ist. Ein spezielles Krankheitsbild bei Mangelerscheinungen gibt es nicht.

Möglichkeiten und Durchführung

Vitamin E kommt in Weizenkeimen, Gemüse, fetten Ölen, Schweinefleisch, Butter und Milch vor.

Vitamin E wird als Mono- oder Kombinationspräparat als Tabletten, Kapseln und z. T. in flüssiger Form angeboten.

Dosierung nach DGE 11 bis 15 mg pro Tag (12 mg entsprechen 18 I.E.).

Anwendungsbereich

Vitamin E schützt vor Radikalen, wirkt Alterungsprozessen entgegen und verbessert die Leistungsfähigkeit. Es wird in der Krebsprävention und als Begleittherapie zur konventionellen Krebstherapie eingesetzt.

Gegenanzeigen und Risiken

Zu hohe Dosen von Vitamin E haben Einfluss auf die Blutgerinnung und reduzieren die Wirkung von Schilddrüsenhormonen. Eisenpräparate schränken die Wirkung von Vitamin E ein.

Bewertung

Bei der Behandlung von Krebs mit Doxorubicin konnte durch die Gabe von Vitamin E keine Reduktion von aufgetretenen Schleimhautentzündungen erreicht werden. Wurde jedoch mit Cisplatin therapiert, waren die toxischen Nebenwirkungen (Nervenschädigung) durch das Medikament geringer. Bei Brustkrebs scheint Vitamin E keinen Einfluss auf die Krebsentwicklung zu haben, während Studien bei Eierstockkrebs eine Verminderung des Wachstums der Krebszellen und damit positive Effekte zeigen. Die Beurteilung von Vitamin E fällt deshalb uneinheitlich aus. Zur Reduktion von Nebenwirkungen einer Chemotherapie ist Vitamin E nur bei ausgesuchten Krebsmitteln wirksam. Entsprechend sollte der Einsatz unbedingt mit dem behandelnden Arzt abgestimmt werden.

Wasserkefir (Japanische Meeresalge, Japankristall, Japanische Kristallalge)
Kategorie: Nahrungsmittel

Erklärung

Wasserkefir, auch als Japanische Meeresalge, Japankristall, Japanische Kristallalge bekannt, ist ein Gärgetränk ähnlich Kombucha (siehe Seite 140). Ausgangsbasis sind weiße, etwa bis zu walnussgroße Wasserkefirkristalle, die aus einer Symbiose von Hefen und Bakterien bestehen. Diese Kristalle werden mit Wasser, Zucker, getrockneten Feigen, Rosinen und Zitronenscheiben versetzt. Der Ansatz bleibt zwei Tage bei 23 bis 25 °C stehen, und die Mikroorganismen (vorzugsweise Hefen, die den Zucker vergären) beginnen mit der Produktion von Kohlensäure, so dass die Flüssigkeit zu sprudeln anfängt. Es entsteht ein süßsaures Gärgetränk, das Milchsäure, 0,5 bis 2,5 % Alkohol und reichlich Hefen und Bakterien enthält. Entstehender Alkohol wird von Milchsäurebakterien in Milchsäure umgewandelt. Beim Gärprozess wachsen die Kristalle und können sich innerhalb von zwei Tagen verdoppeln. Nach dieser Standzeit werden die Kristalle mithilfe eines Plastiksiebs aufgefangen, kurz gewaschen und wieder verwendet. Das vom Wasserkefir befreite, fertige, sektartige, relativ süße Getränk ist wertvoll, denn es enthält Mikroorganismen, die B-Vitamine produzieren. Die entstandene Milchsäure sorgt nach Genuss für eine gesunde Darmbesiedlung des Anwenders (siehe auch Abschnitt Milchsäuretherapie, Seite 163). Meist kommen Hefen und Bakterien von Typ Lactobacillus brevis, Streptococcus lactis, Saccharomyces cerevisiae, Betabacterium vermiforme, Saccharomyces pastorianus und Saccharomyces Radaisii im Wasserkefir vor. Wasserkefir enthält somit probiotische Mikroorganismen.

Möglichkeiten und Durchführung

Man trinkt ca. 0,5 bis 1 Liter Wasserkefir pro Tag.
Reine Wasserkefirkristalle kosten unter 25 Euro. Ein Komplettpaket ist für ca. 50 Euro zu haben. Wasserkefir-Fermente werden in letzter Zeit in Gesundheitsläden angeboten, sie sind aber den echten Wasserkefirkristallen nicht gleichwertig.

Anwendungsbereiche, die in den Medien genannt werden

Zur unterstützenden Behandlung bei Krebs, um eine gesunde Darmflora aufzubauen und zur Vorbeugung.

Gegenanzeigen und Risiken

Das Getränk enthält Alkohol.

Bewertung

Wasserkefir stellt eine gute Möglichkeit dar, um den Darm gesund zu halten. Sicherlich ist immer darauf zu achten, dass der Ansatz fachgerecht hergestellt wird und keine Schimmelerreger im Getränk vorhanden sind. Bei der Krebstherapie kann Wasserkefir verwendet werden, wenn Darmprobleme auftauchen, die man mit einfachen Mitteln in den Griff bekommen möchte (z. B. bei der Strahlentherapie). Belege über die Wirksamkeit von probiotischen Arzneimitteln bei Durchfall durch Strahlentherapie liegen in Studien vor. Wasserkefir selbst ist nicht aktiv gegen Krebs wirksam.

● Weihrauch, Indischer Weihrauch
Kategorie: Heilpflanzen

Erklärung

Schneidet man die Rinde des Indischen Weihrauchbaumes *(Boswellia serrata)* an, tritt eine weiße Emulsion aus der Schnittstelle aus. Dieser Milchsaft erhärtet an der Luft zu gelblichen bis rötlichen Körnern oder Stalaktiten. Dieses Gummiharz des Baumes (Olibanum) wird als Weihrauch bezeichnet. Weihrauch enthält als wirksamen Bestandteil die Boswelliasäuren, die entzündungshemmend sind.
Weihrauch ist in Deutschland nicht im Handel und muss vom Arzt verschrieben werden.

Möglichkeiten und Durchführung

In einem Fallbericht zum Brustkrebs wurden 3-mal 800 mg verabreicht.

Anwendungsbereiche, die in den Medien genannt werden

Zur Reduzierung von Wasseransammlungen bei Hirntumoren (Glioblastom), um als unterstützendes Mittel Kortison zu sparen. Bei entzündlichen Erkrankungen wie chronische Darmerkrankungen, Rheuma, Schuppenflechte und Asthma wird Weihrauch im Zusammenhang genannt. In einem Fallbericht wurde gezeigt, dass bei einer Patientin Weihrauch zum vollständigen Verschwinden von Hirnmetastasen führte.

Gegenanzeigen und Risiken

Magenschmerzen, selten Hautrötungen.

Bewertung

Ein positiver Fallbericht ist kaum ausreichend, um eine Methode empfehlen zu können. Verschiedentlich wird Weihrauch zur

Senkung des Hirndrucks verwendet. Eine Zulassung für den Einsatz gibt es noch nicht. Der Einsatz von Weihrauch liegt im Ermessensspielraum des Arztes, kann aber bei fehlenden Alternativen erwogen werden.

Xantho-C
Kategorie: Nahrungsergänzungsmittel

Erklärung

Als Wirkstoff aus dem Hopfen wird Xanthohumol eingesetzt. Diese Substanz kommt mit 0,2 bis 1 Gewichtsprozent im normalen Hopfen vor und ist den Polyphenolen zuzuordnen. Sie bewirkt, dass Prokarzinogene inaktiviert werden. Sie unterdrückt die Bildung von Blutgefäßen durch den Tumor und induziert die Bildung von entgiftenden Enzymen. Die Substanz Prenylflavonoid (Polyphenol) des Hopfens hat antioxidative Eigenschaften und senkt den Blutzucker- und Triglyzeridwert im Blut.

Xanthohumol ist in der Lage, die Aromataseaktivität zu reduzieren und die Östrogensynthese zu drosseln. Das Produkt Xantho-C ist mit Vitamin C angereichert.

Möglichkeiten und Durchführung

1 bis 2 Kapseln Xantho-C werden pro Tag eingenommen. Erhältlich ist die Packung mit 90 Kapseln.

Anwendungsbereich

Als Nahrungsergänzungsmittel gibt es vom Hersteller keine Angabe von Krankheitsbildern.

Gegenanzeigen und Risiken

Keine bekannt.

Bewertung

Klinische Studien liegen nicht vor. Untersuchungen an Zellkulturen scheinen erfolgreich und vielversprechend, dennoch sollte man mit unerprobten Mitteln eher vorsichtig sein. Inwiefern die Substanz eventuell zusätzlich zu den Aromatasehemmern wirksam ist, ist fraglich. Man sollte das Mittel nicht kritiklos bei aromataseabhängigen Tumoren (z. B. Brustkrebs) oder bei Prostatakrebs einnehmen. Im Hinblick auf jüngere Studienergebnisse sollte man bei der Kombination von Hormontherapien zurückhaltend sein.

● Zitronensäure

Kategorie: Lebensmittelzusatzstoffe

Erklärung

Zitronensäure ist zur Belebung des Intermediärstoffwechsels wichtig: Sie ist ein natürlicher Bestandteil des Zitronensäurezyklus, der in normalen Zellen entscheidend für die Energiegewinnung ist.

Die Krebszelle hingegen zieht ihre Energie aus dem Abbau von Glucose bis zur Milchsäure. Die Anwesenheit von Zitronensäure soll die in der Krebszelle unter Sauerstoffmangel ablaufende Milchsäureproduktion zurückdrängen und damit den Wachstumsprozess der Krebszelle verlangsamen. Somit fungiert sie als Stoffwechsel- und Zellatmungsaktivator.

Die Moermann-Diät (benannt nach einem niederländischen Arzt) empfiehlt Vollwertkost, angereichert mit acht angeblich unentbehrlichen Stoffen gegen Krebs. Genannt werden Weizen, Hefe, Jod, Zitronensäure und die Vitamine A, B, C und E. Zitronensäure kommt in vielen Pflanzensäuren vor; ihr Gehalt in Zitronen liegt zwischen 5 und 7 %. Zitronensäure ist ein Oxidationsmittel.

Zitronensäure

Möglichkeiten und Durchführung

Es gibt reine Zitronensäure in Pulverform oder als homöopathische Mittel in Tropfen oder Ampullen. Tropfen werden eingenommen, die Ampullen werden in den Muskel gespritzt.

Anwendungsbereiche, die in den Medien genannnt werden

Homöopathisch wird Zitronensäure bei auszehrenden Krankheiten und Zahnfleischbluten verwendet. Zitronensäure wirkt der Alkalose des Blutes entgegen, bremst den Gärungsstoffwechsel bzw. die Milchsäurebildung, vermindert die Viskosität des Blutes und setzt den Wassergehalt der Gewebe herab. Ein weiteres Einsatzgebiet ist der Salzsäuremangel des Magens.

Gegenanzeigen und Risiken

Zitronensäure kann den Zahnschmelz angreifen. Größere Mengen führen zur Übersäuerung des Blutes und zur Verminderung des Calciumgehalts im Körper. Schleimhäute können leicht angeätzt werden.

Bewertung

Viele Daten und Fakten zum Einsatz von Zitronensäure bei Krebs gibt es noch nicht. Eine moderate Zufuhr hat sicherlich wenig schädliche Wirkungen, aber eine Wirksamkeit gegen Krebs ist nicht zu erwarten.

Therapien ohne Wirkung

● **714-X**
Kategorie: verbotene Therapien

Erklärung

714-X enthält eine Kampferverbindung. Zusätzlich sind Ammoniumchlorid, Ammoniumnitrat, Kochsalz, Alkohol und Wasser enthalten. Das Präparat wurde von der amerikanischen Food and Drug Administration verboten; die Produktion ist unter Strafe gestellt. Vor 30 Jahren wurde das Produkt von Dr. Gaston Naessens in einem Privatlabor in Quebec, Kanada, entdeckt. Er erkannte, dass Krebszellen einen Faktor K-CFK produzieren. Dieser Faktor legt das Immunsystem lahm und verhindert, dass die Krebszellen vom Körper aufgespürt werden. 714-X soll diesen Faktor neutralisieren, so dass der Körper selbst gegen das Krebsleiden vorgehen kann.

Möglichkeiten und Durchführung

Meist wird das Mittel als Injektion in die Leistenlymphknoten gespritzt. Pro Tag wird eine Injektion verabreicht über einen Zeitraum von 3 Wochen. Nach einer Spritzpause von 2 Tagen erfolgen weitere 2 Zyklen à 23 Tagen. Auch die Einnahme des Präparats als Inhalation ist möglich.

Anwendungsbereiche, für die das Mittel geeignet sein soll

Alle Arten von Krebs.

Gegenanzeigen und Risiken

Rötungen und Schwellungen an der Einspritzstelle.

Bewertung

Es liegen nur Fallstudien von Dr. Naessens vor, in denen er beschreibt, wie er Patienten mit Melanomen, Karzinomen, bösartigen Lymphomen, Knochenkrebs und anderen Krebsarten kuriert hat. Obwohl das Präparat einem interessanten Ansatz nachgeht, kann es aufgrund der widrigen Umstände nicht empfohlen werden, zumal die Herstellung in den USA unter Strafe steht.

● Aktiv-spezifische Immuntherapie (ASI)

Kategorie: Therapieverfahren

Erklärung

Die Aktiv-spezifische Immuntherapie (ASI) nutzt das Prinzip der Impfung. Der Impfstoff wird aus körpereigenem Krebsgewebe gewonnen, aufgearbeitet, inaktiviert und wieder in den Körper gespritzt. Nach der Entfernung des Tumors kann der aus den entnommenen Krebszellen gewonnene »Impfstoff« als Zusatztherapie gegen einen neuerlichen Krebsausbruch angewendet werden.

Möglichkeiten und Durchführung

Die Behandlung wird meist über Monate vom Arzt durchgeführt. Dabei wird der Impfstoff in die Haut gespritzt. Vor der Impfung wird der Impfstoff auf Pathogenität getestet.

Anwendungsbereiche, die in den Medien genannt werden

Hautkrebs, Brustkrebs, Eierstockkrebs, Darmkrebs, Nierenkrebs, Prostatakrebs und Lungenkrebs.

Gegenanzeigen und Risiken

Zu Beginn der Behandlung kommt es oft zu grippeartigen Symptomen wie Fieber und Schüttelfrost. Die Behandlung wird von einem Arzt überwacht, da auch die Herzfunktionen beeinträchtigt werden können.

Bewertung

Die erhofften Erfolge bleiben weit hinter den Erwartungen zurück. Die Auswirkungen der Therapie auf Heilung sind relativ schwach, und deshalb darf sie allenfalls als Zusatztherapie herangezogen werden.

● Alzoon®

Kategorie: veraltete Mittel

Erklärung

Alzoon® war ein Sirupextrakt aus Pestwurz, Wacholder, Farnen, Brunellien und Löwenzahn, der mit Sauerstoff und UV-Licht behandelt wurde.

Der Basler Chemiker M. R. von Niederhäusern ließ Alzoon® 1943 patentieren. Hergestellt und vertrieben wurde Alzoon® von der Firma »Alsana AG, Pharmazeutische Spezialitäten« aus Thun. Mittlerweile scheint das Medikament nicht mehr im Handel zu sein.

Möglichkeiten und Durchführung

Alzoon® wurde als Dauertherapie empfohlen.
2- bis 3-mal täglich wurden 1 bis 2 Esslöffel vor dem Essen eingenommen.

Anwendungsbereiche, die in den Medien genannt werden

Alzoon® wurde bei Verdauungsbeschwerden, Schwäche, schweren Schmerzzuständen, Blutarmut als Folge von Krebs sowie bei hoffnungslosen Krebsfällen im Endstadium eingesetzt. Es soll schmerzlindernd und appetitanregend wirken.

Gegenanzeigen und Risiken

Alzoon® soll unschädlich und frei von Nebenwirkungen sein. Pestwurz steht im Verdacht, die Leber zu schädigen.

Bewertung

Vermutlich wird die Wirkung durch die germaniumhaltige Pflanze Pestwurz und die in Löwenzahn enthaltenen Bitterstoffe abgeleitet. Germaniumhaltige Pflanzen sind Pestwurz, Mistel, Knoblauch, Meerrettich, wilde Schwarzwurzel, Kreuzkraut und Ginseng. Das Präparat soll in Studien nicht gegen Krebs wirksam gewesen sein, dennoch wurde bei 14 % aller untersuchten Patienten eine Besserung des Allgemeinbefindens festgestellt.

● Amrit Kalash

Kategorie: Nahrungsergänzungsmittel

Erklärung

Übersetzt bedeutet »Amrit Kalash« so viel wie »Gefäß der Unsterblichkeit«. Das gleichnamige Präparat Amrit Kalash gehört zu den Rasayanas. So werden Pflanzenpräparate der ayurvedischen Medizin genannt, die zur Vorbeugung gegen Krankheiten und für ein langes Leben vorgesehen sind. Über Amrit Kalash wird berichtet, dass es 1000-mal stärker als Vitamin C sei. Beim ayurvedischen Mittel Amrit-Kalash handelt es sich um ein Kombinationsprodukt aus Frucht- und Kräuterkonzentrat (Paste) und Tabletten, die aus bis zu 38 Bestandteilen zusammengesetzt sind (siehe unter www.madanapalas.com).

Nachdem sich das Bundesinstitut für Arzneimittel und Medizinprodukte mit diesem Produkt auseinander gesetzt hat, wurde eindeutig erklärt, dass es sich hier nicht um ein Arzneimittel handelt.

Möglichkeiten und Durchführung

2-mal täglich wird 1 Teelöffel Paste eingenommen.
Erwachsene nehmen 2-mal täglich 1 Tablette auf leeren Magen.
Die Dosierung ist herstellerabhängig.

Anwendungsbereiche, die in den Medien genannt werden

Zur Reduzierung der Nebenwirkungen einer Krebstherapie.

Gegenanzeigen und Risiken

Keine bekannt.

Bewertung

Bisher liegen nur tierexperimentelle Untersuchungen vor. Diese bestätigen, dass Amrit Kalash die Nebenwirkungen der Chemotherapie verringert. Allerdings rechtfertigen diese Untersuchungen noch keine Anwendung am Menschen. Aufgrund der Vielzahl der Inhaltsstoffe sind Arzneimittelinteraktionen möglich und wahrscheinlich.

● Antineoplaston-Therapie

Kategorie: Therapieverfahren

Erklärung

Antineoplastone sind Eiweißverbindungen, die aus dem menschlichen Urin isoliert wurden. Dr. Stanislaw Burzynski war der Entdecker dieser Aminosäureketten. Er fand heraus, dass sie das Wachstum von manchen Krebsarten unterbinden konnten. Die Wirkung erklärt sich durch Umprogrammierung der Krebszellen, ohne sie zu zerstören. Dadurch erfolgt eine Korrektur des Lebenszyklus, und die Krebszellen normalisieren sich. Ein Neoplasma ist eine abnormale Gewebeveränderung, und so erklärt sich auch der Name Antineoplastone

(= »gegen abnormale Gewebsveränderungen«). Dr. Burzynski hat fünf verschiedene Antineoplastone gefunden, die er als Mixed in unterschiedlicher Zusammensetzung passend zur jeweiligen Krebsart zusammenstellt. Die Behandlung findet nur in der Klinik in Houston/Texas in den USA statt, wo Dr. Burzynski seine eigene Antineoplastonproduktionsstätte hat. Nur dort darf er seine Therapie anwenden. Das Versenden von Antineoplastonen ist ihm untersagt.

Möglichkeiten und Durchführung

Antineoplastone werden mithilfe einer Infusionspumpe 22 bis 24 Stunden intravenös dauerinfundiert. Man trägt somit immer eine kleine Tasche mit sich. Später wird auf Tabletten (ca. 48 Stück pro Tag) umgestellt.
Anfangskosten: 1000 bis 1500 Euro pro Monat.
Therapiekosten: ca. 36 000 bis 60 000 Euro pro Jahr.

Anwendungsbereiche, die in den Medien genannt werden

Alle Tumorarten.

Gegenanzeigen und Risiken

Als Nebenwirkungen werden Magenbeschwerden, Fieber oder Blutdruckveränderungen angegeben.

Bewertung

Mit dieser Methode haben sich bereits die Gerichte in den USA auseinandergesetzt und die Therapie auf Houston/Texas begrenzt. Es liegen nur wenige unabhängige Studienergebnisse vor, die meist keinen Vorteil zeigen. Positive Ergebnisse wurden nur vom Erfinder veröffentlicht.

● Arthrokelan U
Kategorie: veraltete Mittel

Erklärung
Ein nicht infektiöses Ultrafiltrat wird aus Bakterien gewonnen, die häufig bei Zahnwurzelgranulomen zu finden sind. Der Forscher Dr. Wilhelm von Brehmer hatte um 1930 festgestellt, dass das Bakterium *Sisphonospora polymorpha* immer in hoher Konzentration im Blut von Krebspatienten zu finden war. Gesunde Patienten zeigten diese Bakterienanreicherung nicht. Er sah einen engen Zusammenhang zwischen Krebs und diesem Bakterium und meinte, Krebs durch Messung des pH-Werts und durch Ausstriche im Dunkelfeld-Mikroskop frühzeitig erkennen zu können.

Das Bakterium hat im Laufe der Geschichte viele Namen erhalten und ist identisch mit *Corynebacterium* sp. DSM 4223 und *Propionibacterium acnes.* Arthrokelan U ist nicht mehr im Handel.

Möglichkeiten und Durchführung
Die Ampullen mit formaldehydbehandelter Toxoid von Corynebacterium sp. DSM 4223 wurden 2- bis 3-mal wöchentlich mit 0,2 bis 1,0 ml in den Muskel gespritzt.

Anwendungsbereich
Arthrokelan U war zur Steigerung der unspezifischen Immunabwehr und als Begleittherapie bei einer konventionellen Krebstherapie zugelassen.

Gegenanzeigen und Risiken
Nicht anwenden bei akuten Infektionskrankheiten. Allergische Reaktionen können auftreten.

Bewertung

Einige Untersuchungen weisen auf Zusammenhänge zwischen Prostatakrebs und diesem Bakterium hin. Propionibacterium acnes könnte ein Cofaktor bei der Entstehung von Krebs sein. Ob allerdings durch die Injektionen mit diesem Toxoid eine Verbesserung der Situation für den Krebspatienten eintritt, ist unklar, da Studien am Menschen nicht publiziert wurden. Aufgrund fehlender wissenschaftlicher Beweise kann diese Methode nicht empfohlen werden.

● Arzneipflanzen nach Maria Treben
Kategorie: Heilpflanzen

Erklärung

Maria Treben war eine österreichische Kräuterkundige, die von 1907 bis 1991 lebte. Inspiriert durch Pfarrer Kneipp, ging sie davon aus, dass für jede Krankheit ein Kräutlein gewachsen sei. So empfiehlt sie Malven (Käsepappel), Bärlapp, Spitz- und Breitwegerich, Ringelblume, Schafgarbe, Brennnessel, Schöllkraut, Kalmuswurzel, Schachtelhalm, Johanniskraut, Wiesengeißbart und Schwedenkräuter für die Therapie bei Krebs.

Möglichkeiten und Durchführung

Die Pflanzen werden meist als Tee zubereitet. Es kommen aber auch Umschläge mit wässrigen Auszügen zum Einsatz.

Anwendungsbereiche, die in den Medien genannt werden

Für alle Krebsarten.

Gegenanzeigen und Risiken

Vor der innerlichen Anwendung von Wiesengeißbart, Bärlappkraut (giftig) und Schöllkraut (enthält Alkaloide) wird ernsthaft gewarnt. Indischer Kalmus steht im Verdacht, Krebs auszulösen.

Bewertung

Nur für wenige Pflanzen besteht die Vermutung, dass sie gegen Krebs wirksam sind. So gibt es Quellen, die für Rhabarber, Süßholz, Löwenzahn und Klettenlabkraut von einer krebsheilende Wirkung sprechen. Diese Pflanzen werden jedoch, soweit bekannt, nicht von Maria Treben eingesetzt. Die Kombinationen von Maria Treben werden derzeit zur Krebsbehandlung nicht empfohlen.

● Autologe Tumortherapie nach Klehr (ATC)
Kategorie: Therapieverfahren – Eigenbluttherapie

Erklärung

Dem Patienten wird Blut entnommen, das über ein spezielles Verfahren aufbereitet wird. Dabei werden die verschiedenen Blutbestandteile voneinander getrennt und zum Teil die Zellwände zerkleinert. Dieses Gemisch wird mit den unbehandelten separierten Lymphozyten des Blutes im Reagenzglas zusammengebracht, und es kommt zu einer Antigen-Antikörper-Reaktion. Dieses Verfahren führt zur Produktion von Zytokinen, die sich anreichern. Bei der Rückführung des so aufbereiteten Blutextraktes reagiert die körpereigene Abwehr, um den Tumor zu zerstören. Zytokine haben die Aufgabe, als Botenstoffe des Immunsystems zu fungieren.

Möglichkeiten und Durchführung

Jeden zweiten Tag wird 1 Ampulle à 2 ml subkutan gespritzt. Nach einer Behandlung von sechs Wochen erfolgt eine Untersuchung, und man entscheidet über das weitere Vorgehen. Es

wird so lange therapiert, bis alle Tumoren und Metastasen völlig verschwunden sind.
Die Kosten pro Zyklus belaufen sich auf ca. 2000 Euro.

Anwendungsbereiche, die in den Medien genannt werden
Die Gabe von Eigenblutzytokinen ist in jedem Stadium von Krebs möglich.

Gegenanzeigen und Risiken
Der Hersteller macht hierzu keine Angaben. Manchmal treten Müdigkeit, Fieberattacken, Schmerzen und Blutbildveränderungen auf.

Bewertung
Meist wird diese Methode erst angewendet, wenn die Patienten als austherapiert gelten und von der Schulmedizin keine Hoffnung mehr zu erwarten ist. Leider gibt es keine unabhängigen Daten zu dieser Methode. Wegen fehlender Daten und mangelnder Transparenz wird die Therapie als nicht empfehlenswert bewertet.

● Auto-Sanguis-Stufentherapie
Kategorie: Therapieverfahren – Eigenbluttherapie

Erklärung
Die Auto-Sanguis-Stufentherapie (lat. Sanguis = Blut) ist eine besondere antihomotoxische Therapie nach dem Verständnis von Hans-Heinrich Reckeweg (1905–1985); sie stellt eine Sonderform der Eigenbluttherapie dar. Reckeweg ging davon aus, dass eine Krankheit eine Abwehrreaktion des Körpers auf Gifte oder Giftschädigungen ist. Blut enthält diese Krankheitsgifte (Homotoxine). Die Auto-Sanguis-Stufentherapie sieht vor, dem

Krebspatienten Blut zu entnehmen. Das Blut wird dem Patienten nach mehrstufiger Verdünnung als Reiztherapeutikum zurückgegeben. Dadurch sollen körpereigene Abwehrkräfte gestärkt und die Selbstheilung eingeleitet werden.

Möglichkeiten und Durchführung

Man entnimmt dem Patienten Blut, mischt dieses mit einem fertigen homöopathischen Komplexmittel (Ampulle) und injiziert dem Patienten diese Mischung wieder zurück. Ein kleiner Rest der Blutmischung verbleibt in der Spritze, der wieder mit einem homöopathischen Komplexmittel vermischt wird. Da durch diese Vorgehensweise das Eigenblut immer wieder verdünnt wird, nennt man dieses Verfahren Stufentherapie. Meist werden ca. 4 bis 5 Verdünnungen vorgenommen. Alle 4 bis 5 Tage kann dieses Verfahren wiederholt werden. Ein Therapiedurchlauf braucht ca. 10 Sitzungen. Für die Erkrankung werden die passenden Injektionsampullen zusammengestellt.

Anwendungsbereiche, die in den Medien genannt werden

Mit dieser Behandlung wird das Immunsystem angeregt. Chronische Erkältungskrankheiten, chronische Nasennebenhöhlenentzündung, degenerative Erkrankungen, Leberschäden, Arthrosen, Heuschnupfen, Asthma bronchiale, Ekzeme, Neurodermitis, Schuppenflechte, Dornwarzen, Dellwarzen, Morbus Crohn, Colitis ulcerosa, Kopfschmerzen, Akne, Rheuma und Vorstadien von Krebs werden mit dieser Methode behandelt.

Gegenanzeigen und Risiken

Reiztherapien, wie die mit Eigenblut, können als Reaktion des Körpers eine Erstverschlimmerungen der Erkrankung hervorrufen. Nebenwirkungen sind meist geringerer Natur und äußern sich u. a. mit lokalen Rötungen, Temperaturerhöhung und Müdigkeit.

Bewertung

Zur Eigenbluttherapie mit homöopathischen Mitteln liegen keine Studien vor. Die Therapie kann demnach nicht empfohlen werden.

● Béres Tropfen N-Plus
Kategorie: Mineralstoffe

Erklärung

Dr. József Béres mischte 1960 eine Mixtur aus Spurenelementen und Mineralien zusammen, um chronischen Krankheiten entgegenzuwirken. So enthalten Béres Tropfen eine Mischung von Eisensulfat, Zinksulfat, Magnesiumsulfat, Mangansulfat, Kupfersulfat, Ammoniummolybdat, Ammoniummetavanadat, Nickelsulfat, Borsäure, Natriumfluorid, Kobaltchlorid und verschiedene Hilfsstoffe. In Deutschland ist das Präparat nicht zugelassen. Nur in Ungarn ist das Präparat ohne Zulassung erhältlich.

Möglichkeiten und Durchführung

3- bis 4-mal täglich werden 18 Tropfen vor oder während der Mahlzeit mit einem Getränk eingenommen.

Anwendungsbereiche, die in den Medien genannt werden

Es handelt sich um eine Ergänzungstherapie, um den Allgemeinzustand von Patienten mit Tumoren aller Art zu verbessern.

Gegenanzeigen und Risiken

Magen- und Darmstörungen.

Bewertung

Für das Präparat sind keinerlei Nachweise über die Wirksamkeit zu finden. Es kann zu einer Überdosierung an Spurenelementen wie Vanadium und Molybdän führen. Zu hohe Dosen an Vanadium können das Erbgut schädigen. Sie beeinträchtigen die Entwicklung von Immunzellen und schwächen dadurch das Immunsystem. Molybdänüberdosierungen lösen gichtähnliche Symptome aus. Die Arzneimittelkommission der deutschen Apotheker warnt vor dem Gebrauch von Béres Tropfen N-Plus.

● Bienengift – Apitherapie
Kategorie: Bienenprodukte

Erklärung
Bienengift ist das Gift aus dem Stachel der Honigbiene, das zur Abwehr von Feinden benützt wird. Es ist ein komplexes Gemisch aus verschiedensten Proteinen (Eiweißen). Bienengift enthält Histamin, Hyaluronidase, Phospholipase A, Mineralstoffe und Spurenelemente. Es wirkt gerinnungshemmend, die Wirkung ähnelt der von Schlangengift.

Anwendungsbereiche, die in den Medien genannt werden
Es wird zur Stärkung des Immunsystems, zur Rheumatherapie, zur Desensibilisierung bei Allergikern, gegen Entzündungen aller Art, als Zusatztherapie bei Krebs und bei schlecht heilenden Wunden eingesetzt.

Gegenanzeigen und Risiken
Bienengift kann bei sensiblen Patienten zu einem lebensgefährlichen allergischen Schock mit Todesfolge kommen. Bei Leber-, Nieren-, Bauchspeicheldrüsenerkrankungen und bei Magengeschwüren sollte keine Bienengifttherapie durchgeführt werden.

Bienengift

Bewertung

Erste Ergebnisse deuten darauf hin, dass Bienengift Krebs hemmen kann, wenn es direkt in den Tumor gespritzt wird. Die Anwendung steckt derzeit jedoch noch in den Kinderschuhen und kann in der Form (noch) nicht empfohlen werden.

● Buserelin (nach Hackethal)
Kategorie: verschreibungspflichtige Medikamente

Erklärung

Buserelin ist ein Eiweiß, das wie die im Gehirn gebildeten und durch Geschlechtshormone freigesetzten Hormone (Gonadotropin-Releasing-Hormon; GnRH) wirkt. Es führt somit zunächst zur Freisetzung des Luteinisierenden Hormons (LH); in Folge einer Dauerstimulation, da Buserelin nicht gut abgebaut werden kann, kommt es jedoch zu einer Unterdrückung der Freisetzung der Gonadotropin-Releasing-Hormone und damit zum Abfall der weiblichen Geschlechtshormone. Über diesen Mechanismus können manche Tumoren im Wachstum gehemmt werden. Im fortgeschrittenen Stadium bei Prostatakrebs gilt Buserelin als zugelassenes Arzneimittel und wird von Onkologen und Urologen allgemein anerkannt eingesetzt. Bei anderen hormonanhängigen Tumoren ist Buserelin grundsätzlich ebenfalls wirksam.

Professor Dr. Julius Hackethal hat wohl ein weit größeres Spektrum an Krebsarten mit Buserelin behandelt.

Möglichkeiten und Durchführung

Buserelin wird als Injektion nach genauem Schema unter die Haut gespritzt. Weiterhin ist es auch als Nasenspray zusätzlich im Handel.

Anwendungsbereiche, die in den Medien genannt werden

Diverse Krebsarten.

Gegenanzeigen und Risiken

Die Liste der Nebenwirkungen ist lang und umfangreich. Auf den Beipackzettel wird verwiesen. Es kann zu Libidoverlust, Brustschmerzen, Müdigkeit, Gewichtszunahme, vermehrtem Schwitzen, Knochenschmerzen, Thrombosen, Ausfallserscheinungen, Muskelschwäche, erhöhten Leberwerten, Übelkeit, Erbrechen, Hautreizungen etc. kommen. Nach einer Kastration darf das Mittel nicht verwendet werden.

Bewertung

Die zugelassene Indikation von Buserelin beim Prostatakrebs steht hier nicht zur Diskussion.

Dass Buserelin auch bei allen anderen Tumoren wirksam sein soll, wie von Hackethal postuliert, ist nicht erwiesen und unwahrscheinlich. Deshalb kann an dieser Stelle die Methode nicht empfohlen werden.

● Carctol®

Kategorie: verschreibungspflichtige Medikamente

Erklärung

In einer 500-mg-Kapsel sind 200 mg *Blepharis edulis*, 120 mg *Piper cubeba* (schwarzer Pfeffer), 80 mg *Smilax china* (Stechwinde oder auch Chinesische Sarsaparilla), 20 mg *Hemidesmus indicus* (Indische Sarsaparilla), 20 mg *Tribulus terrestris* (Erdburzeldorn oder auch Erdsternchen), 20 mg *Ammanias vesicatoria* (Blistering ammania), 20 mg *Lepidium sativum* (Kresse), 20 mg *Rheum emodi* (Himalaya-Rhabarber) enthalten.

Möglichkeiten und Durchführung

Am Tag werden durchschnittlich 8 Kapseln genommen, aufgeteilt auf 4-mal 2 Kapseln. Die exakte Menge richtet sich nach der Krankheit. Zur Therapie sollte viel (3 bis 5 Liter) abgekochtes, kaltes Wasser getrunken werden; außerdem ist auf eine vegetarische und säurefreie Diät und auf zusätzliche Gaben von verdauungsfördernden Enzymen zu achten. Wichtig ist auch ein guter Stuhlgang. Nach einer Einnahmezeit von zwei Monaten wird eine Beurteilung über die Wirksamkeit gefällt. Nach einer Chemotherapie oder Radiotherapie sollte Carctol® sechs Monate eingenommen werden.

120 Kapseln kosten ca. 120 Euro.

Anwendungsbereiche, die in den Medien genannt werden

Zur Krebsprävention – besonders erwähnt werden Gebärmutterhalskrebs, Speiseröhrenkrebs, Krebserkrankungen des blutbildenden Systems (inklusive Lymphomen) und der Weichteile, aber auch bei Keuchhusten, Schluckbeschwerden, Appetitlosigkeit, Lebererkrankungen, Menstruationsbeschwerden und als Begleitbehandlung nach einer Chemo- oder Radiotherapie. Das Mittel ist nicht bei Krebs mit Bauchwassersucht wirksam.

Gegenanzeigen und Risiken

Es kann während der Einnahme zu Durchfall kommen. Bei Verstopfung darf das Präparat nicht weiter eingenommen werden.

Bewertung

Leider liegen keine unabhängigen Studien über die Wirksamkeit vor, so dass nur auf firmenspezifische Unterlagen zurückgegriffen werden kann. Sarsaparilla erwies sich in Zellversuchen und in Tierversuchen als ein potentes Mittel gegen Krebs. Dem Rhabarber wird auch ein Einfluss auf Krebs nachgesagt. *Tribulus terrestris* hat in Zellversuchen und diversen anderen

Untersuchungen eine Wirksamkeit gegen Tumoren bewiesen. Leider sagen die Studien nichts über die eventuell auftretenden Nebenwirkungen der Pflanzen und über die Wirkung am Patienten aus. Das Mittel sollte weiter untersucht werden und stellt eine Möglichkeit dar, den Krebs begleitend zu therapieren. Aufgrund fehlender klinischer Studien kann es derzeit nicht empfohlen werden.

● Carnivora®
Kategorie: Immuntherapeutika

Erklärung
Carnivora® ist der gelblich braune Presssaft der Venusfliegenfalle *(Dionaea muscipula)*, der mit 30%igem Alkohol vermischt ist. Die immunmodulierende und krebshemmende Wirkung soll mit dem Inhaltsstoff Plumbagin zusammenhängen.

Möglichkeiten und Durchführung
Carnivora® wird als Infusion oder Injektion 1-mal 1 Ampulle pro Tag gegeben.
Die Kosten für die Medikamente betragen zwischen 180 und 350 Euro pro Monat.

Anwendungsbereiche, die in den Medien genannt werden
Laut dem Arzt Dr. Helmut Keller, der das Mittel erfunden hat, soll der Pflanzensaft bei Krebs, chronischen Entzündungskrankheiten, Herpes-Infektionen und Autoimmunerkrankungen helfen.

Gegenanzeigen und Risiken
Nachdem bei einzelnen Patienten lebensbedrohliche Schockreaktionen aufgetreten sind, kam es zu einem Vertriebsstopp,

und der Hersteller nahm Carnivora® 1986 vom Markt. Die Schockreaktionen führte man auf Endotoxine von Bakterien zurück. Später soll es Dr. Keller gelungen sein, diese Endotoxine in der Produktion zu entfernen.

Bewertung
Der Wirkstoff Plumbagin ist Gegenstand diverser Versuche an Zellen und an Mäusen. Hier sind gute krebshemmende Eigenschaften zu erkennen. Da leider keine Studien am Menschen vorliegen und nur auf Fallberichte zurückgegriffen werden kann, kann das Mittel zurzeit noch nicht empfohlen werden. Außerdem sind Carnivora®-Extrakte in der Schweiz und in Deutschland nicht zugelassen.

● Carzodelan forte®
Kategorie: Enzympräparate

Erklärung
Carzodelan® lehnt sich an die Beobachtungen von John Beard an, der Pankreasenzyme zur Krebsbekämpfung einsetzte (siehe Abschnitt Pankreaenzyme nach Beard, Seite 315). So entwickelte Dr. med. Adolf Gaschler, ein Schweizer Arzt, um 1955 dieses Präparat. Gaschler war überzeugt, dass Krebs in den meisten Fällen mit einer Entzündung einhergeht. Hier sah er die Verbindung für den Einsatz von Enzymen als präventive Maßnahme. Enzyme wirken allgemein antiödematös, antiinflammatorisch, verbessern die Fließfähigkeit des Blutes und regen das Immunsystem an.
Carzodelan® wurde von Sophie M. Gaschler, Pharma-Laboratorium aus Landshut, vermarktet und verkauft. Über 30 Jahre war Carzodelan® ein wässriger Auszug aus natürlichen Bauchspeicheldrüsen vom Schwein. Eine Ampulle enthielt 2 mg

Schweinepankreas. Nachdem das Präparat seine Zulassung verloren hatte, wurde ein neues Präparat mit dem Namen Carzodelan forte® und mit anderer Indikation eingeführt. Diese liegt jetzt auf dem Gebiet der Entzündungshemmung.

Jede Ampulle zur Injektion enthält eine Enzymkombination von 2,0 mg Pankreatin, das entspricht: Protease 0,7 FIP, Lipase 15 FIP und Amylase 15 FIP.

Möglichkeiten und Durchführung

Das alte Carzodelan® wurde 3-mal 1 Ampulle pro Woche für 6 Wochen lang gespritzt. Danach wurde die Dosis auf 2-mal 1 Ampulle pro Woche reduziert. Weiterhin wurde auf eine besondere Ernährung mit viel Obst und Gemüse ohne Eier und tierisches Fett geachtet. Über die Dosierung für das neue Carzodelan forte® ist nichts bekannt.

10 Ampullen kosteten ca. 50 Euro.

Anwendungsbereich

Carzodelan® war als Mittel gegen diverse Entzündungen, bei Bestrahlungen, bei Krebsoperationen und für Präkanzerosen gedacht. Heute ist Carzodelan forte® gegen Entzündungen vorgesehen.

Gegenanzeigen und Risiken

Bei schweren angeborenen oder erworbenen Gerinnungsstörungen, schweren Leberschäden und vor Operationen dürfen Enzympräparate nicht genommen werden. Schwere allergische Reaktionen bis hin zum anaphylaktischen Schock sind möglich.

Bewertung

Es existieren nur Anwendungsbeobachtungen und alte Fallbeispiele. Aufgrund fehlender präklinischer und klinischer Studien sollte Carzodelan® bei Krebs nicht eingesetzt werden. Vor diesem Hintergrund muss zurzeit von der Therapie abgeraten werden, da zu wenig über das Präparat bekannt ist.

● Chaparral-Tee
Kategorie: **Heilpflanzen**

Erklärung

Der Kreosotbusch stammt aus den südwestlichen Gebieten der USA und Mexikos. Für Heilzwecke verwendet man Blätter und Zweige. Weitere Namen für Chaparral-Tee sind Larrea divericata Coville und Larrea tridentata Coville. Der antibiotisch wirkende Inhaltsstoff ist die Nordihydroguarjaretsäure.

Möglichkeiten und Durchführung

Aus dem Kreosotbusch wird ein Tee zubereitet, aber auch Kapseln waren im Handel.

Anwendungsbereiche, die in den Medien genannt werden

Chaparral-Tee wird bei Arthritis, Rheuma, Harnleiterentzündung, Magenbeschwerden, Geschlechtskrankheiten, Tuberkulose, Magengeschwüren, Bluthochdruck, Darmkrämpfen, Bronchitis, Erkältungen und als alternatives Krebsmittel verwendet. Er ist antibiotisch wirksam. Das Mittel soll schmerzlindernde, auswurffördernde, harntreibende, brechreizerregende und antientzündliche Wirkung haben.

Gegenanzeigen und Risiken

Der Tee kann die Leber und die Nieren schädigen.

Bewertung

Es gibt keine ausreichenden Studien zum Chaparral-Tee. Die Kanadische Gesundheitsbehörde warnt seit 2005 vor dem Gebrauch von Chaparral-Tee, -Blättern oder -Kapseln, da es zu Nebenwirkungen im Bereich der Leber (Hepatitis) und der Nieren gekommen ist. Aufgrund des Potenzials für schwerwiegende Nebenwirkungen kann diese Pflanze nicht empfohlen werden.

● Chelattherapie
Kategorie: Therapieverfahren

Erklärung

EDTA ist in den 40er Jahren des letzten Jahrhunderts entdeckt worden und wird heute in vielen Bereichen der Industrie eingesetzt, beispielsweise zur Konservierung von Kontaktlinsen-Pflegemitteln und Kosmetika, zur Wasserenthärtung und in der Photo- und Papierindustrie.

Der Wirkstoff EDTA (Ethylendiamintetraessigsäure) ist in der Lage, Metalle zu binden und diese wie eine Krebsschere festzuhalten. EDTA hüllt Metallionen im Verhältnis 1:1 ein und macht sie als Komplexbildner unschädlich. Die Chelattherapie wird in der Medizin vorzugsweise zur Schwermetallentgiftung eingesetzt, wobei Metalle wie Blei, Cadmium, Quecksilber und Arsen eine große Bindungsneigung haben. Aber auch für Krankheiten mit Plaquebildung verspricht diese Methode Linderung, indem verfestigtes Calcium aus den Adern wieder abgebaut werden soll. Nach der Entdeckung, dass bei Krebs der Kupferserumspiegel und der Gehalt an Kupfer in den Krebszellen erhöht sind, kamen Forscher auf die Idee, die Chelattherapie bei Krebs einzusetzen. Aber nicht nur der Kupfer-, sondern auch der Eisenspiegel hat Einfluss auf die Entwicklung und Ausbreitung eines Krebsgeschwürs. Neue Komplexbildner, die spezifisch auf Eisen und Kupfer reagieren, befinden sich noch in klinischer Erprobung.

Chelattherapie

Mit einer körperlichen Besserung durch die Therapie ist nach 6 bis 8 Wochen zu rechnen.

Möglichkeiten und Durchführung

Die Chelattherapie ist eine Infusionstherapie. Über 3 bis 4 Stunden wird 2-mal wöchentlich dem Körper eine besondere Flüssigkeit zugeführt. Zu einer Kur gehören ca. 20 bis 30 Infusionen, die ca. 2500 Euro kosten. Weitere Kosten für eine orale Chelattherapie, Vitamine, Nahrungsergänzungsmittel und Laborkosten kommen noch dazu. Die Behandlungen werden stationär oder ambulant durchgeführt. Zur Behandlung wird eine Spezialdiät verabreicht und auf eine Umstellung der Lebens- und Essgewohnheiten hingewiesen.

Anwendungsbereiche, die in den Medien genannt wird

Schwer- und Leichtmetallvergiftungen, Arteriosklerose, Demenz, Morbus Alzheimer, Morbus Parkinson, Gefäßschäden, chronisches Müdigkeitssyndrom, Fibromyalgie, Arthrose, Arthritis, Sklerodermie, Neurodermitis, multiple Sklerose, Zuckerkrankheit, diverse Umweltbelastungen, Aufmerksamkeitsdefizitsyndrom, Krebs, altersbedingte Erkrankungen der Nerven und Augenerkrankungen mit Sehnervbeteiligung.

Gegenanzeigen und Risiken

Schwere Nebenwirkungen können nach einer Chelattherapie auftreten. Man beobachtet nach der Anwendung stark erniedrigte Calciumwerte, Knochenmarksdepressionen mit der Folge, weniger Blutzellen bilden zu können. Nierenschäden, niedriger Blutdruck, Herzrasen, Blutungsneigung, schwankende Blutzuckerspiegel, bakterielle Infektionen, allergische Reaktionen, Herzrhythmusstörungen, Fieber, Übelkeit, Atemstillstand können weiter Reaktionen des Körpers auf die Behandlung sein. Patienten mit Nieren-, Leber- und Herzproblemen oder Krankheiten des Immunsystems sollte die Methode nicht anwenden.

Bewertung

Eisen- und Kupferspiegel spielen in der Ausbreitung und Vermehrung von Krebs entscheidende Rollen. Entzieht man dem Krebsgeschwür diese Metalle, so konnte in Tierversuchen eine Wachstumsverminderung und ein Tumorrückgang beobachtet werden. Aber Kupfer- und Eisenspiegel mit EDTA zu drosseln, ist nicht so einfach. Eine Kopplung einer Chelattherapie mit einer Chemotherapie birgt sogar das Risiko, dass EDTA mit dem Antikrebsmittel reagiert und die Wirkung ganz oder teilweise aufhebt. Die Wirkung der Krebstherapie wird abgeschwächt oder aufgehoben.

Obwohl die Methode zurzeit als alternative Krebstherapie von Heilpraktikern empfohlen wird, gibt es keine klinischen Beweise für die Wirksamkeit. Entsprechend ist die Methode bei Krebs nicht empfehlenswert.

Unberührt davon bleibt die klare Therapie von Schwermetallvergiftungen (wie Blei). In dieser Situation ist die Chelattherapie eine anerkannte Methode.

● Coley Vaccine

Kategorie: Immuntherapeutika

Erklärung

Coley Fluid kennt man auch unter den Namen Coley Vaccine, Coley's Toxine, Coley's Mixed Toxin, Coley's Mixture, Erysipelas and Prodigiosis Toxins, Febrivax, Multi Bacterial Vaccine und Vaccineurin.

William Coley war ein New Yorker Chirurg, der 1891 im New York Cancer Hospital eine interessante Entdeckung machte.

Coley Vaccine

Nachdem er gleich zu Beginn seiner Karriere machtlos zusehen musste, wie eine Patientin an Krebs starb, studierte er aufmerksam Akten mit ungewöhnlichen Krankheitsverläufen. Dabei fiel ihm die Heilung eines krebskranken Mannes auf, der als hoffnungsloser Fall dennoch gesundete. Dieser entwickelte nach einer Teiloperation seines Krebses eine bakterielle Infektion mit hohem Fieber. Nachdem er sich wider alle Erwartung von der Infektion mit dem Bakterium *Streptococcus pyogenes* erholte, verschwand sein Krebsgeschwür total. Dadurch inspiriert, entwickelte William Coley einen Impfstoff, der genau dieses Phänomen bei anderen Krebspatienten auslösen sollte.

Zu Beginn seiner Forschung arbeitete er noch mit lebenden infektiösen Bakterien, merkte jedoch bald, dass diese Technik ohne vorhandene Antibiotika zu gefährlich war. So stellte er auf abgetötete Bakterien der Art *Serratia marcescens* (auch als *Bacillus prodigiosus* bekannt) um und mischte diese mit dem Streptokokkentoxin. Sein Toxin wurde den Patienten täglich injiziert, worauf diese Schüttelfrost und Fieber entwickelten. Wenn es der Zustand des Kranken erlaubte, wurde diese zehrende Prozedur täglich wiederholt. Bei knapp 40 % seiner Patienten sprach die Behandlung nicht an, bei allen anderen allerdings gingen die Krankheitssymptome deutlich zurück. Obwohl es über Jahre schwer war, sein komplettes Patientenkollektiv von 104 Personen im Auge zu behalten, waren auch nach mehr als 20 Jahren ca. 20 % der Patienten noch gesund.

Die pharmazeutische Firma Parke-Davis produzierte einen erhitzten, weniger effektiven Impfstoff, der immer noch 37 % der inoperablen Patienten heilte.

Als 1936 die Chemotherapie und die Radiologie entwickelt wurden, geriet Coleys Methode in Vergessenheit. 1943 entdeckte M. J. Shears, ein NCI-Forscher, dass der wirksame Bestandteil aus Coleys Toxin ein Lipopolysaccharid der Zellwand des gramnegativen Bakteriums ist. Allerdings wurde 1953 die komplette Produktion von Coleys Toxinen gestoppt. Derzeit wird die Coley-Methode nur in wenigen Kliniken durchgeführt.

Möglichkeiten und Durchführung

Das Vakzine wird täglich oder jeden zweiten Tag in einer Konzentration gegeben, dass sich beim Patienten Fieber von 38,3 bis 40 °C einstellt. Das Vakzine wird abwechselnd in den Muskel und in den Tumor gespritzt. Wenn der Tumor anfängt zu schrumpfen, wird die Dosis auf drei Spitzen pro Woche, später auf zwei Spritzen pro Woche und anschließend auf eine Spritze pro Woche reduziert. Sobald das Fieber steigt, wird der Patient in Decken gewickelt, damit die Wärme nicht abfließt, sondern wirken kann. Infolge der Reaktion des Immunsystems kommt es gehäuft zu Entzündungen und Schmerzen im Tumor.

Anwendungsbereiche, die in den Medien genannt werden

Bei verschiedenen Arten von Krebs wie Brustkrebs, Eierstockkrebs, Melanomen, Knochenkrebs und Morbus Hodgkin kam diese Methode zum Einsatz.

Gegenanzeigen und Risiken

Während der Behandlung kommt es zu Fieber, Müdigkeit, Schwäche, Gewichtsverlust in den ersten zwei Wochen, Appetitmangel, Übelkeit, Erbrechen, Schmerzen und Entzündungen im Tumorgewebe. Wenn die Menge an Vakzine zu hoch dosiert war, ist mit Koma oder Tod zu rechnen. Um das zu verhindern, wird der Patient dauerhaft überwacht.

Bewertung

Eine kritische Analyse der Behandlungsergebnisse kommt zu dem Schluss, dass die mit Coley Vaccine behandelten Patienten keine längeren Überlebenszeiten aufwiesen. Im Hinblick auf die Risiken sollte die Methode nicht angewendet werden.

● Colon-Hydro-Therapie und Darmreinigung
Kategorie: Therapieverfahren

Erklärung

Durch die Darmreinigung sollen Nahrungsreste, Schlacken, Giftstoffe und Allergene gezielt ausgespült und die Darmschleimhaut in ihrer Funktion gestärkt werden. Bei gestörter Darmflora erhält der Körper die Möglichkeit zur Regeneration.

Möglichkeiten und Durchführung

Mittels einer geschlossenen Apparatur wird die Darmspülung am liegenden Patienten durchgeführt. Angewärmtes gereinigtes Wasser mit Temperaturen zwischen 21 und 41 °C fließt in den Darm und reißt Darmbestandteile mit sich, die durch einen Abflussschlauch aus dem Körper geleitet werden. Diese Darmspülung reinigt den Dickdarm und einen kleinen Teil des angrenzenden Dünndarms. Durch eine Bauchmassage während der Behandlung werden auch schwer zugängliche Darmbereiche gereinigt. Pro Sitzung werden ca. 12 Liter Wasser verbraucht. In einer Variante der Methode wird das Wasser mit Sauerstoff oder Wirkstoffen versetzt. Die Durchführung der Darmreinigung dauert ca. 45 Minuten und sollte 2- bis 3-mal pro Woche wiederholt werden. Als Therapiedauer wird ein Zeitraum von ca. vier Wochen empfohlen. Zusätzlich können während der Therapie Akupunkturpunkte angesprochen werden, um die Wirkung zu steigern. Eine Behandlungsserie besteht aus ca. 15 Einläufen.

Anwendungsbereiche, die in den Medien genannt werden

Darmreinigungen werden bei Allergien, Neurodermitis, Asthma, Heuschnupfen, Depressionen, Angstzuständen, Migräne, Immunsystemerkrankungen, Müdigkeit, Konzentrationsmangel und Darmkrankheiten angewendet. Einige Autoren empfehlen diese Therapie auch bei Krebs.

Gegenanzeigen und Risiken
Die Durchführung ist schmerzlos. Auf Keimfreiheit der verwendeten Materialien muss geachtet werden, da es sonst zu infektiösen Erkrankungen kommen kann. Darmverletzungen während der Behandlung sind möglich. Durch die Elektrolytverschiebung im Darm besteht bei geschwächten Patienten die Gefahr eines Herz- und Nierenversagens. Werden Spülungen mit anderen Flüssigkeiten wie z. B. Kaffee durchgeführt, kann dies zu Veränderungen der Darmflora führen.

Bewertung
Die Colon-Hydro-Therapie hat Einfluss auf das Wohlbefinden und regt das Immunsystem an. Diese Effekte sind jedoch minderer Kategorie und sollten bei Krebs nicht überbewertet werden. Eine Empfehlung zur Darmkrebsheilung oder zur Krebsprophylaxe kann nicht erfolgen, da derartige Auswirkungen nicht zu erwarten sind. Die Methode kann bei Krebs nicht empfohlen werden.

● Dehydroepiandrosteron (DHEA)
Kategorie: Nahrungsergänzungsmittel

Erklärung
DHEA, auch als 3-beta-hydroxy-5-androsten-17-on bezeichnet, wird aus Cholesterin gebildet und stellt als Hormon eine Vorstufe von Testosteron und Östrogen dar. Bei Männern wird DHEA zu 100 %, bei Frauen zu etwa 70 % in der Nebennierenrinde produziert. Die anderen 30 % werden bei Frauen in den Eierstöcken gebildet. DHEA soll den Energieverbrauch der Zellen senken und damit deren Lebensdauer erhöhen. Hieraus erklärt sich der Einsatz als Anti-Aging-Mittel. Nachgewiesen ist, dass sich der DHEA-Spiegel im Blut eines Menschen mit zunehmendem

Alter verringert. Der DHEA-Spiegel ist beim 25-jährigen Menschen am höchsten und fällt beim 80-Jährigen auf 5 bis 10 % ab. DHEA ist in Deutschland nicht zugelassen. Unerlaubterweise wird es aus dem Ausland nach Deutschland versendet.

Möglichkeiten und Durchführung

Es werden 2- bis 3-mal 25 mg DHEA pro Tag empfohlen. Zur Krebsprävention sind wahrscheinlich höhere Dosen erforderlich. Die Monatstherapie kostet ca. 60 Euro.

Anwendungsbereiche, die in den Medien genannnt werden

DHEA soll das Wachstum von Dickdarmkrebs, Lungenkrebs, Hautkrebs und Magenkrebs hemmen. Für Prostatakrebs und Brustkrebs gibt es widersprüchliche Berichte. Zur Krebsprävention, in der Krebstherapie und zur Rezidivprophylaxe wird DHEA von einigen Heilern angewendet. Es soll die T- und B-Lymphozyten des Immunsystems stimulieren, so dass bakterielle und virale Krankheitserreger leichter abgewehrt werden können. In Verbindung mit Melatonin wird DHEA als Anti-Aging-Mittel angepriesen. DHEA soll das Herzinfarktrisiko, die Blutfettwerte und die Insulinproduktion senken. Dennoch gilt, dass in Deutschland für Nahrungsergänzungsmittel derartige Aussagen nicht gemacht werden dürfen.

Gegenanzeigen und Risiken

Bei hoher Dosierung kann es zu Aggressivität, Reizbarkeit, Schlaflosigkeit, Akne, Herzrhythmusstörungen und Verschlechterung der Blutfettwerte kommen.

Bewertung

Der Rückschluss, dass aufgrund des Abfalls von DHEA mit dem Alter eine unterstützende Gabe von DHEA sinnvoll ist, ist nicht belegt. Positive Ergebnisse beziehen sich meist auf tierexperimentelle Untersuchungen, so dass es an dieser Stelle nicht empfohlen werden kann. DHEA ist mit Sicherheit eine interessante Substanz, die weiter untersucht werden sollte.

● Deuterium-depletiertes Wasser (DDW)
Kategorie: Therapieverfahren

Erklärung
Es handelt sich um Wasser, das eine geringere Konzentration an dem Isotop Deuterium (20 bis 130 ppm) aufweist als normales Wasser. Der Biologe Dr. Gábor Somlyai aus Budapest verwendet Wasser mit einer sehr geringen Konzentration an Deuterium zur Bekämpfung von Krebs. Er beobachtete, dass sich normale Körperzellen schnell an niedrige Deuteriumkonzentration gewöhnen können, während sich Tumorzellen nicht anpassen können. Dieses führt dann zu einer Zerstörung der Zellen, einer Verminderung an Tumormasse oder einem totalen Verschwinden. Experimentelle Studien beweisen, dass erhöhte Deuteriumkonzentrationen im Wasser mit einer Steigerung von Mutationen im Erbgut verbunden sind.

Möglichkeiten und Durchführung
Das Wasser wird direkt nach anderen Maßnahmen der Krebsbekämpfung, z. B. Operation, oder in der Nachsorge angewendet. Ein erneutes Aufflammen der Erkrankung soll so unterdrückt werden.

Anwendungsbereiche, die in den Medien genannt werden
Bei Krebs, zur Prävention und in der Nachsorge.

Gegenanzeigen und Risiken
Nicht bekannt.

Bewertung

Es gibt keinen Beweis, dass Deuterium-depletiertes Wasser die Krebsentstehung und die Krebstherapie beim Menschen deutlich beeinflusst. Experimentelle Untersuchungen zeigen, dass an dieser Methode möglicherweise »etwas dran« ist, doch zur Beurteilung in Bezug auf die Anwendung am Menschen müssen klinische Prüfungen vorliegen.

● Dimethylsulfoxid (DMSO)
Kategorie: veraltete Mittel

Erklärung

DMSO wird zurzeit als Substanz in Salben und Cremes verwendet, um Arzneistoffe schneller und besser durch die Haut zu transportieren. Die schmerzlindernde und entzündungshemmende Wirkung von DMSO ergänzt die eingesetzten Wirkstoffe und verstärkt deren Wirkung. In der Krebsheilkunde soll DMSO das Immunsystem stimulieren, freie Radikale, die während der Therapie entstehen, neutralisieren und damit die Nebenwirkungen der Behandlung mildern.

Möglichkeiten und Durchführung

DMSO kann oral, intravenös oder auf der Haut angewendet werden. Die Dosierungen und Kosten unterliegen erheblichen Schwankungen.

Anwendungsbereiche, die in den Medien genannt werden

Unterstützende Therapie bei allen Krebsarten.

Gegenanzeigen und Risiken

In höheren Dosierungen kann DMSO tödlich sein. Über eine mögliche krebsauslösende Wirkung wird diskutiert.

Bewertung

DMSO ist für die Behandlung von Krebs nicht geeignet.
In der konventionellen Medizin wird DMSO eingesetzt, wenn in die Vene zu verabreichende, gefährliche Medikamente ins Gewebe geflossen sind (Paravasate). Diese Anwendung ist sinnvoll.

● Divya Punarnavadi Mandur
Kategorie: Ayurvedische Mittel

Erklärung

Inhaltsstoffe sind Punarnava, Baybiding, Katuki und Mandur Bhasma. Punarnava *(Boerhavia diffusa)* ist eine in ganz Indien wild wachsende Pflanze, die in der ayurvedischen Medizin als Mittel bei Leber-, Gallen- und Nierenleiden eingesetzt wird. Man schreibt ihr antibakterielle, leberschützende, abführende und entzündungshemmende Eigenschaften zu. »Katuki« bedeutet übersetzt so viel wie »bitterer Enzian« oder »Herbstenzian«. Durch seine Bitterstoffe wird die Bildung von Verdauungssäften angeregt. Mandur Bhasma bezeichnet das Eisen-II-oxid. Eisen wird benötigt, um bei Blutarmut den roten Blutfarbstoff Hämoglobin bilden zu können. Über den Inhaltsstoff Baybiding konnten keine Informationen gefunden werden. Divya Punarnavadi Mandur wird von Swami Ramdev's Divya Pharmacy hergestellt.

Möglichkeiten und Durchführung

1 bis 2 Tabletten werden pro Tag mit heißer Milch oder heißem Wasser eingenommen.

Anwendungsbereiche, die in den Medien genannt werden

Das Präparat wird bei Blutarmut, Darmkrebs, Bauchschmerzen, Entzündungen und bei Nierenproblemen aufgrund einer langjährig bestehenden Zuckerkrankheit angewendet.

Gegenanzeigen und Risiken
   Keine bekannt.

Bewertung
   Die Wirkung des Mittels scheint sich auf den Verdauungstrakt zu beziehen. Hier soll es seine Wirkung entfalten, wobei diese im Wesentlichen eine Verbesserung des Befindens, nicht aber eine Heilung von Krebs bewirken soll. Es liegen keine Studien vor.

● Edelsteintherapie
Kategorie: **Therapieverfahren**

Erklärung
   Das Heilen mit Steinen ist seit dem 4. Jahrhundert v. Chr. bekannt. Die ayurvedische Medizin kennt heute noch Edelsteinrezepturen in Form von Elixieren, Pulvern und Pasten. Manchmal wird die Edelsteintherapie mit Bach-Blüten und der Aromatherapie in Verbindung gebracht und zusammen angewendet. Jedem Bach-Blüten-Mittel wird ein bestimmter Stein zugeordnet. Die vorher gereinigten Edelsteine sollen negative Schwingungen des Patienten von den Zonen der Steinberührung aufnehmen und positive Energien abgeben. Deshalb müssen die Steine nach jedem Benutzen gereinigt werden, um die negativen Schwingungen aus den Steinen zu holen. Hildegard von Bingen wies den Steinen Heliotrop, Saphir, Sarder, Amethyst, Hyazinth, Chrysopras, Topas, Beryll, Chrysolith, Sardonyx, Smaragd und Chalcedon die größten Heilkräfte zu. Bei der Behandlung mit Edelsteinen sollte man sich Ruhe gönnen und Zeit nehmen. In einem gemütlichen Raum mit Musik sollte man die Steine auf sich wirken lassen. Es gibt verschiedene Möglichkeiten, den passenden Stein für sich zu finden. Manche Einteilungen gehen nach dem Sternzeichen, nach den Bach-

Blüten, nach der Farbe, nach der Entstehung und Beschaffenheit. Man findet auch Einteilungen nach Klasse. Die 7. Klasse (Phosphate) wirkt auf den Säure-Basen-Haushalt (Edelstein = Türkis). Die 8. Klasse (Silikate) stärkt das Immunsystem (Edelsteine = Andalusit, Topas, Zirkon).

Möglichkeiten und Durchführung

Man trägt die Steine für ca. 15 bis 30 Minuten am Ort des Leidens. Dazu kann man den Stein mit einem Pflaster an der Stelle befestigen. Eine andere Möglichkeit ist, unabhängig vom Ort des Leidens, den Stein als Donut (Stein mit Loch in der Mitte) mit einem Lederbändchen oder im Lederbeutel um den Hals oder in der Hosentasche zu tragen. Dies erfolgt über mehrere Wochen, bis eine Besserung eintritt. Verwendet werden ein bis drei Steine gleichzeitig.

Zur intensiveren Anwendung werden Edelsteine über Nacht in ein Glas mit Wasser gelegt; dieses Wasser wird am nächsten Tag über den Tag verteilt getrunken. Dieser »gewässerte« Stein wird zur Regeneration über den Tag für einige Stunden am Licht gelagert, bis er erneut zum Einsatz kommt. Die Steinreinigung erfolgt, indem man den Stein unter fließendes Wasser hält. Zur kompletten Reinigung benötigt man 15 bis 30 Minuten.

Anwendungsbereich

Universell einsetzbar.

Gegenanzeigen und Risiken

Steine sollen nachts nicht getragen werden, sonst kommt es zu Nebenwirkungen wie Unruhe und Kopfschmerzen. Bei langer Daueranwendung ohne Pausen macht der Patient selbst eine Arzneimittelprüfung und entwickelt dann alle Symptome, die der Stein heilen kann. Edelsteinketten können durch die Dauerbelastung für die Haut zu einer starker Reizwirkung führen.

Zuordnung von Bach-Blüten und Edelsteinen*

Bach-Blüten	Edelstein	Seelenzustand des Menschen
1. Agrimony	Ametrin	Quälende Gedanken und innere Unruhe
2. Aspen	Citrin	Angst vor drohendem Unheil
3. Beech	Magnetit	Man ist unkritisch und intolerant
4. Centaury	Rosenquarz	Man kann nicht nein sagen
5. Cerato	Rauchquarz	Keine Vertrauen in eigene Meinung
6. Cherry Plum	Saphir	Unbeherrschbare Temperamentsausbrüche
7. Chestnut Bud	Epidot	Man macht immer die gleichen Fehler
8. Chicory	Diamant	Selbstmitleid besitzergreifender Persönlichkeit
9. Clematis	Pyrop	Man ist in Gedanken versunken
10. Crab Apple	Lavendelcalcedon	Man fühlt sich unrein
11. Elm	Chalcedon	Man fühlt sich der Aufgabe nicht gewachsen
12. Gentian	Roter Jaspis	Man ist pessimistisch
13. Gorse	Hyazinth	Man ist hoffnungslos
14. Heather	Malachit	Man ist ichbezogen
15. Holly	Weißer Zirkon	Eifersucht, Misstrauen, Hass und Neid regieren den Patienten
16. Honeysuckle	Heliotrop	Man lebt in der Vergangenheit

* *Quelle:* www.doc-nature.com/bachblueten-oele-edelsteine.php3

Bach-Blüten	Edelstein	Seelenzustand des Menschen
17. Hornbeam	Roter Calcit	Angst vor der täglichen Arbeit
18. Impatiens	Blauer Fluorit	Ungeduld, leicht gereizt mit überschießender Reaktion
19. Larch	Amethyst	Minderwertigkeitskomplexe
20. Mimulus	Sugelith	Man ist schüchtern und furchtsam
21. Mustard	Honigcalcit	Phasen mit tiefer Traurigkeit
22. Oak	Grüner Fluorit	Man fühlt sich niedergeschlagen und erschöpft und macht tapfer immer weiter
23. Olive	Bernstein	Man ist ausgelaugt und erschöpft
24. Pine	Lapis	Man hat Schuldgefühle
25. Red Chestnut	Smaragd	Selbstaufopferung für andere
26. Rock Rose	Uwarowit	Man ist innerlich panisch
27. Rock Water	Hämatit	Man ist zu hart zu sich selbst
28. Scleranthus	Rhodonit	Man hat Stimmungsschwankung und ist unausgeglichen
29. Star of Bethlehem	Karneol	Man hat ein Ereignis noch nicht verarbeitet
30. Sweet Chestnut	Azurit	Man glaubt am Ende seiner Kräfte zu sein
31. Vervain	Rubin	Man treibt Raubbau am eigenen Körper für eine gute Sache
32. Vine	Rosa Zirkon	Ehrgeizige, starke Persönlichkeit, die dominiert
33. Walnut	Achat braun	Man lässt sich verunsichern

Bach-Blüten	Edelstein	Seelenzustand des Menschen
34. Water Violet	Rosa Kunzit	Man zieht sich durch ein Überlegenheitsgefühl innerlich zurück
35. White Chestnut	Chrysokoll	Man denkt immer wieder an dieselbe Sache (Depression)
36. Wild Oat	Chrysopras	Man findet seine Lebensaufgabe nicht
37. Wild Rose	Sarder	Man ist apathisch und teilnahmslos
38. Willow	Sonnenstein	Man ist verbittert und fühlt sich als Opfer des eigenen Schicksals

Bewertung

Die Wirkungen der Edelsteintherapie sind bisher nicht nachgewiesen worden. Mögliche Erfolge beruhen sicher auf dem Plazebo-Effekt. In diesem Sinne mag die Methode auch eine gewisse Bedeutung haben, denn der Glaube kann bekanntlich Berge versetzen. Sinnvolle konventionelle Therapien sollten jedoch keinesfalls versäumt werden.

● Eigenbluttherapie

Kategorie: Therapieverfahren

Erklärung

Grundsätzlich gibt es viele verschiedene Eigenbluttherapien. Zwei weitere Abschnitte sind diesem Therapieverfahren gewidmet; Sie finden sie unter »Hämatogene Oxidationstherapie (HOT) und ultraviolette Bestrahlung des Blutes (UVB)« (siehe

Seite 277) sowie unter »Autologe Tumortherapie (ATC) nach Klehr« (siehe Seite 219).

Bei der Eigenbluttherapie geht man wie folgt vor: Dem Patienten wird über eine Vene Blut entnommen. Es wird eventuell verdünnt, vermischt, naturbelassen oder physikalisch behandelt und anschließend dem Patienten zurückinjiziert. Dabei wird das Blut entweder unter die Haut, in die Haut oder in den Muskel gespritzt. Die Mengen an gespritztem Blut schwanken zwischen 0,1 und 5 ml.

Eine weitere Möglichkeit der Blutaufbereitung besteht darin, das Blut mechanisch zur Gerinnung zu bringen oder es mit homöopathischen Präparaten zu versetzen und dann zurückzuinjizieren; manchmal wird das Blut auch einfach nur mit destilliertem Wasser versetzt.

Durch die Eigenbluttherapie wird beim Patienten ein Fremdkörperreiz gesetzt, der eine unspezifische Umstimmung einleiten soll. Man hofft, das Immunsystem zu aktivieren und die Lymphozytenentwicklung anzukurbeln. Die Bildung von Helferzellen, Suppressorzellen und Killerzellen soll angeregt werden.

Möglichkeiten und Durchführung

Jede Wochen werden 1 bis 3 Behandlungen für einen Zeitraum von 6 bis 8 Wochen durchgeführt. Eine Wiederholung des Schemas ist nach einer Pause möglich. Eigenblut kann auch oral eingenommen werden. Dieses Verfahren ist für Kinder gut geeignet. Meist wird Blut aus der Fingerkuppe als sogenannte Eigenblutnosode verwendet.

Anwendungsbereiche, die in den Medien genannt werden

Bei Immunschwäche, Migräne, Allergien, chronischen Krankheiten, wiederkehrenden Infektionen, Rheuma und Durchblutungsstörungen.

Gegenanzeigen und Risiken

Durch Verletzung und Verunreinigung von Nadeln kann es an den Einstichstellen zu blauen Flecken bis hin zu Abszessen kommen. Auch Fieber, Müdigkeit und Unwohlsein können auftreten.

Bewertung

Allgemein kann bei Krebs die Eigenbluttherapie nicht empfohlen werden. Es liegen keine Studien vor, die überzeugend genug wären, um diese Behandlung zu rechtfertigen.

● Elektroneuraltherapie

Kategorie: Therapieverfahren

Erklärung

Mit einem Messgerät, dem Elektroneuralsomatogramm, werden an mehr als 200 Reaktionsstellen des Körpers der elektrische Widerstand und die Kapazität des Körpers gemessen. Jede Reaktionsstelle ist genau festgelegt. Akupunkturpunkte und Reaktionsstellen sind meist identisch. Hat ein gesunder Mensch Hautwiderstandswerte von 30 bis 80 kOhm, so weisen krankhafte Hautstellen eine Erhöhung des Ohmschen Widerstandes auf. Schwache Körperstellen werden mit Gleichstromimpulsen behandelt, dadurch wird der Widerstand gesenkt. Die Elektroneuraltherapie wird mit einem Perduktor durchgeführt, der auch in der Reizstrombehandlung (z. B. Galvanisation) eingesetzt wird. Nach Stromabschaltung steigt der Hautwiderstand zwar wieder an, erreicht aber nicht mehr den hohen Ausgangswert. Gleichstromimpulse zwischen 0,5 und 2 mA und Impulsfrequenzen von 400 bis 1000 Hertz werden eingesetzt. Wird ein bestimmter Normalwert erreicht, so schaltet das Gerät selbstständig ab. Durch zugeführte Energieströme soll der Körper zur Selbstheilung angeregt werden. Die Therapie soll völlig schmerzfrei sein und wird auch bei Kindern angewendet.

Möglichkeiten und Durchführung

Nach vorhergehender Austestung werden nur die schwachen Reaktionsstellen behandelt. So sind 2 bis 6 Anwendungen pro Woche für ca. 15 Minuten üblich, bis nach ca. 10 Anwendungen eine erneute Testung erfolgt.

Insgesamt werden drei Testungen durchgeführt und drei Zyklen durchlaufen, so dass eine Behandlungsserie aus ca. 20 bis 30 Anwendungen besteht.

Eine Austestung kostet ca. 100 Euro, eine Anwendung ca. 20 Euro und die komplette Behandlung ca. 700 bis 900 Euro.

Anwendungsbereiche, die in den Medien genannt werden

Nervenschmerzen, Kopfschmerzen, Erschöpfungszuständen, multiple Sklerose, rheumatische Beschwerden, Rückenbeschwerden, Geschwulsterkrankungen und Krebs.

Gegenanzeigen und Risiken

Bei akuten Entzündungen und Fieber darf nicht behandelt werden. Eine Tuberkulose gilt mit der Therapie als nicht heilbar. Patienten mit Herzschrittmachern, Venenentzündungen und Bluthochdruck sollten teilweise nicht behandelt werden.

Bewertung

Diese Therapie birgt zwar keine großen Risiken in sich, kann aber wohl in Bezug auf Krebs nur wenig bewirken. Studien zu dieser Methode liegen nicht vor. Entsprechend kann diese Methode nicht im Rahmen einer Krebstherapie empfohlen werden.

● Epican Forte™ von Dr. Rath
Kategorie: Nahrungsergänzungsmittel

Erklärung

Inhaltsstoffe einer Kapsel: L-Lysin 166,7 mg, L-Prolin 125 mg, L-Arginin 83,3 mg, Vitamin C (aus Askorbinsäure, Calciumascorbat, Magnesiumascorbat, Ascorbylpalmitat) insgesamt 118,3 mg, Kalzium 3,7 mg, Magnesium 8,3 mg, Polyphenole (EGCG, Auszug aus grünem Tee, entkoffeiniert) 166,7 mg, N-Acetylcystein 33,3 mg, Selen (Methionin) 5 µg, Kupfer 333 µg, Mangan 167 µg.

Laut Dr. Rath wirken die Inhaltsstoffe folgendermaßen: Die Aminosäuren Lysin und Prolin spielen eine wichtige Rolle beim Aufbau des Bindegewebes. Hohe Dosen von Lysin sollen in Verbindung mit Vitamin C den Prozess verlangsamen oder stoppen, durch den Bindegewebe abgebaut wird und der der Grund für die Entstehung von Krebs ist. Die Aminosäure Arginin aktiviert das Abwehrsystem. Vitamin C stärkt als Antioxidans wie Kupfer und Mangan das Abwehrsystem. Die beiden letzteren sind Spurenelemente, die das Gewebe vor freien Radikalen schützen. EGCG (Epigallocatechin-Gallat) ist ein pflanzlicher Inhaltsstoff aus grünem Tee (siehe Abschnitt »Grüner Tee«, Seite 52), der wegen seiner antioxidativen und zellschützenden Eigenschaften in der Krebsmedizin bereits seit geraumer Zeit empfohlen wird. Die Kombination aller Einzelteile soll einen Zellschutz bewirken, Radikale abfangen und das Bindegewebe erhalten.

Möglichkeiten und Durchführung

3-mal täglich werden 2 Kapseln Epican Forte™ über den Tag verteilt zu den Mahlzeiten mit ausreichend Flüssigkeit wie Wasser, Saft oder Tee eingenommen.

Kombinationen mit anderen Vitaminprodukten aus der Serie

sind laut Dr. Rath möglich. Je nach beabsichtigtem Effekt werden dazu 3 bis 6 Produkte zusammen empfohlen. Zu sechs weiteren Präparaten rät Dr. Rath. Man findet Vitacor Plus™, Vita C forte™, Arteriforte, LyCin-Drink™ und ProLysinC™, die in Kombination verwendet werden.

Anwendungsbereiche, die von Dr. Rath genannt werden
Epican Forte™ soll die Zellfunktion unterstützen.

Gegenanzeigen und Risiken
Nach Angaben von Dr. Rath gibt es keine Nebenwirkungen. Gerinnungsprobleme können auftreten. Als Konsequenz sollten Patienten mit Störungen der Blutgerinnung Abstand von diesen Mitteln nehmen.

Bewertung
Sicherlich sind die von Dr. Rath angebotenen Präparate selbst nicht gefährlich. Problematisch ist jedoch, dass Dr. Rath propagiert, dass die Vitamine für sich allein gegen den Krebs helfen würden. Das ist mit Sicherheit nicht der Fall. Nach neueren Untersuchungen zeigt das an krebskranken Mäusen getestete Mittel Epican forte™ keine Wirkung. Die Mittel sind nicht empfehlenswert.

● Ergamisol®

Kategorie: verschreibungspflichtige Arzneimittel

Erklärung
Der Wirkstoff aus Ergamisol® ist Levamisol. Levamisol gehört zur Gruppe der Imidazothiazole. Eine Filmtablette Ergamisol® enthält 59 mg Levamisolhydrochlorid. Levamisol soll immunmodulierend wirken.

Ergamisol®

In der Tiermedizin wird Levamisol zur Bekämpfung von bestimmten Nematoden eingesetzt, den sogenannten Fräskopfwürmern, die vor allem im Darm von Fischen leben.
Das Präparat ist in Deutschland nicht zugelassen.

Möglichkeiten und Durchführung
Die Tabletten werden begleitend zur Chemotherapie eingenommen.

Anwendungsbereiche, die in den Medien genannt werden
Ergamisol® wird in Verbindung mit dem Chemotherapeutikum Fluorouracil und eventuell zusätzlich mit Folinsäure bei Dickdarmkrebs eingesetzt, um die Nebenwirkungen zu reduzieren.

Gegenanzeigen und Risiken
Veränderungen des Blutbilds, Schüttelfrost, Fieber, Schwindel, Durchfall und Hautausschläge.

Bewertung
Nach klinischen Studien ergab Levamisol sogar eine Verschlechterung der Heilungschancen, so dass das Mittel nicht empfohlen werden kann. Als verschreibungspflichtiges Präparat entscheidet der Arzt über die Verordnung.

● Esberitox®
Kategorie: Immuntherapeutika

Erklärung
Esberitox® wird aus einem alkoholisch-wässrigen Auszug (1:11) von Lebensbaumspitzen, Sonnenhutwurzeln und Färberhülsenwurzeln gewonnen. Als Hilfsstoffe für die Tabletten

werden Ascorbinsäure, Lactose, Magnesiumstearat, Macrogol und Saccharose verwendet. Die Lösung enthält Alkohol.

Möglichkeiten und Durchführung

Als Darreichungsform existieren Lösungen und Tabletten. Erwachsene nehmen 3-mal täglich 3 Tabletten bzw. 3-mal täglich 50 Tropfen. Die Tabletten werden unzerkaut mit Flüssigkeit eingenommen, oder man lässt sie im Mund zergehen. Die Lösung wird unverdünnt, verdünnt oder auf Zucker eingenommen.

Anwendungsbereich

Esberitox® wird zur Therapie akuter und chronischer Atemwegsinfekte und als Begleittherapie einer Antibiotikabehandlung bei schweren bakteriellen Infekten wie Bronchitis, Mandelentzündung, Pharyngitis, Mittelohrentzündung, Nasennebenhöhlenentzündung eingesetzt. Zur Immunstimulation, bei Lippenbläschen und bei Abnahme der Leukozytenzahl nach Strahlen- oder Zytostatikabehandlung wird es ebenfalls verwendet.

Gegenanzeigen und Risiken

Bei Überempfindlichkeit gegenüber Korbblütlern darf Esberitox® nicht eingesetzt werden. Nicht anzuwenden ist das Mittel außerdem bei Tuberkulose, Blutkrebs, Kollagenosen, multipler Sklerose, HIV-Infektion (AIDS) und Autoimmunerkrankungen. Als Nebenwirkungen treten Juckreiz, Gesichtsschwellung, Atemnot, Schwindel und Blutdruckabfall auf.

Bewertung

In Studien am Menschen wurde festgestellt, dass die Einnahme von Esberitox® während der Strahlen- oder Zytostatikabehandlung keine Verbesserung bringt. Deshalb kann Esberitox® für die Anwendung bei Krebs nicht empfohlen werden.

● Essiac®

Kategorie: Heilpflanzen

Erklärung

Essiac® ist eine Kräutermischung aus mindestens vier Pflanzen. Zu den Basisbestandteilen gehören Klette, Indischer Rhabarber, Sauerampfer und Rotulme. Es können aber noch weitere Bestandteile in Essiac® enthalten sein. Essiac® ist eine alte Teemischung des Indianerstamms der Anishinabe aus Kanada. Essiac® ist vornehmlich dort und in den USA im Handel.

Möglichkeiten und Durchführung

Für die Zubereitung eines Tees werden vier Liter destilliertes Wasser oder frisches Quellwasser in einem Topf zum Kochen gebracht. Dann werden 120 g Essiac®-Tee eingerührt, und der Tee wird 10 Minuten leicht gekocht. Danach lässt man den Tee 10 bis 12 Stunden bei Raumtemperatur zugedeckt stehen. Nach Umrühren wird der Tee nochmals 10 Minuten leicht gekocht, danach mit einem Teesiebs gefiltert und in eine saubere Flasche gefüllt. Der Tee sollte im Kühlschrank gelagert und innerhalb von 2 Wochen aufgebraucht werden.

Dosieranweisung: 30 ml Tee werden mit 30 ml frisch abgekochtem Wasser vermischt und 2-mal pro Tag auf nüchternen Magen getrunken. Um auf den Krebs zu wirken, muss von einer Daueranwendung über 1 bis 2 Jahre ausgegangen werden.

Anwendungsbereiche, die in den Medien genannt werden

Essiac® wird zur Krankheitsvorbeugung und -heilung, Entgiftung, Stärkung des Immunsystems und bei Krebs eingesetzt.

Gegenanzeigen und Risiken

Allergische Reaktionen, Kopfschmerzen, Übelkeit und Durchfälle sind möglich.

Bewertung

Sowohl in Tierversuchen als auch bei der Überprüfung der Wirksamkeit durch das kanadische Gesundheitsministerium konnte keine krebsheilende Wirkung festgestellt werden.

● Flor Essence
Kategorie: Heilpflanzen

Erklärung

Die Teemischung wurde bei den Chippewa-Ojibwa-Indianern (Anishinabe) in Kanada entdeckt. Der Tee ist aus folgenden Einzelbestandteilen zusammengesetzt: Klettenwurzel *(Arctium lappa)*, kleiner Sauerampfer *(Rumex acetosella)*, Ulmenrinde *(Ulmus rubra)*, Brunnenkresse *(Nasturtium officinale)*, Benediktenkraut *(Cnicus benedictus)*, Braunalge *(Laminaria digitata)*, Rotkleeblüten *(Trifolium pratense)*, Rhabarberwurzel *(Rheum palmatum)*. Die Zusammensetzung ähnelt dem Produkt mit dem Namen Essiac, das die Krankenschwester Renè Caisse, inspiriert durch Flor Essence, auf den Markt gebracht hat.

Der Tee soll angesammelte Giftstoffe aus dem Körper leiten. Von dieser Entgiftung verspricht man sich lebensverlängernde Wirkungen bei chronischen Krankheiten und Schmerzen. Dem Tee werden immunstimulierende Wirkungen und positive Darmwirksamkeiten zugeschrieben.

Möglichkeiten und Durchführung

Ein Tee wird wie auf der Packung beschrieben zubereitet. Die Zubereitung ähnelt der des Essiactees. Der Tee soll über einen längeren Zeitraum getrunken werden. Angegeben werden Dosierungen wie 2-mal 4 Esslöffel des Flor-Essence-Tees vermischt mit derselben Menge Wasser auf nüchternen Magen trinken.

Anwendungsbereiche, die in den Medien genannt werden
Positive Einflüsse auf Tumoren, Diabetes, Parkinson, Rheuma und Asthma, Allergien und Arthritis.

Gegenanzeigen und Risiken
Zu Beginn der Einnahme des Kräutertees kann es zu Müdigkeit mit Schwäche kommen.

Bewertung
Sowohl in Tierversuchen als auch bei der Überprüfung der Wirksamkeit durch das kanadische Gesundheitsministerium konnte keine krebsheilende Wirkung festgestellt werden. Im Gegenteil: Die Versuche zeigten, dass Essiac und Flor Essence das Wachstum von Tumorzellen sogar fördern.

● Frequenztherapie nach Rife und Clark
Kategorie: Therapieverfahren

Erklärung
Die Theorie über die Behandlung mit der Frequenztherapie geht davon aus, dass Parasiten (Viren, Pilze, Würmer und Bakterien) die Ursache aller Krankheiten sind. Ist der ursächliche Erreger identifiziert, wird in einer Liste nachgesehen, mit welcher Frequenz behandelt werden muss. Die Behandlung erfolgt mit einem sogenannten Zapper, einem Gerät, das die verschiedenen Frequenzwellen über Elektroden auf den Körper des Patienten überträgt. Dr. Clark hat herausgefunden, dass Parasiten in einem speziellen Frequenzbereich bis 500 000 Hertz schwingen. Überträgt man die gleiche Eigenschwingung der Parasiten mittels Zapper zurück auf sie, tritt eine Wellenüberlagerung ein, und sie werden dadurch getötet. Aber nicht nur diese Erreger sollen auf die Therapie reagieren, sondern auch die von ih-

nen infizierten Zellen. Wird eine bestimmte Frequenz von außen erzeugt, reagiert die kranke Zelle, tritt mit ihr in Resonanz, und es kommt zu Überlagerungen der Schwingungen. Die Zelle stirbt ab. Beim ersten Zappen sterben die infizierten Zellen, Bakterien und Viren werden frei. Das zweite und dritte Zappen richtet sich gegen die freigewordenen Bakterien und Viren. Anzumerken ist, dass die Frequenztherapie nur Parasiten außerhalb von Zellen erfasst.

Eine weitere Wirkung der Frequenztherapie ist die Stärkung des Immunsystems. Für die Behandlung wird ein spezieller Clark Zapper benutzt, der Frequenzen zwischen 30 und 400 kHz oder sogar Frequenzbereiche von 1 Hz bis 1 MHz überträgt. Normalen, gesunden Zellen schadet die Frequenztherapie nicht.

Möglichkeiten und Durchführung

Die Behandlung mit einem Zapper erfolgt nach einem bestimmten Schema. So sollen 1-mal täglich drei aufeinanderfolgende Anwendungen von jeweils 7 Minuten mit einer Pause von 20 Minuten stattfinden. Parallel zur Therapie sollten 2 bis 3 Liter Flüssigkeit getrunken werden, um die anfallenden Stoffwechselprodukte der abgestorbenen Zellen auszuschwemmen.

Zapper oder Frequenzgeräte kosten zwischen 60 und 1000 Euro.

Anwendungsbereiche, die in den Medien genannt werden

Allgemein soll die Frequenztherapie bei allen Virusinfektionen, Pilzinfektionen, Wurminfektionen und Bakterieninfektionen wirksam sein. So soll man mit der Therapie Herpes, Grippe, Warzen, Harninfektionen, Halsinfektionen, Rheuma, Migräne, diverse Schmerzzustände usw. behandeln können. Sie wird auch zur Gesundheitsprophylaxe angewendet.

Gegenanzeigen und Risiken
Es kommt zu Müdigkeit und Kopfweh, wenn der Körper durch das Zappen mit vielen absterbenden Stoffwechselprodukten belastet ist.

Bewertung
Es gibt keine Daten, Fakten oder Studien, welche die Versprechungen und Behauptungen der Anbieter erhärten könnten. Die Grundüberlegung der Befürworter, dass immer Parasiten die Ursache von Krebs seien, ist ebenso falsch. Krebs wird durch verschiedenste Ursachen hervorgerufen.

● Frischzellentherapie
Kategorie: Therapieverfahren

Erklärung
Der Schweizer Arzt Prof. Paul Niehans (1882–1971) war der Erfinder der Frischzellentherapie. Er injizierte kranken Patienten Suspensionen von Zellen ungeborener Lämmer oder junger Kälber.
Vom Bundesgesundheitsamt wurde diese Therapie 1997 verboten. Im Februar 2000 hat das BGA dieses Urteil wieder aufgehoben.

Möglichkeiten und Durchführung
Die frischen tierischen Zellen werden dem Patienten direkt nach der Schlachtung implantiert oder gespritzt. So stehen ca. 85 verschiedene tierische Organe für die Frischzellengewinnung zur Verfügung. Diese werden – entsprechend dem angestrebten Ziel und der jeweiligen Erkrankung – untereinander individuell zusammengestellt.
Die Injektion der Frischzellen kostet ca. 5000 Euro.

Anwendungsbereiche, die in den Medien genannt werden
Die Frischzellentherapie wird bei Verschleiß- und Alterserscheinungen, Herz-Kreislauf-Störungen, degenerativen Schäden, Allergien, zur Abwehrsteigerung und bei Krebs angewandt.

Gegenanzeigen und Risiken
Seit 1955 sind insgesamt 30 Tote und ca. 80 Zwischenfälle wegen allergischer Komplikationen vorgekommen. Man sollte die Gefahr einer BSE-Infektion in Betracht ziehen.

Bewertung
Zurzeit ist die Frischzellentherapie etwas in Vergessenheit geraten. Obwohl sich renommierte Persönlichkeiten behandeln ließen, stellt die Frischzellentherapie eher eine Verjüngungskur zur Eindämmung von Alters- und Verschleißerscheinungen dar. Als Therapie bei Krebs erscheint sie wenig sinnvoll.

● Furfural
Kategorie: **verbotene Therapien**

Erklärung
Die Substanz Furfural wird auch als Fural, Furaldehyd, Furancarbonal, Furfuraldehyd, Furfurale, 2-Formylfuran, Furfurol, Furyl-Methanal und Alpha-F.M. bezeichnet.
Der in New York tätige Arzt Dr. F. Proewig stellte die Theorie auf, dass die Krebszelle ihre Energie durch Gärung gewinnt. Folgt man dieser Annahme, entstehen unter diesen Umständen viel mehr Wasserstoffionen als bei der normalen Sauerstoffatmung. Die Zunahme der Wasserstoffionen bedeutet eine Verschiebung des pH-Wertes in den sauren Bereich. Daraus folgerte Proewig, dass in der Krebszelle mit einem pH-Wert von 6,3 ein wesentlich saureres Milieu herrscht als in einer normalen

Zelle mit einem pH-Wert von 7,4. Um nicht total zu übersäuern, hat die Krebszelle eine Reaktion mit Aminen nachgeschaltet, um so die ständig anfallenden Wasserstoffionen abzufangen. Diese Reaktion wird als reduktive Aminierung bezeichnet. Proewigs Idee war es, der Krebszelle diesen Mechanismus streitig zu machen, damit sie total übersäuert und schließlich zugrunde geht. Da die Reaktion von Furfural mit Aminen nur im sauren Milieu stattfinden kann, kommt es zu keiner Schädigung von normalen Zellen.

Furfural ist als Arzneimittel in Deutschland verboten, als chemisches Präparat für Experimente ist es aber wohl erhältlich.

Möglichkeiten und Durchführung

Furfural wird in Form von Kapseln verabreicht. Eine Kapsel enthält ca. 0,3 g Furfural. Als Dosierung wurden 3-mal 1 bis 2 Kapseln pro Tag nach dem Essen angegeben.

Präventiv als Schluckimpfung soll 3-mal im Jahr für 2 bis 3 Wochen 3-mal 1 Kapsel genommen werden.

Anwendungsbereiche, die in den Medien genannt werden

Furfural wird als komplementäre Behandlung aller Krebsarten und zur Prävention von Krebs angepriesen.

Gegenanzeigen und Risiken

Da der Wirkstoff die Schleimhäute angreift, sollte er nicht als Lösung eingenommen werden.

Bewertung

Einer deutschen Apotheke ist ein Herstellungsverbot von Furfuralkapseln ausgesprochen worden. Somit ist rein rechtlich die Therapie mit Furfural in Deutschland verboten. Offizielle Studien über die Wirksamkeit waren nicht zu finden, so dass insgesamt das Mittel nicht empfohlen werden kann.

● Galavit®

Kategorie: Immuntherapeutika

Erklärung

Eine Injektionsflasche enthält 100 mg Natrium-5-Amino-2,3-dihydro-1,4-Phthalazin-dion als Pulver. Die Substanz entspricht weitgehend dem Luminol. Man nimmt an, dass zwischen chronischen Krankheiten wie Rheuma, Arteriosklerose, Allergien oder Krebs und oxidativem Stress ein Zusammenhang besteht. Galavit® unterdrückt oxidativen Stress. Durch Galavit® wird die Hyperaktivität von Makrophagen gehemmt, die für Entzündungsreaktionen verantwortlich sind. Dies konnte an Menschen mit Magengeschwüren nachgewiesen werden. Die Anzahl an Immunglobulinen vom Typ IgG, IgA und IgM sinkt unter der Gabe von Galavit®, was auf Autoimmunerkrankungen und Entzündungen positiven Einfluss hat. Weiterhin kommt es unter der Behandlung zum Anstieg der Lymphozytenpopulation der Gruppen CD 3 und CD 4. Lymphozyten haben eine zentrale Aufgabe in der Immunabwehr, denn sie können gezielt Krankheitserreger erkennen und beseitigen.

Galavit® ist ein in Russland hergestelltes und zugelassenes Fertigarzneimittel der Firma Medicor. Für Deutschland liegt keine Zulassung vor. Galavit® muss vom Arzt verordnet werden und ist dann nach deutschem Arzneimittelgesetz importfähig.

Möglichkeiten und Durchführung

Als Standarddosierung zur unterstützenden Therapie bei Krebserkrankungen wird fünf Tage lang jeweils 1 Ampulle in 3 ml Kochsalzlösung gelöst und gespritzt. Danach wird 15-mal jeden dritten Tag 1 Ampulle in den Muskel gespritzt. Abweichungen von diesem Schema entstehen durch unterschiedliche Krankheiten. Ein Behandlungszyklus besteht aus 20 Injektionen. Die Behandlung kann mehrmals wiederholt werden.

Anwendungsbereiche, die in den Medien genannt werden

Galavit® wird als immunmodulatorische Krebstherapie vor, während und nach chirurgischen Eingriffen, Strahlen- und Chemotherapien eingesetzt, weiterhin bei Autoimmunerkrankungen und entzündlichen Erkrankungen jeder Art.

Gegenanzeigen und Risiken

In der Schwangerschaft und bei Überempfindlichkeit gegenüber dem Wirkstoff sollte das Mittel nicht angewendet werden. Allergische Reaktionen können auftreten.

Bewertung

Die Zulassung des Medikaments in Russland bezieht sich nicht auf bösartige Tumorerkrankungen. Unpublizierte Studien deuten an, dass Galavit® einen Einfluss auf das Immunsystem hat und dass eine Chemotherapie unter der Gabe von Galavit® etwas besser vertragen wird. Sicherlich ist die Substanz nicht uninteressant, doch vor einer positiven Empfehlung für Galavit® sind unabhängige Studien zu fordern.

● Galvanotherapie – Beispiel Bioelektrotherapie (BET)

Kategorie: Therapieverfahren

Erklärung

Die Galvanotherapie ist eine Behandlungsmethode, bei der Gleichstrom mittels zweier befestigter Elektronen in den Körper geleitet wird. Die Anwendung in Form eines Bades mit Gleichstrom reizt die Haut und regt sie an, gelöste Medikamente aus dem Wasser aufzunehmen. Die normale Galvanotherapie ruft eine aktive Hyperämie (Erwärmung) hervor, die stoffwechselfördernd und schmerzreduzierend wirkt.

Ein Spezialverfahren der Galvanotherapie ist die Bioelektrotherapie (BET), auch unter den Namen Perkutane Elektro-Tumortherapie, Organo- und Biotherapie, Electro-Cancer-Therapy und Electrochemical Treatment (ECT) bekannt. In Abwandlung der Galvanotherapie werden bei der Bioelektrotherapie (BET) zwei Elektroden in der Nähe des Tumors angelegt, und eine Gleichstromquelle wird angeschlossen. Dadurch entsteht über dem Tumor ein künstliches elektromagnetisches Feld. Diese Impulse sollen die Krebszellen veranlassen, sich nicht mehr zu teilen, sondern sich wie normale Zellen zu verhalten. Normale Zellen verfügen über die Trennung der elektrischen Ladung. In Krebszellen hingegen gibt es keine Ladungsverteilung, so dass es bei Anlegen einer Stromquelle zum Kurzschluss kommt. Durch den Gleichstrom entsteht ein saures Milieu im Bereich der Krebszellen, in dem diese nicht mehr leben können und absterben. Die Anwendung als Bad entfällt.

Die Anbieter sprechen davon, dass von den behandelten Tumoren keine Metastasierung mehr ausgeht. Metastasen werden nicht von der Methode erfasst, denn der Strom hat eine lokale Wirkung auf den singulären Tumor. Patienten mit Angst vor Operationen suchen sich diese Methode aus, um Infektionen und Operationsschnitte zu vermeiden.

Möglichkeiten und Durchführung

Die Bioelektrotherapie wird meist ambulant unter lokaler Betäubung (Dauer: 10 Minuten bis zu 3 Stunden) durchgeführt. Meist reicht eine Zeit von insgesamt 3 Stunden aus, um den Tumor zu zerstören. Die Methode wird mittels Computer durchgeführt und überwacht. Die Stunde kostet ca. 330 Euro.

Anwendungsbereiche, die in den Medien genannt werden

Es werden Tumoren behandelt, die gut für die Elektroden zugängig sind. Somit eignet sich die Bioelektrotherapie (BET) besonders zur Behandlung von Brust- und Prostatakrebs, seltener für Haut-, Lymphdrüsen-, Blasen- und Lungenkrebs. Manche Anwender kombinieren sie auch zur Steigerung der Effektivität mit Chemotherapeutika. Sie wird bevorzugt bei Patienten durchgeführt, die inoperable Tumoren haben. Weiterhin entscheiden sich Patienten für die Methode, die einen wieder auftretenden Krebs nach Chemo- und Radiotherapie entwickelt haben.

Gegenanzeigen und Risiken

Dieses Verfahren ist allerdings mit Anwendungseinschränkungen belegt. So dürfen Patienten mit Metastasen, großen Tumoren (> 10 cm), chronischer Bronchitis, Herz-Kreislauf-Erkrankungen, schlecht eingestelltem Diabetes und Schwäche die Methode nicht anwenden.

Bewertung

Es liegt zu wenig auswertbares Material vor, um die Methode abschließend zu beurteilen. Vor dem Hintergrund etablierter Therapiemöglichkeiten der konventionellen Medizin (Operation, Strahlentherapie) kann diese Methode nicht empfohlen werden.

● Geistheilung

Kategorie: Therapieverfahren

Erklärung

Die Geistheilung (engl.: spiritual healing) ist zumeist gekoppelt an ein spezifisches Glaubenssystem und/oder an eine höhere Macht oder Energie, die hilft, Gesundheit herzustellen und zu erhalten. Im Falle einer Geistheilung durch einen Geistheiler wird angenommen, dass dieser die positiven Energien auf den Patienten überträgt.

Eine Energieübertragung kann u.a. durch Handauflegen geschehen, aber auch mittels unterschiedlicher Apparaturen und Medien, die die entsprechende Energie bündeln oder speichern. Die Geistheilung ist häufig an besondere Personen geknüpft, die sich in der Lage sehen, spirituelle Energien zur alleinigen oder unterstützenden Heilung auf bedürftige Personen zu übertragen.

Möglichkeiten und Durchführung
Übertragung von Energie vom Geistheiler auf eine andere Person.

Anwendungsbereiche, die in den Medien genannt werden
Alle Arten von Krebs.

Gegenanzeigen und Risiken
Keine.

Bewertung
Eine komplementäre Geistheilung, die nicht stressauslösend wirkt, kann möglicherweise über den Plazeboeffekt Beschwerden im Rahmen einer konventionellen Krebstherapie lindern. Eine Heilung ist kaum wahrscheinlich, daher ist die Geistheilung als alternative Methode nicht geeignet.

● Gelée royale – Apitherapie
Kategorie: Bienenprodukte

Erklärung
Gelée royale ist der Futtersaft, mit dem die Bienenkönigin, die Weisel, aufgezogen und ernährt wird. Er besteht aus Vitamin B_1, B_2, B_6, C, Carotin, Folsäure, Inosit, 30 Aminosäuren, Mine-

ralien, Spurenelementen und Hormonen. Gelée royale hat bakterientötende Eigenschaften.

Möglichkeiten und Durchführung

Ca. 1 ml Gelée royale sollte pro Tag eingenommen werden. Man kann Gelée royale unter Honig mischen und diesen täglich essen.

20 g kosten ca. 20 Euro.

Anwendungsbereich

Gelée royale wird als Stärkungsmittel, bei Altersbeschwerden, bei Frauen in den Wechseljahren und zur Unterstützung des Stoffwechsels eingesetzt.

Gegenanzeigen und Risiken

Nicht selten allergische Reaktionen.

Bewertung

Gelée royale entfaltet verschiedene Wirkungen, auch auf Brustkrebszellen. Aufgrund fehlender klinischer Studien und eines nicht unerheblichen Risikos für allergische Reaktionen kann Gelée royale derzeit nicht empfohlen werden.

● Gelum®-Tropfen

Kategorie: Stoffwechselaktivator

Erklärung

100 g Gelum®-Tropfen bestehen aus einer wässrigen Lösung des Kalium-Eisen(lll)-Phosphat-Citrat-Komplexes (KEPC), 30,0 g L(+)-Milchsäure und 3,0 g Kaliumsorbat.

Der Wirkstoffkomplex bindet Verdauungsgifte wie Ammoniak, so dass die Leber für andere Aufgaben »frei« ist. Einer

Übersäuerung wird entgegengesteuert, da durch den normalen Abbau von Ammoniak saure Abbauprodukte freigesetzt werden. Bei chronischen Erkrankungen, die durch Bildung von Milchsäure oder Sauerstoffmangel charakterisiert sind, verbessert sich die Regenerationszeit. Gelum® wirkt stoffwechselunterstützend bei chronischen Prozessen. Gelum® ist über die Apotheke zu beziehen.

Möglichkeiten und Durchführung

Kinder und Erwachsene nehmen vor den Mahlzeiten 3-mal täglich 20 Tropfen in etwas Wasser ein.

Gelum®-Tropfen schmecken sauer und sollen immer in Flüssigkeiten, jedoch nicht mit Milch, heißem Tee oder Kaffee eingenommen werden.

Anwendungsbereich

Lebererkrankungen, Sauerstoffmangelerkrankungen, Sklerosen, Gewebe- und Geschwulsterkrankungen.

Gegenanzeigen und Risiken

Eine dunkle Verfärbung des Stuhls, bedingt durch das Eisen, ist unbedenklich.

Bewertung

Der Hersteller gibt auf seiner Homepage eine Studie über die Wirksamkeit von Gelum® an, wonach die Leistungsfähigkeit von Sportlern, die Gelum® einnahmen, gesteigert wird. Daten in Hinblick auf die Krebstherapie liegen nicht vor. Da Wechselwirkungen mit der Krebstherapie nicht ausgeschlossen werden können, kann das Mittel in diesem Zusammenhang nicht empfohlen werden.

● Genistein und Daidzein aus Soja und Rotklee
Kategorie: Heilpflanzen

Erklärung

Soja gehört zu den Schmetterlingsblütlern und liefert als einjährige Pflanze die wertvollen Sojabohnen. Sie haben einen hohen Gehalt an Ölen und Proteinen, so dass Soja als Fleischersatz in Frage kommt. Die hormonwirksamen Isoflavone Genistein und Daidzein in der Sojabohne sitzen in den Samenschalen. Einige Sojaprodukte, z. B. Sojasaucen und Sojaöle, enthalten damit keine pflanzlichen Östrogene. Rotklee *(Trifolium pratense)* enthält genau wie Soja auch Genistein und Daidzein. Isoflavone wirken antioxidativ. Sie werden den pflanzlichen Östrogenen zugerechnet, haben aber unterschiedliche Wirkungen auf die passenden Rezeptoren.

Ein hoher Östrogenspiegel bei Frauen begünstigt die Entstehung von Brustkrebs. Werden Isoflavone täglich eingenommen, wird der Östrogenspiegel gesenkt. Isoflavone reagieren vermehrt über den Östrogenrezeptor-β und vermindert über den Östrogenrezeptor-α. Obwohl sie an den gleichen Rezeptoren wie Östrogen angreifen (Östrogenrezeptor-α), sollen sie keine proliferationsfördernde Wirkung an der Brust und Gebärmutterschleimhaut haben.

Möglichkeiten und Durchführung

80 bis 100 mg Isoflavone sollen täglich bei Beschwerden der Wechseljahre genommen werden. Isoflavone kommen in Rotklee oder Soja vor.

Anwendungsbereiche, die in den Medien genannt werden

Bei Beschwerden in den Wechseljahren, Osteoporose, Gebärmutterschleimhautkrebs, Prostatakrebs und Brustkrebs.

Gegenanzeigen und Risiken

Gelegentlich können Kopfschmerzen, allergische Reaktionen und Erbrechen auftreten. Bei Kombination mit AIDS-Medikamenten kann deren Abbau behindert werden, was zu Konzentrationserhöhung führt.

Bewertung

Japaner haben ein geringeres Risiko, an Brustkrebs und Prostatakrebs zu erkranken. Dies führt man auf den täglichen Konsum von Sojaprodukten seit frühester Jugend zurück. Überträgt man diese Erkenntnis über das Ernährungsverhalten auf die westliche Welt, muss man feststellen, dass ein ausgewachsener Mensch zu spät mit dem täglichen Konsum von Isoflavonen beginnt, und es daher nicht den gleichen schützenden Effekt hat. Erkenntnisse deuten sogar darauf hin, dass Genistein allein bei Männern das Tumorwachstum bei Prostatakrebs erhöht, die Metastasierung allerdings vermindert.

Die Isoflavone Genistein und Daidzein und die aktiven Equolmetaboliten werden besonders in der Prostata angereichert und wirken dort. Nimmt ein Prostatakrebspatient mit einem soliden Tumor Isoflavone ein, soll zu diesem Zeitpunkt die Wirkung positiv sein, während bei fortgeschrittenem Krebsstadium eventuell die Sojaprodukte das Krebswachstum steigern. Die auswertbaren Daten für Männer sind so uneinheitlich, dass es in der Praxis schwer ist, die Effekte vorauszusagen. Bei hormonabhängigem Prostatakrebs sollte entsprechend Zurückhaltung geübt werden.

Bei Frauen verringert sich laut Studien die Gefahr, an Brustkrebs zu erkranken, wenn sie als gesunde Erwachsene Isoflavone einnehmen. Zur Verbesserung der Wechseljahrsbeschwerden sind Soja und Rotklee hilfreich und sicher. Allerdings wird seit kurzem empfohlen, keine Isoflavone zu nehmen, wenn ein Krebsverdacht vorliegt. In Kombination mit einer Hormontherapie können Isoflavone die Wirkung abschwächen. Allgemeingültige Aussagen können hier nicht getroffen werden.

Aufgrund neuester Warnungen in den pharmazeutischen Medien müssen Sojaprodukte in der Krebsbekämpfung als nicht empfehlenswert eingestuft werden.

● (Neue) Germanische Medizin nach Hamer
Kategorie: Therapieverfahren

Erklärung

Die Theorie von Ryke Geerd Hamer geht davon aus, dass die Entstehung von Krebs wie auch der Krankheitsverlauf ihre Ursache in einem sogenannten biologischen Konflikt haben. Umgekehrt soll die Lösung dieses Konflikts zu einer Wiederherstellung der Einheit zwischen Psyche, Gehirn und Organ und somit zur Heilung führen. So entsteht beispielsweise bei einer Frau mit Rechtshändigkeit bei Vorliegen eines spezifischen Mutter-Kind-Konflikts ein linksseitiger Brustdrüsenkrebs. Die Art, wie der behandelnde Arzt die Diagnose »Krebs« vermittelt, soll ursächlich für eine Bildung neuer Tumorzellen an einem anderen Ort verantwortlich sein.

Möglichkeiten und Durchführung

Psychologische Betreuung mit Versuch einer Konfliktidentifikation und Konfliktlösung.

Anwendungsbereiche, für die laut Hamer die Therapie geeignet ist

Alle Arten von Krebs.

Gegenanzeigen und Risiken laut Hamer

Komplementäre Anwendung.

Bewertung

Bei der Neuen Germanischen Medizin handelt es sich um eine alternative Behandlungsmethode, die durch keinerlei Untersuchungen belegt ist. Positive Meldungen im Internet dürften manipuliert sein, da Aussteiger berichten, ihre Warnungen auf den Seiten seien gelöscht worden. In der Presse finden sich Berichte von Personen, die im Vertrauen auf die Methode unter starken Schmerzen gestorben sind, da die Methode die Anwendung von Schmerzmitteln nicht zulässt.

In der Beschreibung der Neuen Germanischen Medizin finden sich starke antisemitische Tendenzen. Von wissenschaftlicher Seite bildet die Neue Germanische Medizin ein eigenes fiktives Medizinsystem, dem aber klare Definitionen fehlen, bei der theoretische Zusammenhänge auf interpretatorischer Ebene subjektiv verknüpft werden und Ergebnisse aus der Forschung falsch und trivial dargestellt und interpretiert werden. Von einer Behandlung auf der Grundlage der Neuen Germanischen Medizin muss dringend abgeraten werden.

● (Organisches) Germanium

Kategorie: verbotene oder teilweise verbotene Therapien

Erklärung

Organisches Germanium darf nicht mit dem glänzenden Metall Germanium, das in der Erdkruste vorkommt, verwechselt werden. Der chemische Name bis-carboxyethyl-Ge-sesquioxid steht für das organische Germanium 132.

Dr. Kazuhiko Asai aus Japan hat festgestellt, dass viele wirksame chinesische Kräuter, wie Ginseng und Knoblauch, reich an organischem Germanium 132 sind. Pflanzen scheinen diesen Stoff extra anzureichern. Er zog daraus den Schluss, dass organisches Germanium 132 einen hohen Anteil an der Wirkung dieser Arzneipflanzen hat, und untersuchte die Umstände näher.

So nutzen Pflanzen organisches Germanium 132 als Abwehrstoff gegen Viren. Im menschlichen Körper steigert es die Sauerstoffversorgung, bindet säuernde Wasserstoffionen und leitet Umweltgifte wie Quecksilber und Cadmium aus. Durch organisches Germanium 132 wird die Blutviskosität vermindert und die Durchblutung gefördert. Es aktiviert natürliche Killerzellen, Makrophagen und das Immunsystem und regt zur Bildung von Interferonen an.

Organisches Germanium 132 gibt es in Deutschland nicht als Fertigprodukt zu kaufen. Auch im europäischen Ausland ist der Handel mit Fertigprodukten verboten.

Möglichkeiten und Durchführung

Als tägliche Standarddosierungen werden 100 bis 600 mg organisches Germanium 132 empfohlen. Bei schweren Erkrankungen werden sogar 3 bis 4 g pro Tag gegeben.

Der Handel mit Germanium scheint durch Gesetze eingeschränkt worden zu sein. Frühere Handelsnamen wie Sanumgerman® und Ge-132™ scheinen vom Markt verschwunden zu sein. Es konnte nicht geklärt werden, ob überhaupt mit Germanium in Deutschland Handel getrieben werden darf.

Alte Preisangaben weisen organisches Germanium 132 mit 100 mg pro Kapsel mit einem Preis von ca. 30 bis 170 Euro für 30 Kapseln aus.

Anwendungsbereiche, die in den Medien genannt werden

Organisches Germanium 132 wird bei Gelenkrheumatismus, Nahrungsmittelallergien, Depressionen, überhöhten Cholesterinwerten, Candida albicans, chronischen Virusinfektionen und Krebs angewendet. In hohen Dosen wird es auch als Schmerzmittel eingesetzt.

Gegenanzeigen und Risiken

Organisches Germanium 132 soll keine Nebenwirkungen haben. Allerdings können Nebenwirkungen infolge der Entgiftungsfunktion von organischem Germanium 132 auftreten, die aber nach 3 Tagen bis 2 Wochen wieder verschwinden. Zeichen der Entgiftung sind stark riechender Urin, starkes Schwitzen und Hautausschläge. Bei Patienten mit Arthritis können die Schmerzen stärker werden. Vergiftungen mit Germanium bei Menschen traten bisher nur nach der Einnahme von anorganischem Germanium als Nahrungsergänzungsmittel auf.

Bewertung

Fehlende Studien und fehlende objektive Beweise lassen an dieser Stelle das Mittel als nicht empfehlenswert erscheinen.

● H 11 (for cancer)
Kategorie: veraltete Krebstherapien

Erklärung

Ausgangsstoff des Präparats ist der Urin von Männern, der unter Unterdruck bei 60 °C konzentriert wird. Dieses Konzentrat wird bei pH3 mit absolutem Alkohol oder mit Ethyläther behandelt, um die aktiven Komponenten zu isolieren. Nach Reinigung und Neutralisation wird der erhaltene Extrakt bis zum Feststoff eingedickt. Die aktiven Substanzen der braunen, festen Masse sollen Polypeptide, Kreatinin, Sulfonsäuren, Aminosäuren und Substanzen mit phenolischen Gruppen u. a. sein.

Aus einem Report aus dem Jahr 1955 von Gordon A. Granger (Food and Drug Administration) geht hervor, dass das Originalprodukt aus Nebenschilddrüsen von Rindern hergestellt wurde. Bedingt durch den 2. Weltkrieg kam es zu einer Verknappung an Ausgangsmaterial. Seit der Zeit nahm man Urin als Quelle. Auf einer H 11-Broschüre von 1969 wurde Standard Laboratories, Ltd., Sunbury-On-Thames, Middlesex, England, als Hersteller angegeben.

Möglichkeiten und Durchführung
H 11 wurde als Zäpfchen, Salbe, Trinkelixier und zur Injektion angeboten.

Anwendungsbereiche, für die das Mittel laut Hersteller geeignet sein soll
Es werden fast alle Sorten von Krebs genannt.

Gegenanzeigen und Risiken
Die Herstellerbeschreibung des Produktes weist darauf hin, dass weder Risiken noch Nebenwirkungen von dem Produkt ausgehen.

Bewertung
Nachdem die American Cancer Society das Produkt geprüft hat, ist sie zu dem Schluss gekommen, dass es sich nicht um ein wirksames Mittel gegen Krebs handelt. Auch die Firma hat keine gegenteiligen Beweise vorgezeigt. Das Mittel kann nicht empfohlen werden.

● Haelan 951

Kategorie: Nahrungsergänzungsmittel

Erklärung
Haelan 951 ist ein flüssiges Sojabohnenprodukt. Für jede Flasche (236 ml) werden ca. 12,5 kg Sojabohnen verarbeitet und einem Fermentierungsprozess unterworfen. Dabei werden die Inhaltsstoffe der Sojabohne in kleinere Bausteine aufgespalten.

Als wertvolle Bestandteile der Sojabohne werden Isoflavone wie Genistein, Daidzein, Genistin, Glycitin, 13-MTD (13-Methyl-tetradecanoic, patentierter Wirkstoff aus Haelan 951), Proteine, lebenswichtige Fettsäuren, Aminosäuren, Mineralstoffe und Vitamine angegeben. Das Präparat ist rein pflanzlich und schmeckt ziemlich bitter. Es darf aber nicht mit normalem Zucker gemischt werden, sondern nur mit bestimmten Süßstoffen.

Haelan 951 soll die Neubildung von Interferonen und Interleukinen stimulieren, Viren und Entzündungen hemmen und die Leber entgiften. Die Isoflavone haben laut Hersteller antioxidative sowie antikarzinogene Eigenschaften, wobei 13-MTD Krebszellen direkt absterben lassen soll. Dieser verspricht, dass nach 40 Tagen der Tumor bei Prostatakrebs um 88 % und bei Leberkrebs um 66 % schrumpfe. Der Erfinder des Produkts ist Walter Wainright, Sprecher der Cancer Control Society, USA.

Möglichkeiten und Durchführung

Pro Tag soll 1 Flasche Haelan 951 über einen Zeitraum von 40 Tagen getrunken werden. Die Menge wird in mehrere Portionen über den Tag aufgeteilt. Im Anschluss trinkt man immer zwei Glas Wasser.

1 Flasche à 236 ml kostet ca. 80 Euro.

Anwendungsbereiche, die in den Medien genannt werden

Haelan 951 wird zur biologischen Krebsbehandlung aller Krebsarten, als Begleittherapie bei Chemotherapie und zur Stärkung des Immunsystems empfohlen. Laut Hersteller sind die besten Erfolge bei Brustkrebs (BT 474), Prostatakrebs, Darmkrebs (SW 480) und Leberkrebs (HEP-G2) zu verzeichnen. Man kann Haelan 951 auch präventiv anwenden.

Gegenanzeigen und Risiken

Keine bekannt laut Hersteller.

Bewertung

Vor dem Hintergrund der nicht unerheblichen Kosten und der fehlenden unabhängigen Studien kann Haelan 951 nicht empfohlen werden. Da die Inhaltsstoffe Genistein und Daidzein durchaus als pharmakologisch wirksame Substanzen zu betrachten sind, sollte Haelan 951 gerade bei hormonabhängigen Tumoren nicht angewendet werden, da eine Wachstumsvergrößerung nicht ausgeschlossen werden kann.

● Haifischknorpel

Kategorie: **Nahrungsergänzungsmittel**

Erklärung

Haifischknorpel ist besonders reich an Mineralien wie Calcium und Phosphor. Er besteht aus Glucosaminoglucanen (Protein-Kohlenhydrat-Komplex), Squalamin, Mucopolysacchariden und vielen Proteinen. Squalamin ist eine hormonartige Substanz, die beim Hai als körpereigenes Antibiotikum wirkt. Haifischknorpel und das menschliche Knorpelsystem und Bindegewebe sind ähnlich zusammengesetzt. Man ging davon aus, dass Haifischknorpel das Gefäßwachstum bei Krebs bremsen würde.

Möglichkeiten und Durchführung

Als Nahrungsergänzung werden 750 mg Haifischknorpel in Form von 1 bis 2 Kapseln täglich zwischen den Mahlzeiten eingenommen. Die Dosierungsangabe variiert je nach Hersteller.
90 Kapseln mit 500 mg Haifischknorpel kosten ca. 16 Euro, 50 Kapseln mit 750 mg Haifischknorpel kosten ca. 41 Euro.

Anwendungsbereiche, die in den Medien genannt werden

Haifischknorpel wird als pflanzliche Alternative für Knorpel- und Gelenkerkrankungen wie Arthritis und als nicht-konventionelles Therapeutikum bei fortgeschrittenen Krebserkrankungen eingesetzt.

Gegenanzeigen und Risiken

Unter der Einnahme kommt es teilweise zu Magen- und Darmbeschwerden. Für schwangere und stillende Frauen ist das Produkt nicht geeignet.

Bewertung

Obwohl man annehmen sollte, dass ein wirkungsloses Mittel keinen Einfluss auf Erkrankungen nehmen würde, sieht dies bei der Bewertung von Haifischknorpel anders aus. An der Mayo Clinic in Rochester, USA, fand man 2005 heraus, dass sich Testpersonen mit fortgeschrittenem Brust- und Dickdarmkrebs nach der Einnahme von Haifischknorpel schlechter als Vergleichsprobanden ohne Wirkstoffgabe fühlten. Selbst Nebenwirkungen wie Durchfall, Atemnot, Knochenschmerzen und die Abnahme an weißen Blutkörperchen waren Folgen der Einnahme von Haifischknorpel. Unter der Medikation kam es weder zu einer Verbesserung des Krankheitsverlaufs noch zu einer Lebensverlängerung im Vergleich zu Personen ohne Haifischknorpelgabe. Deshalb ist das Präparat als nicht empfehlenswert einzustufen.

● Hämatogene Oxidationstherapie (HOT) und ultraviolette Bestrahlung des Blutes (UVB)

Kategorie: Therapieverfahren – Heilverfahren – Eigenbluttherapie

Erklärung

Bei der HOT handelt es sich um eine spezielle Eigenbluttherapie. Dem Patienten werden 60 bis 80 ml venöses Blut entnommen, mit Natriumcitrat ungerinnbar gemacht und in einem entsprechenden Gerät mit Sauerstoff aufgeschäumt. Anschließend wird das Blut mit Ultraviolettlicht bestrahlt. Dieses aufbereitete Blut wird dann dem Patienten intravenös zurückgegeben. Man ordnet dieses Verfahren der Sauerstofftherapie zu.

Durch die UV-Lichtbestrahlung soll es zu zahlreichen positiven Effekten kommen. Die Fließeigenschaften des Blutes sollen verbessert, die Blutgerinnung herabgesetzt und die körpereigene Abwehr gestärkt werden. Man glaubt, durch dieses Verfahren die Bildung von Radikalfängern zu fördern, um Wohlstandskrankheiten entgegenzuwirken.

Bei der UVB werden 50 ml Blut entnommen und mit Natriumcitrat versetzt, damit das Blut nicht gerinnt. In einem speziellen Gerät wird das Blut zweimal durch eine Quarzküvette an einer energiereichen ultravioletten Lichtquelle vorbeigeleitet. Danach wird es dem Patienten wieder zurückgegeben. Bei der UVB wird das Blut – im Gegensatz zur HOT – nicht aufgeschäumt.

Möglichkeiten und Durchführung

1 bis 2 HOT oder UVB pro Woche im Rahmen einer Serie von 6 bis 10 Behandlungen. Danach erfolgt alle 4 bis 8 Wochen eine einmalige Behandlung.

Eine HOT kostet 70 Euro, das macht z. B. 420 Euro für 6 Einzelbehandlungen. Pro UVB ist mit 40 Euro zu rechnen, also z. B. 240 Euro für 6 Einzelbehandlungen.

Anwendungsbereiche, die in den Medien genannt werden

Mit HOT und UVB werden Durchblutungsstörungen, Immundefekte, Herzinfarkt, Raucherbein, Schaufensterkrankheit und Schlaganfall bis hin zur Krebsvorbeugung behandelt.

Die HOT bzw. UVB wird als biologische Krebs-Begleittherapie und zur Krebs-Nachbehandlung angewendet.

Gegenanzeigen und Risiken

Vitamin A, E und C, Beta-Carotin, Kortison und Schmerzmittel sollen zu einer Abschwächung der Hämatogenen Oxidationstherapie führen. Deshalb sollte man sie vor Therapiebeginn absetzen oder zumindest die Einnahme reduzieren. Weiterhin sind Rötungen an der Einstichstelle, Müdigkeit und Schwäche nach der Blutrückgabe zu erwarten.

Manche Patienten dürfen die Therapie nicht durchführen, z. B. Menschen, die an Phenylketonurie leiden, eine Lichtallergie haben und allgemein lichtempfindlich sind.

Bewertung

Es liegen keine Studien zur onkologischen Wirksamkeit vor. Auch eine nachvollziehbare Begründung der Behandlungsmöglichkeit ist nicht erkennbar.

● Hoxsey-Therapie

Kategorie: veraltete Therapieverfahren

Erklärung

Harry Hoxsey erbte von seinem Großvater eine Kräuterrezeptur. Dieser hatte beobachtet, wie ein an Krebs erkranktes Pferd plötzlich seltsame Kräuter auf der Wiese fraß und nach einem Jahr völlig gesundete. Harry Hoxsey eröffnete 1924 in den USA eine Klinik, wo er diese Kräutermischung an Menschen ausprobierte.

Obwohl er in manchen Fällen Erfolge beobachtete, wurde er als Scharlatan abgetan und seine Methode von der Gesundheitsbehörde verboten. Daraufhin verlegte er seine Klinik nach Mexiko. Er starb 1974. Bis 1999 wurde seine Therapie noch von einer Mitarbeiterin weiter durchgeführt. Danach geriet sie in Vergessenheit.

Zusammensetzung der Kräutermischung

Die Tinktur besteht zu ³/₅ aus Kaliumjodid. Weiterhin sind Klettenwurzeln *(Arctium lappa)*, Kreuzdornrinde *(Rhamnus purshianus)*, Queensroot/Stillingia-Wurzeln *(Stillingia sylvatica)*, Sauerdornrinde *(Berberis vulgaris)* und Eschenholzrinde *(Zanthoxylum americanum)* enthalten. Manche Quellen berichten über Inhaltsstoffe wie Roter Klee *(Trifolium pratense)*, Chaparral *(Larrea tridentata)*, Süßholzwurzel *(Glycyrrhiza glabra)*, Cascara amarga *(Picramnia antidesma)*, Phytolacca americana und Faulbaum *(Rhamnus frangula)*.

Die Datenlage ist uneinheitlich, und eine exakte Zusammensetzung kann hier nicht angeben werden.

Möglichkeiten und Durchführung

Die Patienten wurden für einen Tag in der Klinik aufgenommen, untersucht und verließen am gleichen Abend die Klinik wieder. Sie bekamen Ernährungshinweise. So sollten sie nach Möglichkeit kein Schweinefleisch, keinen Essig, keine Tomaten, keine Gewürzgurken, kein kohlensäurehaltiges Wasser, keinen Alkohol, kein Mehl, keinen Zucker und kein Salz zu sich nehmen. Dazu wurde ihnen eine Hoxseymischung für 3 Monate mitgegeben.

Die Behandlung kostete ca. 4500 US-Dollar. Zusätzlich wurden manchmal Salben, Abführtabletten und antiseptische Duschen verordnet.

Anwendungsbereiche, für die laut Hersteller die Therapie geeignet sein soll

Alle Krebsarten.

Gegenanzeigen und Risiken

Während der Therapie kam es zu Übelkeit, Erbrechen, Krämpfen und Blutungen. Blutverdünnende Mittel sollten nicht gleichzeitig genommen werden. Es kam zu Verbrennungen nach Anwendung der Salbe.

Bewertung

Harry Hoxsey erkrankte selbst an Prostatakrebs, und seine Therapie versagte an ihm. Dennoch haben einige Kräuter Inhaltsstoffe mit tumorhemmender Wirkung. Es liegen jedoch keine Studien vor, die eine positive Wirkung der genannten Mischung erwarten ließen.

● Hydrazinsulfat ($N_2H_6SO_4$)

Kategorie: Therapieverfahren

Erklärung

Hydrazinsulfat ist wie Hydrazin selbst krebserzeugend, giftig, allergen und verändert wahrscheinlich das Erbgut. Es wird in der Industrie als starkes Reduktionsmittel eingesetzt. Hydrazinsulfat ist eine billige Substanz, die die Gluconeogenese stoppt. Somit wird das körpereigene Herstellen von Zucker durch Hydrazinsulfat gehemmt. Die Krebszelle wird dadurch von der Versorgung mit Zucker abgeschnitten, und der Körper kann sich von der Auszehrung durch den Krebs erholen.

Möglichkeiten und Durchführung

Um 1970 wurden in den USA Versuche unternommen, mit Hydrazinsulfat Krebs zu heilen. Der Arzt, der Hydrazinsulfat als Krebsmittel propagierte, hieß Dr. med. Joseph Gold, Direktor des Syracuse Cancer Research Institute in New York. Weitere Informationen zu dem Wirkstoff liegen nicht vor.

Anwendungsbereiche, die von Dr. Gold genannt werden

Bei allen Krebsarten.

Gegenanzeigen und Risiken

Unter der Gabe von Hydrazinsulfat beobachtete man Übelkeit und Erbrechen. Die Substanz ist krebserregend und schädigt Haut, Nieren, Leber und Lunge.

Bewertung

Leider ist es nicht so einfach, den Krebs auszuschalten, denn die Krebszellen haben noch andere Möglichkeiten, um an Energie zu gelangen. In Deutschland ist der Stoff als bedenklich eingestuft worden. Alle ausgewerteten Studien an Krebspatienten erbrachten, dass die Gabe von Hydrazinsulfat keine Lebensverlängerung bewirkt. Es wurde auch über einen Todesfall unter der Hydrazinsulfattherapie berichtet. In Tierversuchen wurde nachgewiesen, dass Hydrazinsulfat Leberkrebs hervorruft, das Erbgut schädigt und die Leber zerstört.

● Immunoaugmentative Therapie (IAT) nach Burton

Kategorie: Immuntherapien

Erklärung

Die Immunoaugmentative Therapie (IAT) wurde von dem Zoologen Dr. Lawrence Burton erfunden. Er entwickelte die Therapie in einem Labor des St. Vincent's Hospital in New York in den frühen 1960er Jahren. Nach langem Ringen mit der American Cancer Society um die Anerkennung der Heilwirkung seiner Methode entschied sich Burton, die USA zu verlassen und eine Klinik auf den Bahamas zu eröffnen. Er entzog sich so der medizinischen Überwachung, denn die Behörden hatten ihm zum Beweis der Richtigkeit eine Studie angeboten. Diese Studie lehnte er wegen Unmenschlichkeit ab. In seiner Bahamian Clinic in Freeport, Grand Bahama Island, versprach er, Menschen von Krebs zu heilen oder ihr Leben zu verlängern, indem er ihnen Blutserum injizieren würde. Bis zur Mitte der 1980er Jahre kam es dann aber bei vielen Patienten, die sich dieser Krebstherapie unterzogen hatten, zu schwerwiegenden Erkrankungen: So wurden Hepatitis, bakterielle Infekte und das HI-Virus bei ihnen nachgewiesen. Kurzfristig wurde die Klinik geschlossen, später aber wiedereröffnet. Burton selbst starb 1993 in seiner Bahamian Clinic. Sein Erbe hat John Clement als Medical Director angetreten. Er arbeitete seit 1977 mit Dr. Burton zusammen und leitet heute eine Klinik unter dem Namen ITL Cancer Clinic (Bahamas) Ltd. Dort wird diese Methode weiter praktiziert. Die Serumgabe soll das Immunsystem dahingehend beeinflussen, dass es selbst wieder gegen den Krebs aktiv wird und ihn bekämpft. Die Therapie soll das Immunsystem wieder in die richtige Balance bringen und so die Überlebensspanne der Patienten verlängern. Veröffentlichungen und unabhängige Studien über die Therapie gibt es nicht, da sich Dr. Burton sämtlichen Kontrollen entzogen hat.

Möglichkeiten und Durchführung

3-mal im Jahr wird eine kurzfristige Unterbringung in der ITL Cancer Clinic erforderlich sein. Der Patient bekommt für die Zwischenzeit Blutserum mit. Das Serum wird 1- oder 2-mal pro Tag an 5 Tagen einer Woche gegeben. Über Preise wird wenig berichtet. Allerdings soll die Therapie sehr teuer sein und in 10 Jahren ca. 500 000 US-Dollar kosten.

Anwendungsbereiche, die von der Klinik genannt werden

Alle Arten von Krebs.

Gegenanzeigen und Risiken

Es besteht das Risiko, sich bei der Übertragung von Fremdblut mit vielen Krankheiten anzustecken.

Bewertung

Die Methode ist aufgrund der damit verbundenen Infektionsgefahren und wegen Fehlens auswertbarer Ergebnisse nicht zu empfehlen.

● Inositol-Hexaphosphat (IP-6)

Kategorie: Nahrungsergänzungsmittel

Erklärung

IP-6 ist die Abkürzung für Inositol-Hexaphosphat. Im deutschen Sprachgebrauch wird es als Inosit bezeichnet. Als ringförmiger 6-wertiger Alkohol ist IP-6 als Inosit, Hexit oder Cyclit bekannt und wurde früher den Vitaminen zugeordnet. In der Natur ist es Bestandteil von Leber, Rosinen, Weizenkeimen, Nüsse, Getreide, Bohnen und Samen. Den größten Teil an IP-6 stellt der Körper selber aus Zucker in Herz, Leber und Niere her, so dass nur noch geringe Mengen über die Nahrung aufgenommen werden müssen. Ein Mangel kommt bei Darmerkrankungen vor.

Inositol ist an der Weiterleitung von Signalen und am Wachstum der Nervenzellen beteiligt, schützt Haut- und Schleimhaut und hat Einfluss auf die Testosteronproduktion beim Mann. Ein Mangel an Inositol kann zu Verdauungsstörungen, Haarausfall, Ekzemen und Hautentzündungen führen.

Möglichkeiten und Durchführung

Eine offizielle Mengenangabe gibt es nicht. Hersteller von Nahrungsergänzungsmitteln geben 2,4 mg täglich zu den Mahlzeiten als Dosierung an, aber auch Angaben der 20-fachen Menge sind in den Medien zu finden.

Der Bedarf für einen Monat kostet ca. 30 Euro.

Anwendungsbereiche, die in den Medien genannt werden

Inositol erhöht die Aktivität des Immunsystems, die Anzahl der Killerzellen, verhindert Nierensteine, reguliert den Blutdruck und ist ein Antioxidationsmittel. Es hat krebsbekämpfende, herzgefäßschützende, cholesterinsenkende Wirkung, außerdem schützt es die Zellen und steuert ihr Wachstum. Prostatakrebs wird im Zusammenhang erwähnt.

Gegenanzeigen und Risiken

Auch bei Dosierungen über 3 g soll es keine Nebenwirkungen gegeben haben. Kaffee kann die Aufnahme von Inositol beträchtlich einschränken.

Bewertung

Inositol hat in tierexperimentellen Untersuchungen gezeigt, dass das Wachstum von Tumorzellen gestoppt und der Krebs zum Teil zum Absterben gebracht werden kann. Für eine Anwendung am Menschen reichen entsprechende Daten nicht aus.

● Ionisiertes alkalisches Wasser (Microwater)
Kategorie: veränderte Lebensmittel

Erklärung

Der Ionisator (technisches Gerät) wird am Ausgang der Kaltwasserleitung angeschlossen. Nachdem das Wasser einen Mehrstufenfilter zur Säuberung durchlaufen hat, erfolgt ein Zusatz von Calcium. Danach gelangt das Wasser über leistungsfähige, mit Platin beschichtete Titanelektroden in die Ionisierungskammer. Dort wird die Elektrolyse durchgeführt, d. h., das Wasser wird ionisiert und in je einen sauren und alkalischen Anteil getrennt. Das ionisierte Wasser hat danach eine kleinere

Clusterstruktur aus 5 bis 6 Molekülen und kann so mehr Sauerstoff aufnehmen. Durch die kleineren Cluster soll die menschliche Zelle leichter Wasser aufnehmen können und so um das Sechsfache besser versorgt werden. Durch den Zusatz von Calcium wird das Wasser basisch (pH-Wert zwischen 9 und 11) und wirkt der sauren Stoffwechsellage entgegen.

Eine Hypothese geht davon aus, dass Krebszellen von einer Membran umgeben sind, die das Zellenwachstum in sauerstoffarmer Umgebung fördert. Um Krankheiten zu bekämpfen, soll der Sauerstoffstatus durch ionisiertes Wasser künstlich erhöht werden. Durch dieses Wasser wird dem Körper mehr Sauerstoff und Energie zur Verfügung gestellt; zusätzlich wird der Säure-Basen-Haushalt ausgeglichen, da man bei Krebs eine Übersäuerung des Körpers festgestellt hat. Das ionisierte Wasser soll Krebszellen aufspüren und markieren können, so dass das Immunsystem diese erkennt und entsorgt. Weiterhin soll sich ionisiertes alkalisches Wasser mit Radikalen verbinden und bei der Ausscheidung über die Nieren helfen.

Möglichkeiten und Durchführung

Es sollen täglich 1 bis 2 Liter alkalisches, ionisiertes Wasser getrunken werden.

Anwendungsbereiche, die in den Medien genannt werden

Viele Krankheiten stehen im Zusammenhang mit vermehrter Säurebildung, beispielsweise Krebs, Diabetes, Herzkrankheit und Arthritis. Eine Übersäuerung soll beseitigt oder entschärft werden.

Gegenanzeigen und Risiken

Man sollte die Alkalisierung des Wassers langsam auf niedrigster Stufe beginnen, um Entgiftungsreaktionen des Körpers, wie Kopf-, Muskel- und Gelenkschmerzen, zu vermeiden.

Bewertung

Leider lagen keine Untersuchungen vor, die eine Bewertung dieser Methode ermöglichen. Dass die Methode im Kampf gegen Kreb wirksam ist, lässt sich nicht erkennen.

● Japanischer Pestwurz *(Petasites japonicus)*
Kategorie: Heilpflanzen

Erklärung

Japanischer Pestwurz, auch Asiatischer Pestwurz genannt, ist in Ostasien (China, Korea und Japan) beheimatet. Man findet auch Namen wie Fuki und »giant butterbur«. Die mehrjährige, grasartige Pflanze gehört zur Familie der Korbblütler. In Japan werden die Blattstiele als Gemüse verwendet. Um das Bittere herauszuziehen, werden sie zur Vorbereitung in Salzwasser eingelegt. Die Wurzel enthält das giftige, leberkrebserregende Pyrrolizidinalkaloid Senkirkin. Die nicht toxischen Blattstiele schützen nachgewiesenermaßen die Nerven und wirken als Antioxidans. Der antikarzinogene Wirkstoff ist das Polyphenol (siehe Abschnitt »Polyphenole«, Seite 63) Petasiphenol. Es hat tumorhemmende Eigenschaften und kann zur Prophylaxe oder Nachsorge eingesetzt werden. Bisher ist kein Fertigpräparat erhältlich.

Möglichkeiten und Durchführung

Keine bekannt, da die Pflanze bisher nur zu Forschungszwecken eingesetzt wird.

Anwendungsbereiche, die in den Medien genannt werden

Japanischer Pestwurz schützt die Nerven und kann bei Morbus Alzheimer, multipler Sklerose, Parkinsonkrankheit und zur Krebsprophylaxe eingesetzt werden.

Gegenanzeigen und Risiken

Von einer Zubereitung eigener Tees oder alkoholischer Lösungen aus der wirksamen Wurzel wird dringend abgeraten, da die Pyrrolizidinalkaloide selbst lebertoxisch und krebsauslösend sind.

Bewertung

Die nervenschützende Wirkung konnte mit einem alkoholischen Extrakt in Versuchen an Mäusen bewiesen werden. Studien und Tests an Zellen und Tieren sind vielversprechend und zeigen, dass Petasiphenol in geeigneter Konzentration die Ausbreitung von neuen Gefäßen verhindern kann. Dennoch sind noch weitere Forschungen nötig, um ein brauchbares Fertigpräparat herzustellen, das frei von den krebserregenden Substanzen ist.

● Jomol®-Therapie

Kategorie: Therapieverfahren

Erklärung

Jomol® wird als wässriger Extrakt aus Zellwandbestandteilen des Bakteriums *Nocardia opaca* gewonnen und besteht zum großen Teil aus kurzkettigen Eiweißstücken und wenigen Polysacchariden. Diese Zellwandbestandteile sollen sich an die Krebszellen heften und sie markieren, so dass das Immunsystem sie erkennen und beseitigen kann. Zusätzlich wird durch Jomol® das Abwehrsystem aktiviert und die Bildung des Tumor-Nekrose-Faktors angeregt. Die Grundlage dieser Methode entdeckte William B. Coley um 1890. Er stellte fest, dass sich Krebsgeschwüre nach bakteriellen Infektionen mit hohem Fieber zurückbildeten oder verschwanden. Dr Udo Ehrenfeld entwickelte diese Idee weiter und patentierte seinen Extrakt 1983, der aber kein Fieber auslöst. Jomol® ist kein verkaufsfertiges Arzneimittel und kann deshalb auch nicht über die Apotheke bezogen werden.

Möglichkeiten und Durchführung

Jomol® wird oral eingenommen oder gespritzt. Es eignet sich zur Tumordiagnostik, wenn radioaktive Zellwandbestandteile verwendet werden, da vornehmlich Krebszellen markiert werden. Diese lassen sich so unter speziellen Mikroskopen erkennen.

Anwendungsbereiche, die in den Medien genannt werden

Jomol® ist für sämtliche Krebsarten geeignet.

Gegenanzeigen und Risiken

Jomol® soll frei von Nebenwirkungen sein, dennoch wurden Schüttelfrost und Fieber beobachtet.

Bewertung

Es gibt keine klinischen Studien, und auch sonst ist die Datenlage unbefriedigend. Da die Grundlagen der Methode ebenso fraglich sind, kann sie an dieser Stelle nicht empfohlen werden.

● Kimun®

Kategorie: Nahrungsergänzungsmittel

Erklärung

Eine Kapsel Kimun® enthält eine Aminosäurenmischung aus L-Glutaminsäure, L-Asparaginsäure, L-Leucin, L-Lysinmonohydrochlorid, Glycin, L-Alanin, L-Threonin, L-Serin, L-Prolin, L-Valin, L-Isoleucin, L-Phenylalanin, L-Arginin, L-Methionin, L-Histidinmonohydrochlorid, L-Cystin und L-Tyrosin.

Als Füllstoffe sind Cellulose, Maisstärke und Oligopeptide enthalten. Weitere Bestandteile sind Schellack (Überzugmittel), Farbstoffe E 104 und E 131. Alle Inhaltsstoffe sind pflanzlich oder synthetisch, d. h. ohne tierische Ausgangsstoffe, hergestellt. Die Zusammensetzung soll in ähnlicher Weise wie die Extrakte der immunologischen Organe Thymus und Milz aufgebaut sein.

Möglichkeiten und Durchführung

Zur Tumornachsorge nach einer Behandlung werden 1 bis 2 Kapseln pro Tag ca. eine Stunde vor einer Mahlzeit mit etwas Flüssigkeit geschluckt. In Ausnahmefällen können bei besonderen ernährungsphysiologischen Belastungssituationen bis zu 5 Kapseln pro Tag im Abstand von 1 bis 2 Stunden genommen werden.
30 Kapseln kosten ca. 45 Euro.

Anwendungsbereich

Kimun® ist eine Aminosäure-Peptid-Mischung, die bei erhöhtem Bedarf nach Belastungssituationen oder nach der Krebstherapie eingesetzt wird.

Gegenanzeigen und Risiken

Keine bekannt.

Bewertung

Es liegen keine klinischen Prüfungen über die Wirksamkeit vor. Es erscheint unwahrscheinlich, dass eine derartige einfache Mischung aus verschiedenen Aminosäuren eine Krebsprophylaxe bewirken kann. In Anbetracht des Verbrauchs von 1 bis 2 Kapseln pro Tag stellte die Dosierung vermutlich eine Unterdosierung dar. Grundsätzlich kann eine Gabe von Aminosäuren sinnvoll sein. Handelsübliche Eiweißpulver enthalten die gleichen Aminosäuren und sind wesentlich preiswerter.

● Krebiozen, Carcalon, Kreatine, Lipopolysaccharide C

Kategorie: verbotene Therapien

Erklärung

Alle vier oben genannten Namen beschreiben ein und dieselbe Substanz, die aus dem Blut vorher beimpfter argentinischer Pferde gewonnen wurde. Als Impfbakterium wurde *Actinomyces bovis* verwendet. Zusätzlich waren Mineralöl und Kreatin im Präparat enthalten. 1949 brachte der jugoslawische Arzt Stevan Durovic Krebiozen mit in die USA und verkaufte es dort. 1959 tauchte ein ähnliches Produkt namens Carcalon von Dr. Andrew Ivy auf dem amerikanischen Markt auf. Beide Medikamente sollten Krebs in 5 % heilen und das Tumorwachstum stoppen.

Möglichkeiten und Durchführung

Krebiozen wurde als Pulver oder Flüssigkeit vermarktet. Die Flüssigkeit wurde gespritzt.

Anwendungsbereiche, die vom Erfinder genannt wurden

Alle Arten von Krebs.

Gegenanzeigen und Risiken

Übelkeit, Durchfall, Muskelbeschwerden, Arrhythmie, Embolien, Angstgefühle. Unter der Therapie kam es zu Todesfällen.

Bewertung

Nach langen Untersuchungen durch die Behörden wurde das Mittel für wertlos erklärt. 1967 wurde vom State Board of Health ein Verkaufsverbot für Krebiozen verhängt. Für Krebiozen gibt es keine wissenschaftlichen Beweise über die Wirksamkeit. Die aufgetretenen Nebenwirkungen gehen auf das enthaltene Kreatin zurück.

● Krebskur-total nach Breuss
Kategorie: Diäten

Erklärung

Krebs entsteht durch lokale Blutverarmung infolge chronischen Drucks. Krebs lebt von festen Speisen, der Mensch hingegen kann von Gemüsesäften allein leben. Die Methode zielt darauf ab, den Krebs auszuhungern.

Möglichkeiten und Durchführung

42 Tage lang werden ¼ bis 1 Liter Gemüsesaft aus Roter Bete, Karotte, Sellerieknollen, Rettich und Kartoffeln sowie indikationsspezifische Kräutertees getrunken.

Anwendungsbereiche, die in den Medien genannt werden

Alle Krebsarten.

Gegenanzeigen und Risiken

Es wurden keine Nebenwirkungen oder Gegenzeichen beschrieben.

Bewertung

Die Diät ist sehr einseitig, mit einem Mangel an Eiweißen und Energie. Es ist zutreffend, dass in der Hungerphase der Tumor nicht wächst. Es kommt aber zu einem massiven Abbau von Muskelmasse, um den Energiebedarf des Körpers zu decken. Sobald die Kur beendet ist, beginnt das Tumorwachstum in unvermindertem Maße, der gesunde Körper erholt sich meist nie. Von der Anwendung als Krebsbehandlung ist dringend abzuraten.

● Krebstherapie nach Di Bella
Kategorie: Therapieverfahren

Erklärung

Luigi Di Bella war ein italienischer Arzt, der von 1912 bis 2003 lebte. Er führte in Italien eine Krebstherapie ein, die Ursache vieler Diskussionen wurde, seit seinem Tod aber nicht weiter publiziert wird. Nach staatlicher Untersuchung kam man zu dem Schluss, dass die Therapie sinnlos ist. Sie bestand aus einem Mix aus Wachstumshormon, Melatonin, Somatostatin, Beta-Carotin, Vitamin E, Vitamin C, Vitamin D, Bromocriptin, Hydroxyurea und Cyclophosphamid; allerdings wurde die Therapie im Laufe der Zeit mehrfach verändert.

Anwendungsbereiche, die in den Medien genannt werden

Alle Krebsarten.

Gegenanzeigen und Risiken

10 % aller Patienten brachen die Therapie wegen Nebenwirkungen wie Übelkeit, Erbrechen und Nervenproblemen ab.

Bewertung

Die Therapie hatte eine geringe Wirksamkeit und heilte nur 0,8 % aller Teilnehmer. Bei 12 % verschlimmerte sich der Zustand nicht, sondern blieb stabil. Bei allen Übrigen kam es zum Fortscheiten der Krankheit. Melatonin hat aufgrund seiner Wirkung gegen freie Radikale eine gewisse krebshemmende Wirkung. Allerdings muss es auch ausreichend hoch dosiert werden, was schließlich zu massiven Schlafproblemen führt. Nach allen Erkenntnissen ist diese Methode nicht für die Behandlung von Krebs geeignet.

● Laetril, Vitamin B_{17}, Amygdalin
Kategorie: verbotene Therapie

Erklärung

Alle drei Begriffe werden für den gleichen Substanztyp verwendet. Man findet auch die Bezeichnung Vitamin-B_{17}-Therapie. Laetril ist ein Pseudovitamin B_{17}, das der Körper nicht für normale Funktionen braucht. Diverse Nitriloside, so nennt man die natürlichen Laetrile, kommen in ganz normalen Lebensmitteln oder deren Kernen vor. So enthalten Kirschkerne, Pflaumenkerne, Bohnen, Aprikosenkerne, Mandelkerne, Leinsamen, Sonnenblumenkerne, Buchweizen, Hafer, Hirse und Mais Nitriloside in unterschiedlichster Konzentration. Laetril besteht grob betrachtet aus zwei Glucoseeinheiten, einem Benzaldehyd und einer Cyanidverbindung. In Verbindung mit Wasser unter Einsatz eines speziellen Enzyms wird Laetril als cyanogenes Glykosid in Blausäure und Benzaldehyd gespalten. Man hat festgestellt, dass dieses Enzym, die Beta-Glucuronidase, vermehrt in Krebszellen vorkommt. Gibt man den Krebspatienten Laetril, wird durch die enzymatische Spaltung Blausäure vorzugsweise in den Krebszellen produziert, und die kranken Zellen sterben ab. Normale Zellen haben für die Entgiftung von Blausäure das dafür nötige Enzym Rhodanase, das Blausäure in Thiocyanat umwandelt. Blausäure ist ein starkes Zellgift.

Dieses Produkt ist in Deutschland und in den USA von der Food and Drug Administration nicht zugelassen, da eine hohe Vergiftungsgefahr besteht.

Möglichkeiten und Durchführung

1. Amygdalin ist in bitteren Aprikosenkernen oder bitteren Mandelkernen enthalten, die man gründlich zerkauen muss. Vor dieser Methode muss zweifelsfrei gewarnt werden, da die Grenze zur Vergiftung schnell überschritten ist.

2. In manchen Ländern kann man B$_{17}$-Tabletten zum Einnehmen kaufen. Auch hiervor muss ausdrücklich gewarnt werden, denn Amygdalin wird in Deutschland als ein bedenklicher Arzneistoff angesehen. Herstellung, Einfuhr und Handel sind nicht erlaubt.
3. Laetrile werden teilweise als intravenöse Injektion verabreicht.

Anwendungsbereiche, die in den Medien genannt werden
Krebs.

Gegenanzeigen und Risiken
Es besteht die Gefahr einer tödlichen Vergiftung durch Blausäure.

Bewertung
In einer zusammenfassenden Betrachtung der bisherigen Daten zu Laetril kam man zu dem Schluss, dass keine überzeugenden Beweise für die Wirksamkeit von Laetril vorliegen. Vor dem Hintergrund des Risikos einer Blausäurevergiftung ist die Methode zu gefährlich, um empfohlen werden zu können. Außerdem existiert ein Verbot für die Verwendung von Laetril.

● LIV. 52®
Kategorie: Nahrungsergänzungsmittel – Heilpflanzen

Erklärung
LIV. 52® Tabletten werden der ayurvedischen Medizin zugeordnet; sie enthalten pro Tablette 65 mg Kapern *(Capparis spinosa)*, 65 mg Wegwarte *(Cichorium intybus)*, 33 mg Mandur Bhasma (Eisen[II]-oxid, FeO), 32 mg Schwarzen Nachtschatten

LIV. 52

(Solanum nigrum), 32 mg Arjuna *(Terminalia arjuna)*, 16 mg Kaffeesenna *(Cassia occidentalis)*, 16 mg Schafgarbe *(Achillea millefolium)* und 16 mg Französische Tamarisken *(Tamarix gallica)*.

LIV. 52® soll helfen, Giftstoffe wie Acetaldehyd mittels Erhöhung des Enzyms Cytochrom P-450 schnell aus der Leber zu eliminieren. Die Leber soll sich so regenerieren und durch die antioxidative Aktivität von LIV. 52® vor weiteren Schäden geschützt werden.

Die Wegwarte wird bei Verdauungsbeschwerden und zur Appetitanregung seit alters eingesetzt. Früher verwendete man sie zur Zubereitung von Ersatzkaffee. In der abendländischen Medizin wird der Schwarze Nachtschatten äußerlich bei Augenentzündungen angewendet. Die meisten Arten von Schwarzem Nachtschatten enthalten das giftige Solanin und sollten nicht eingenommen werden. Schafgarbenkraut erfreut sich als krampflösendes Mittel im Magen- und Darmbereich auch heute noch großer Beliebtheit. Kapern werden als Gewürz verwendet, das die Verdauung fördert. Die Früchte von *Cassia occidentalis* werden geröstet und zu Ersatzkaffee verarbeitet. Roh sind die Früchte giftig und führten schon oft zu Vergiftungen. Arjuna ist ein in Indien vorkommender Baum. Die Rinde wird traditionell zur Therapie von verengten Herzkranzgefäßen eingesetzt. Sie erweitert die Adern und fördert auf diese Weise die Durchblutung. Über die Anwendung von Französischen Tamarisken ist nichts bekannt. Mandur bhasma ist nach ayurvedischem Prinzip hergestelltes Eisen(II)-oxid (FeO). Dieses soll bei Leberkrankheiten hilfreich sein.

Möglichkeiten und Durchführung

3-mal täglich werden 1 bis 2 Tabletten zur Mahlzeit mit einem großen Glas Wasser eingenommen.

100 Tabletten kosten ca. 25 Euro.

Anwendungsbereiche, die in den Medien genannt werden

LIV. 52® wird zur Prävention von viraler Leberentzündung, Zirrhose, Fettleber, unzureichender Ernährung und bei Leberschäden durch Alkoholmissbrauch eingesetzt. Eine durch Strahlen- und Chemotherapie induzierte Leberschädigung soll durch LIV. 52 vermindert werden. Außerdem regt es den Appetit, die Verdauung und den Stoffwechsel an und wird als Rekonvaleszenzmittel während und nach der Chemotherapie verwendet.

Gegenanzeigen und Risiken

Schleimhäute, Leber und Herz können durch Gifte aus dem Präparat geschädigt werden.

Bewertung

Nach Aufschlüsselung und Erläuterung aller Einzelprodukte ist Liv.52® kein Präparat, das bei Krebs hilfreich sein könnte. Da auch keine anderslautenden Studien existieren und einige Inhaltsstoffe sogar im Verdacht stehen, Krebs zu erzeugen, wird von einer Verwendung abgeraten.

● Magnetfeldtherapie

Kategorie: Therapieverfahren

Erklärung

Um die Magnetfeldtherapie durchzuführen, braucht man ein gleich bleibendes oder pulsierendes Magnetfeld, das mit echten oder künstlichen Magneten (Spulen) erzeugt wird. Um den Magneten entsteht ein Kraftfeld, das den Organismus bioenergetisch mit elektromagnetischen Schwingungen beeinflusst. Dadurch wird die Durchblutung gefördert, der Zellstoffwechsel angeregt, die Sauerstoffversorgung verbessert und die Heilung beschleunigt. Man geht davon aus, dass kranke Zellen eine elektrische Spannungsverminderung erfahren. Durch Energiezufuhr in Form von magnetischer Energie werden die Zellen angeregt und heilen besser und schneller. Die Magnetfeldtherapie bewirkt aufgrund des durchblutungsfördernden Effekts ein Wärmegefühl. Sie wird häufig bei Gelenk-, Knochen- und Weichteilbeschwerden eingesetzt.

Die Wirkung von Magnetfeldern ist altersabhängig. Ältere Menschen haben eine längere Reaktionszeit, und die Heilungserfolge verlaufen langsamer. Es handelt sich um ein langwieriges Verfahren, da erste Therapieerfolge erst nach 6 bis 8 Wochen zu erwarten sind. Bei Osteoporose dauert die Wirkzeit sogar 1,5 bis 2 Jahre.

Möglichkeiten und Durchführung

Da das Magnetfeld innerhalb einer Spule am größten ist, wird meist innerhalb einer Röhre behandelt. Diese Ganzkörperbehandlungen mit pulsierenden Magnetfeldern unterscheiden sich von lokalen Behandlungen mit Magnetfeldmatten, -kissen oder -stäben. Die Stärke des Magneten kann an den meisten Geräten geregelt und verändert werden. Normalerweise kann man ein Magnetfeld nicht spüren, dennoch erfährt der Körper eine anregende Energie, so dass die behandelte Stelle leicht kribbelt.

Pro Sitzung benötigt man zwischen 8 und 30 Minuten. Man kann mehrere Sitzungen an einem Tag durchführen. Dennoch sollte man sich nicht länger als eine Stunde pro Tag Magnetfeldern aussetzen.

Anwendungsbereich

In chirurgischen und orthopädischen Bereichen findet die Magnetfeldtherapie ihre Hauptanwendung. So werden Knochenbrüche, Wirbelsäulenarthrose, Osteoporose, Hüftbeschwerden,

Hüftgelenksarthrose, Arthritis, Kopfschmerzen, Schlafstörungen, Operationsschnitte, Durchblutungsstörungen und Muskelentzündungen mit Erfolg behandelt. Vor allem bei schlecht heilenden Wunden kann die Magnetfeldtherapie wertvolle Dienste leisten.

Gegenanzeigen und Risiken

Personen mit Herzschrittmacher oder elektronischen Implantaten dürfen sich keinem Magnetfeld aussetzen. Bei Epileptikern kann die Magnetfeldtherapie zur Reduzierung der Reizschwelle und damit zur Auslösung einer Epilepsie führen. Nach sämtlichen Organtransplantationen ist von einer Magnetfeldtherapie abzusehen.

Da es im Behandlungsverlauf zu Herzklopfen kommen kann, sollten Menschen mit Herzrhythmusstörungen und Schilddrüsenüberfunktionen diese Behandlungsform ebenfalls nicht wählen. Vorsicht ist bei Fieber, Schwangerschaft und Marcumar®-Patienten geboten.

Patienten mit Grunderkrankungen sollten im Zweifelsfall den Arzt fragen. Bei sensiblen Personen gibt es das Phänomen der Erstverschlimmerung.

Bewertung

Die Magnetfeldtherapie ist nicht für den Einsatz gegen Krebs geeignet. Es handelt sich um ein langwieriges Verfahren mit dem Ziel, Körperzellen mit Energie anzuregen und so eine schnellere Heilung zu bewirken. Die übertragene Wärmemenge ist zu gering, um Krebszellen derartig zu schädigen, dass sie dabei absterben.

Das bloße Ausrichten der Zellen entlang der Feldlinien bewirkt keinen zellschädigenden Effekt, so dass die Magnetfeldtherapie nicht gegen Krebs empfohlen wird. Anderslautende Studien existieren nicht.

● Medizinische Hefe
Kategorie: Darmtherapeutika

Erklärung

Hefen sind einzellige Pilze, die sich durch Sprossung vermehren. In der Lebensmittelindustrie verwendet man vor allem die Arten *Saccharomyces cerevisiae* (Bierhefe) und *Saccharomyces boulardii* (Bäckerhefe). Diese Hefen sind gegen Antibiotika unempfindlich und in ihrer getrockneten Form weiterhin vermehrungsfähig. Ihre probiotische Wirkung entsteht dadurch, dass die Darmflora wieder mit den »richtigen« Bakterien besiedelt wird. Sie hindern die ungünstigen Bakterien im Darm am Wachstum und stimulieren das Immunsystem. Medizinische Hefen enthalten viele Vitamine der B-Gruppe, Mineralien wie Selen und Aminosäuren wie Lysin und Tryptophan.

Möglichkeiten und Durchführung

Eine Kapsel enthält z. B. 250 mg Saccharomyces cerevisiae. Je nach Indikation werden täglich 250 bis 750 mg benötigt. Die Einnahme erfolgt vor der Mahlzeit.
50 Kapseln kosten ca. 25 Euro.

Anwendungsbereich

Symptomatische Behandlung akuter Durchfälle. Vorbeugung und Behandlung von Reisedurchfällen sowie Durchfällen unter Sondenernährung. Als Zusatzmittel bei chronischen Formen der Akne.

Gegenanzeigen und Risiken

Medizinische Hefe sollte nicht von Patienten mit allergischer Reaktion auf Hefen und mit stark eingeschränkter Immunabwehr angewendet werden. Es handelt sich um lebende Mikroorganismen, die selbst Infektionen verursachen können. Bei schweren Erkrankungen wie HIV-Infektion, Krebs, nach Organtransplantationen oder während langfristiger Kortisongabe gilt es, dieses zu beachten.

Bewertung

Es wird von einem Patienten berichtet, der infolge einer Krebsbehandlung eine Schleimhautentzündung entwickelte und mit *Saccharomyces cerevisiae* behandelt wurde. Daraufhin entwickelte er eine generalisierte Pilzinfektion. Hieraus leitet sich laut Packungsbeilage ab, dass bei Krebs nur vermehrungsunfähige Hefen eingesetzt werden sollten, um nachfolgende Erkrankungen auszuschließen. Medizinische Hefen sind deshalb bei Krebspatienten abzulehnen.

● Megamin®

Kategorie: Nahrungsergänzungsmittel

Erklärung

Megamin® kommt aus Kroatien und wird als Nahrungsergänzung vor allem über das Internet vertrieben. Man findet Zeolithe als ein natürlich vorkommendes Lavagestein und baut es ab. Zeolithe sind natürliche wasserhaltige Alkali- oder Erdalkalialuminiumsilikate (Al-Na- oder Al-Ca-Silikate), die die im Erdboden enthaltenen Alkalisalze, besonders Kaliumsalze, binden können. Sie können ihre Alkaliionen reversibel zum Beispiel gegen Calciumionen austauschen, so dass sie bei uns zur Wasserenthärtung von Waschmaschinen eingesetzt werden. Megamin® soll freie Radikale abfangen können und so oxidativen Stress im Körper abbauen. Darüber hinaus werden giftige Stoffwechselprodukte und Schwermetalle absorbiert und ausgeleitet. Zum Teil wird Megamin® mit Blütenpollen, Propolis und pulverisiertem grünem Tee angeboten.

Möglichkeiten und Durchführung

Megamin® wird durch ein patentiertes Verfahren mechanisch aktiviert, indem es feinst verrieben wird. Dadurch gewinnt das Pulver an Oberfläche und kann seine absorbierenden und ionenaustauschenden Eigenschaften erhöhen (tribo-mechanisch aktiviertes Zeolith »TMAZ«).

Die Dosierung kann durchaus verschieden ausfallen. Für das allgemeine Wohlbefinden gilt als Standardempfehlung, einen gestrichenen Teelöffel (ca. 2 g) oder 2 Kapseln à 500 mg bis zu 3-mal täglich einzunehmen.

Eine Dose mit 125 g Pulver kostet ca. 50 Euro.

Eine Dose mit 180 Kapseln à 500 mg kostet ca. 50 Euro.

Anwendungsbereiche, die in den Medien genannt werden

Für Megamin® darf laut deutschem Arzneimittelgesetz kein Anwendungsgebiet angegeben werden, da es sich um ein Nahrungsergänzungsmittel handelt. Obwohl diese Angaben nicht zulässig sind, werden Diabetes, Krebs, Magengeschwüre, Virusinfektionen, Schizophrenie, Neurodermitis, Entschlackung, Entgiftung und Entsäuerung des Körpers als Anwendungsgebiete publiziert.

Gegenanzeigen und Risiken

Nebenwirkungen sind keine bekannt.

Bewertung

Megamin® hat eindeutig eine ionenaustauschende und absorbierende Wirkung. So kann dem Körper fehlendes Kalium oder Magnesium durch Megamin® wieder zugeführt werden; saure Stoffwechselvorgänge können abgepuffert werden. Eine absorbierende und entgiftende Wirkung des Produktes ist auch erklärbar.

Auf ein Krebsgeschehen nimmt Megamin® höchstens untergeordneten Einfluss, so dass es für diese Indikation als nicht empfehlenswert gewertet werden kann.

Klinische Untersuchungen in Form von Studien sind nicht zu finden.

● Micom I.I.I.I./ O₂ MYGAIII

Kategorie: Nahrungsergänzungsmittel

Erklärung

Es handelt sich um eine zusammengesetzte Mineralwasserlösung. Man hat festgestellt, dass Sportler einen hohen zellulären Sauerstoffstatus von 9,2 bis 9,8 ppm haben, während der Sauerstoffstatus im Krankheitsfall auf 5 bis 7 ppm dramatisch absinkt.

Um Krankheiten zu bekämpfen, soll der Sauerstoffstatus durch Micom I.I.I.I künstlich auf 14 bis 15 ppm erhöht werden und über einen Zeitraum von 24 Stunden auf diesem Level bleiben. Micom I.I.I.I verbindet sich mit Radikalen, und diese Verbindung wird über die Nieren ausgeschwemmt. Micom soll Krebszellen aufspüren und markieren können, so dass sie vom Immunsystem erkannt und entsorgt werden.

Das Wasser wird als MICOM I.I.I.I. in China, Südkorea und Mexiko und als O₂ MYGAIII in anderen Ländern vertrieben.

Eine Gallone (knapp 4 Liter) soll ungefähr 500 US-Dollar kosten.

Anwendungsbereiche, die in den Medien genannt werden

Es soll den Sauerstoffbedarf der Zellen anheben. Als Anwendungsgebiet wird Krebs genannt.

Gegenanzeigen und Risiken

Nicht bekannt.

Bewertung

Micom I.I.I.I. scheint nicht mehr im Handel zu sein. Beweise über die Wirksamkeit liegen nicht vor. Es existieren keine Studien. Das Mittel gilt als nicht empfehlenswert.

● Mutterkraut
Kategorie: **Heilpflanzen**

Erklärung

Für das Mutterkraut findet man meist Namen wie *Tanacetum parthenium, Chrysanthemum parthenium*, Falsche Kamille, Fieberkraut und Fewerfew. Mutterkraut als Frischware enthält ca. 0,16 % ätherisches Öl. Für therapeutische Zwecke verwendet man die Blätter. Als wichtigste Inhaltsstoffe werden Campher, trans-Chrysanthenylacetat, Borneol und Parthenolid angegeben. Die eigentliche krebshemmende Wirkung erklärt sich durch den Gehalt an Parthenolid, einem Sesquiterpenlacton. Dieser Stoff wirkt der unkontrollierten Freisetzung von Serotonin im Gehirn entgegen und beeinflusst das Schmerzgeschehen.

Möglichkeiten und Durchführung

Anweisung für die Migräneprophylaxe: Über einen Zeitraum von 4 bis 6 Wochen wird täglich ein Teelöffel frisch zerhackte Mutterkrautblätter oder ¼ Teelöffel getrocknete Mutterkrautblätter ohne weitere Zusätze z. B. auf Brot gegessen. Mutterkraut riecht aromatisch und schmeckt bitter. Weitere Anwendungsformen sind Kapseln, Tabletten und Tropfen.

Anwendungsbereiche, die in den Medien genannt werden

Als Mittel zur Migränevorbeugung erfreut sich das Mutterkraut seit geraumer Zeit wieder großer Beliebtheit. Aus den entzündungshemmenden und krampflösenden Eigenschaften leiten sich die passenden Anwendungsgebiete wie Rheuma, Blähungen, Erkältungen, Fieber und Husten ab. Neue Forschungen deuten auf einen Einsatz bei Leukämie, Brustkrebs und Gebärmutterhalskrebs hin. Zur Ablösung der Plazenta nach Geburten und zur Regulierung von Menstruationsbeschwerden findet das Mittel in der Volksmedizin Anwendung.

Gegenanzeigen und Risiken

Mutterkraut sollte nicht in der Schwangerschaft verwendet werden. Auch als Tee ist das Mittel wegen seiner eventuellen allergischen Wirkung und wegen der Neigung zur Bildung von Aphthen nicht geeignet.

Bewertung

In Zellversuchen wurde herausgefunden, dass der Wirkstoff Parthenolid des Mutterkrauts eine hemmende Wirkung auf Brust- und Gebärmutterkrebs hat. Es bleibt abzuwarten, ob sich auf der Basis dieser Ergebnisse ein Medikament entwickeln lässt. Die erforderliche Dosis zur Krebsbekämpfung kann vermutlich nicht mit Tee, Extrakten oder der puren Einnahme erreicht werden – was auch nicht ratsam ist. Da noch zu wenig über die Wirkung bei Krebs bekannt ist, wird zurzeit von Mutterkraut in der Krebsbehandlung abgeraten.

● Nachtkerzensamenöl

Kategorie: **Heilpflanzen**

Erklärung

Hinter den Namen »evening primrose« oder *Oenothera biennis* verbirgt sich die Gemeine Nachtkerze, eine mehrjährige krautige Pflanze. Das Öl aus den Samen der Nachtkerze ist reich an ungesättigten Fettsäuren. Besonders der Gehalt an Gamma-

Linolensäure, einer Omega-6-Fettsäure, ist recht hoch. Da man bei Neurodermitis von einem Enzymmangel ausgeht, der die Bildung von Gamma-Linolensäure aus Linolsäure beeinträchtigt, wird bei dieser Krankheit Nachtkerzenöl eingesetzt. Bei gesunden Menschen bildet der Körper aus der essenziellen zugeführten Linolsäure zunächst die Gamma-Linolensäure. Aus der Gamma-Linolensäure entsteht in einem mehrstufigen Prozess Prostaglandin E_1, das für das Immunsystem und die Bildung von Tränenflüssigkeit wichtig ist. Positive Einflüsse von Nachtkerzensamenöl sollen bei Neurodermitis, Arthritis, Gicht, entzündlichen Darmerkrankungen, Rheuma, multipler Sklerose und Arteriosklerose zu sehen sein. Bei der Indikation von Krebs ging man eine Zeit lang davon aus, dass sich ungesättigte Fettsäuren positiv auswirken könnten.

Möglichkeiten und Durchführung

Man kann Nachtkerzensamenöl pur oder als Kapseln einsetzen. Erwachsene nehmen dann täglich 4 bis 6 g Nachtkerzensamenöl zu sich.

Anwendungsbereiche, die in den Medien genannt werden.

Alle Krebsarten.

Gegenanzeigen und Risiken

Überempfindlichkeitsreaktionen gegen den Wirkstoff können auftreten. Bei der Einnahme kann es zur Auslösung eines Krampfanfalls kommen.

Bewertung

Leider hat sich Nachtkerzensamenöl nicht als Mittel gegen Krebs durchsetzen können, da es lediglich die durch die Strahlentherapie hervorgerufenen Hautschäden lindern kann. Dieser hautpflegende Effekt ist allerdings nicht von großer Bedeutung.

● Neoblastine®
Kategorie: Enzympräparate

Erklärung

Neoblastine® setzt sich aus Thioloxydase 100 I.E. 1.8.3.2., Mono-amino-oxidase 20 I.E. 1.4.3.4., Triacylglycerol-lipase 20 I.E. 3.1.1.3, Ammonium sulfuricum 60 mg, Alcoholum benzylicum 20 mg, Saccharidum amylaceum 20 mg, Äthanol 96 % Vol. 40 mg, Aqua dest. ad 2 ml pro Ampulle zusammen.

Durch das Bundesinstitut für Arzneimittel und Medizinprodukte wurde bekanntgegeben, dass Neoblastine ab 30.06.2003 keine fiktive Zulassung mehr hat. Eine Nachzulassung wurde nicht beantragt. Das Präparat ist nicht mehr im Handel.

Anwendungsbereich

Alle Krebsarten.

Gegenanzeigen und Risiken

Allergische Reaktionen.

Bewertung

Das Präparat ist nicht mehr im Handel. Studien oder andere Unterlagen über die Wirksamkeit lagen nicht vor. Das Mittel gilt als obsolet.

● NeySOL®L66, NeyDIL®66
Kategorie: homöopathische Mittel

Erklärung

NeySOL®L66 und NeyDIL®66 werden aus gefriergetrocknetem Extrakt von Schweine-, Rinder- und Kälberfötengewebe hergestellt. Auf das tiefgefrorene und gemahlene Organmate-

rial lässt man zunächst Peressigsäuredämpfe einwirken; anschließend führt man noch eine Ultrafiltration durch, um Keime abzutöten.
1. Eine Ampulle (1,5 ml) NeySOL®L66, die i.m. (in den Muskel), i.v. (in die Vene) und als Zusatz zu Infusionen gegeben werden kann, enthält gefriergetrockneten Extrakt aus dem Zwischenhirn (3 %) vom Kälberfötus, der Placenta (10 %) vom Rind, dem Nabel (10 %) vom Kälberfötus, dem Thymus (10 %) vom Jungschwein, der Zirbeldrüse (10 %) vom Jungschwein, dem Hoden (2 %) vom jungen Rind, der Nebenniere (5 %) vom Jungschwein, der Schilddrüse (5 %) vom Jungschwein, dem Knochenmark (5 %) vom Kälberfötus, der Lunge (5 %) vom Kälberfötus, der Leber (10 %) vom Kalb und Kälberfötus, der Bauchspeicheldrüse (10 %) vom jungen Rind, der Niere (3 %) vom Kalb und Kälberfötus, der Milz (5 %) vom Kalb und der Darmschleimhaut (5 %) vom Kalb. Es wird eine wässrige Lösung hergestellt, die dann wiederum nach dem Verfahren des homöopathischen Arzneibuchs auf die Wirkungsstärke D 2 verdünnt wird. 1500 mg der D 2-Lösung werden mit 13,5 mg Natriumchlorid versetzt.
2. NeyDIL®66 i.c. (in die Haut), s.c. (unter die Haut), i.m. (in den Muskel), i.v. (in die Vene) und als Zusatz zu Infusionen: Aus NeySOL®L66 wird durch weitere homöopathische Verdünnungsschritte das Produkt NeyDIL®66 hergestellt.
1 Packung NeyDIL®66 enthält 5 Ampullen: 2 Ampullen Stärke I (D 10), 2 Ampullen Stärke II (D 7) und 1 Ampulle Stärke III (D 4).

Möglichkeiten und Durchführung

NeySOL®L 66 wird als flüssige Verdünnung zur Injektion in den Muskel, in die Vene oder als Zusatz zu Infusionen verabreicht.

Ney DIL®66 wird zur Injektion in die Haut, unter die Haut, in den Muskel oder in die Vene und als Zusatz zu Infusionen, zur Inhalation als Aerosol oder zum Einnehmen unter die Zunge angeboten.

Früher wurde auch ein genaues Therapieschema zu den Präparaten gegeben:

Vorbehandelt wird mit einer Packung (5 Ampullen) NeyDIL®66, so dass 1 Ampulle pro Tag gespritzt wird. Gespritzt wird am Montag Stärke I, am Dienstag Stärke I, am Mittwoch Stärke II, am Donnerstag Stärke II, am Freitag Stärke III. Samstag und Sonntag ist Therapiepause.

Die anschließende Behandlung findet mit NeySOL®L66 statt. So werden 1 bis 2 Ampullen 2-mal pro Woche gespritzt. Die Behandlung sollte mindestens über einen Zeitraum von 6 Monaten durchgeführt werden.

5 Ampullen NeyDIL®66 (I-III) kosten ca. 45,20 Euro.

50 x 1,5 ml NeySOL®L66 Ampullen kosten ca. 2724,50 Euro.

Anwendungsbereich

Laut Registrierung dürfen für homöopathische Mittel keine Anwendungsbereiche mehr benannt werden.

Gegenanzeigen und Risiken

Allergische Überempfindlichkeitsreaktionen, Übelkeit, Hautausschläge, Pulserhöhung und Beklemmungsgefühle sind möglich.

Bewertung

Zu diesem Präparat existieren keine aussagekräftigen Studien, welche die Heilungsversprechen der Hersteller untermauern würden.

Aufgrund der Nebenwirkungen und möglichen Risiken (z. B. Übertragung von BSE) kann das Präparat nicht positiv beurteilt werden.

● Neythymun®

Kategorie: registrierte homöopathische Mittel

Erklärung

In den Produkten sind standardisierte, lösliche Regulationsfaktoren enthalten, die aus dem Thymus von jungen Schweinen bzw. von Kälberföten mittels Gefriertrocknung gewonnen wurden. Anschließend wurden Verdünnungen nach dem homöopathischen Arzneibuch durchgeführt.

1. Neythymun® k pro injectione (Revitorgan®-Dilutionen Nr. 29 k) Stärke I, II, III: Die Injektionslösung wird intrakutan, subkutan, intramuskulär, intravenös oder als Zusatz für Infusionen verwendet. 5 Ampullen à 2 ml (2-mal Stärke I [D 10], 2-mal Stärke II [D 7], 1-mal Stärke III [D 4]) jeweils 20 mg der entsprechenden Verdünnung aus jungem Schweinethymus. Sonstige Bestandteile sind Kochsalz und Wasser für Injektionszwecke.

2. Neythymun® Nr. 29 k-Sol L: Die Injektionslösung wird intramuskulär, intravenös oder als Zusatz für Infusionen verwendet. 1 Ampulle enthält 1,5 ml. Darin sind 1500 mg einer homöopathisch hergestellten, wässrigen D 2-Lösung von standardisierten löslichen Regulationsfaktoren aus jungem Schweinethymus enthalten.

3. Neythymun® f+k-pro injectione (Revitoran Dilution Nr. 29 f+k), Stärke I, II, III: Die Injektionslösung wird intrakutan, subkutan, intramuskulär, intravenös oder als Zusatz für Infusionen verwendet. 5 Ampullen à 2 ml (2-mal Stärke I [D 10], 2-mal Stärke II [D 7], 1-mal Stärke III [D 4]) jeweils 20 mg der entsprechenden Verdünnung aus jungem Schweinethymus und fötalem Kälberthymus im Mischungsverhältnis 1:1.

4. Neythymun® Nr. 29 f+k-Sol L: Die Injektionslösung wird intramuskulär, intravenös oder als Zusatz für Infusionen ver-

wendet. 1 Ampulle enthält 1,5 ml. Darin sind 1500 mg einer homöopathisch hergestellten wässrigen D 2-Lösung von standardisierten löslichen Regulationsfaktoren aus jungem Schweinethymus und fötalem Kälberthymus im Mischungsverhältnis 1:1 enthalten.
5. Neythymun® oral Tropfen: 1 Flasche enthält 150 mg einer homöopathischen D 7-Lösung von standardisierten löslichen Regulationsfaktoren aus jungem Schweinethymus.

Möglichkeiten und Durchführung

Die pro-Injectione-Ampullen stellen eine Vorimmunisierung und die Sol-L-Ampullen die Hauptimmunisierung dar. 2- bis 3-mal pro Woche wird eine Ampulle gespritzt. Ampullen können auch inhaliert oder tropfenweise unter der Zunge eingenommen werden. Man nimmt dann 3-mal täglich 10 bis 20 Tropfen ein.

Anwendungsbereich

Für registrierte homöopathische Mittel dürfen keine Indikationen angegeben werden.

Gegenanzeigen und Risiken

Allergische Überempfindlichkeitsreaktionen, Übelkeit, Hautausschläge, Pulserhöhung und Beklemmungsgefühle sind möglich. Die Tropfen enthalten Konservierungsmittel.

Bewertung

Es gibt wenig verlässliche Daten über die Wirksamkeit der Präparate. Auch der Hintergrund der Therapie ist kaum nachvollziehbar. Eine Empfehlung kann deshalb nicht ausgesprochen werden.

● Ozontherapie

Kategorie: Therapieverfahren

Erklärung

Ozon ist ein Molekül aus drei Sauerstoffatomen. Es ist instabil und zerfällt innerhalb kurzer Zeit in dimeren Sauerstoff. Dieses starke Oxidationsmittel besitzt eine hohe keimabtötende und desinfizierende Wirkung, es kann Viren, Bakterien und Pilze abtöten. Unter dem Begriff Ozontherapie werden alle Verfahren zusammengefasst, in denen Ozon zum Einsatz kommt.

Möglichkeiten und Durchführung

1. Eigenbluttherapie: Dabei unterscheidet man nochmals je nach Blutmenge zwischen kleiner und großer Eigenbluttherapie. Man entnimmt aus einer Vene Blut, versetzt es mit Ozon und spritzt es dem Patienten zurück unter die Haut, in den Muskel oder in die Vene.
2. Ein Ozon-Sauerstoff-Gemisch wird mit einem Katheter in den Darm eingeleitet, so dass das Gas im Darm wirken kann. Das Gas soll über die Darmwand ins Blut übergehen und eine ähnliche Wirkung wie die Eigenbluttherapie haben.
3. Olivenöl wird mit Ozon versetzt und äußerlich auf infektiöse Wunden aufgetragen.
4. Ozongas wirkt direkt äußerlich auf Wunden ein.
5. Trinkkuren und Spülungen mit Ozonwasser
6. Bei der Ozopunktur werden Akupunkturpunkte mit Ozon unterspritzt.
7. Kleine Mengen Ozongas werden direkt in Muskeln, Gelenke, Sehnen und Triggerpunkte gespritzt.

Anwendungsbereiche, die in den Medien genannt werden

Die Ozontherapie wird zur Immunstimulation, zur biologischen Krebsbehandlung und zur Nachsorge eingesetzt.

Gegenanzeigen und Risiken

Wird das Eigenblut in eine Schlagader eingespritzt, kann es zu Embolien kommen. Deshalb ist von dieser Art der Anwendung Abstand zu nehmen. Außerdem kann es bei der Ozontherapie zu Blutgerinnungsstörung, Herzinfarkt, Pilzinfektionen, Ozonallergie und Schlaganfall kommen. Weiterhin können Spritzenabszesse, Kopfschmerzen, Übelkeit, Husten, Herzrhythmusstörungen und Kreislaufkollaps Folgen der Therapie sein. Bei Schilddrüsenkrankheiten und in der Schwangerschaft sollte die Ozontherapie nicht angewendet werden. Während einer Ozontherapie sollte man auf die Einnahme von Vitamin C verzichten.

Bewertung

Leider liegen kaum verwertbare Daten für die Krebstherapie vor. Diverse Risiken und der fehlende Nachweis eines Nutzens lassen eine Ozontherapie bei Krebserkrankungen als nicht empfehlenswert erscheinen.

● Padma® 28

Kategorie: **Nahrungsergänzungsmittel**

Erklärung

Padma® 28 wird als Arzneimittel in der Schweiz hergestellt und vertrieben. Die bewährte Rezeptur ist gemäß tibetischer Medizin zusammengesetzt. Der Campher-Rezeptur werden durchblutungsfördernde, entzündungshemmende und antibakterielle Eigenschaften zugeschrieben. Eine Tablette enthält 15 mg Akeleikraut, 10 mg Baldrianwurzel, 20 mg Calciumsulfat, 4 mg D-Campher, 1 mg Eisenhutknollen, 6 mg Gartenlattich, 12 mg Gewürznelken, 15 mg Goldfingerkraut, 10 mg Kaempferia-galanga-Rhizom, 40 mg Indische Costuswurzel, 40 mg Isländisches Moos, 30 mg Kardamomenfrucht, 20 mg

Marmelosfrucht, 30 mg Myrobalanenfrucht, 25 mg Nelkenpfeffer, 35 mg Ölbaumfrucht, 5 mg Ringelblumenblüten, 30 mg Rotes Sandelholz, 10 mg Sidakraut, 15 mg Spitzwegerichkraut, 15 mg Süßholzwurzel, 15 mg Vogelknöterichkraut und verschiedene Hilfsstoffe.

Möglichkeiten und Durchführung

Anfangs werden 3-mal 2 Tabletten täglich mit Flüssigkeit ½ Stunde vor den Mahlzeiten eingenommen. Nach einer Besserung kann die Dosierung auf 1 bis 2 Tabletten täglich reduziert werden. Diese Dosierung zielt ausschließlich auf die Durchblutungsstörungen ab.

Anwendungsbereiche, die in den Medien genannt werden

Padma® 28 wird bei Durchblutungsstörungen mit Kribbeln und Ameisenlaufen, Schwere- und Spannungsgefühlen in den Armen und Beinen, häufig einschlafenden Händen und Füßen und Wadenkrämpfen verwendet. Im Internet wird es zur Unterstützung bei Leukämie angepriesen. Bei Nahrungsergänzungsmitteln dürfen in Deutschland aber derartige Einsatzgebiete nicht behauptet werden.

Gegenanzeigen und Risiken

Es sollten 1 bis 2 Stunden Abstand zu anderen Arzneimitteleinnahmen eingehalten werden. Während der Einnahme kann es zu Magen-Darm-Störungen, Hautausschlägen, Juckreiz, Herzklopfen und Unruhe kommen. Das Produkt darf nicht bei Überempfindlichkeit gegenüber einem der Wirkstoffe oder Hilfsstoffe angewendet werden.

Bewertung

In einer Studie an Zellen im Reagenzglas wurde die Wirksamkeit von Padma® 28 bei Leukämie festgestellt. Seitdem wird es unter der Hand als wirksames Mittel meist als Zusatztherapie zu einer Krebstherapie angepriesen. Studienergebnisse an Menschen liegen derzeit nicht vor. Aus entsprechenden vorklinischen Studien dürfen keine voreiligen Schlüsse gezogen werden. So muss Padma28® als nicht empfehlenswert eingestuft werden.

● Pankreasenzyme nach Beard
Kategorie: Enzympräparate

Erklärung
1902 stellte John Beard die Trophoblastenthese auf. Er hatte bemerkt, dass Krebszellen den Zellen von ungeborenen Kindern glichen. Diese sogenannten trophoblastischen Embryonalzellen wachsen bis zur 7. Woche einer Schwangerschaft aggressiv und schnell, bis sie durch die Bauchspeicheldrüsenenzyme des Embryos im Wachstum gebremst werden. Hieraus resultiert und erklärt sich der Einsatz von Bauchspeicheldrüsenenzymen bei Krebs. Damit bei einem gesunden Menschen ein Krebsgeschwür entstehen kann, setzt dies eine Gewebs- und Zellschädigung voraus. Der Körper bemerkt den Schaden und leitet einen Reparaturmechanismus ein, um fehlendes Gewebe zu ersetzen. Trophoblasten werden durch Hormone gesteuert und zur Produktion von Zellen und der damit verbundenen Körperheilung angeregt. Zum eigentlichen Krebs wird das Zellwachstum erst dann, wenn der Heilungsprozess vom Körper nicht beendet wird. 1995 konnte gezeigt werden, dass Trophoblasten und einige Krebszellen identisch sind.

Möglichkeiten und Durchführung
John Beard verwendete wässrige Extrakte aus frischen Bauchspeicheldrüsen von Ferkeln, Kälbern und Lämmern und injizierte sie Krebspatienten.

Anwendungsbereiche, für die John Beard seine Therapie vorsah
Alle Arten von Krebs.

Gegenanzeigen und Risiken
Es kann zu allergischen Reaktionen kommen. Zudem besteht die Gefahr von Infektionen infolge von tierischen Frischextrakten (BSE usw.).

Bewertung
Für die Wirksamkeit dieser Methode fehlen Beweise, doch grundsätzlich ist sie interessant, denn Trypsin scheint eine Vielzahl von Funktionen zu haben, die bislang nur unvollständig erforscht sind und die Bezug zur Krebstherapie haben könnten.

● PC-SPES®

Kategorie: **Nahrungsergänzungsmittel**

Erklärung
PC-SPES® bestand ursprünglich wohl aus acht chinesischen Heilpflanzen, nämlich Gärtner-Chrysantheme *(Chrysanthemum morifolium)*, Reishipilz *(Ganoderma lucidum)*, Süßholz *(Glycyrrhiza glabra)*, Isatiswurzel *(Isatis indigotica)*, Pseudo-Ginseng *(Panax pseudoschinseng)*, *Rabdosia rubescens*, Helmkraut *(Scutelleria baicalensis)* und Sägepalme (saw palmetto, *Serenoa repens, Sabal serrulata*).
Alle Pflanzen und auch der Pilz sind wirksame Heilmittel mit unterschiedlichsten Wirkungen. So ist die Gärtner-Chrysantheme wirksam bei Schwindel und Kopfschmerzen. Reishi hat auch den Namen »Pilz der Unsterblichkeit«, was eigentlich schon alles sagt. Isatiswurzel kann gegen Bakterien und Viren eingesetzt werden und hilft bei Entzündungen. Rabdosia rube-

scens soll bei Brust- und Speiseröhrenkrebs gut sein, und das Helmkraut soll die Wirkung wichtiger Prostatakrebsenzyme wie 12-Lipoxygenase, 5-Alpha-Reductase und Aromatase verringern. Sägepalme ist ein Mittel gegen gutartige Prostatavergrößerung. Auch Süßholzwurzel soll eine krebswirksame Heilpflanze sein.

Der Hersteller Botaniclab hatte von 1996 bis März 2002 PC-Spes® in den USA als Nahrungsergänzungsmittel in Umlauf gebracht. Nachdem man feststellte, dass sich die Wirkung von PC-Spes® mit dem Chemotherapeutikum Paclitaxel (Taxol®) gegenseitig aufhob und man undeklarierte Beimischungen von Diethylstilbestrol, Indomethacin (Schmerzmittel), Ethinylestradiol (Hormon) und Warfarin (blutverdünnendes Mittel) in PC-SPES® fand, ist das Mittel vom Markt verschwunden.

2002 warnte die amerikanische Zulassungsbehörde vor dem Konsum von PC-SPES®. Man fand heraus, dass sich die Zusammensetzung im Laufe der Zeit immer wieder geändert hatte. Nach Deutschland durfte PC-SPES® damals auf ärztliche Verordnung importiert werden. Inzwischen wird PC-SPES® mit neuer Rezeptur erforscht.

Möglichkeiten und Durchführung

3-mal täglich wurden 2 bis 3 Kapseln eingenommen.

Das Präparat kostete zwischen 350 und 500 Euro pro Monat.

Anwendungsbereiche, für die PC-SPES® gedacht war

PC-SPES® wurde für die Anwendung bei Prostatakarzinom konzipiert.

Gegenanzeigen und Risiken

Die am häufigsten genannten Nebenwirkungen waren Blutungen, Durchfall, Wadenkrämpfe, Anstieg einiger Leberwerte, Ödeme und Brustwachstum.

Bewertung

Meist wurde der PSA-Wert durch das Präparat erniedrigt. Dies lässt sich als Unterdrückung durch die undeklarierten Präparate erklären. Inwieweit die Pflanzen zu einer Heilung beigetragen haben, ist nicht genau zu klären, da adäquate Vergleichsstudien nicht möglich waren. Das Präparat wurde ständig vom Hersteller verändert und ist nicht mehr im Handel. Das Nachfolgepräparat Prostasol sollte weiter untersucht werden, bevor eine Anwendung in Frage kommt.

● Pestwurz *(Petasites officinalis, Petasites hybridus)*

Kategorie: Heilpflanzen

Erklärung

Pestwurz zählt zur Pflanzenfamilie der Korbblütler. Weitere gebräuchliche Namen sind Großer oder Falscher Huflattich, Hutpflanze, Kraftwurz und Schneewurz. Pestwurz enthält ein äußerst unangenehm riechendes Öl. Dem Hauptinhaltstoff Petasin werden schmerzlindernde und beruhigende Eigenschaften zugeschrieben. Die Blätter enthalten nur Spuren der giftigen Pyrrolizidinalkaloide. Sie werden nur noch in der Volkmedizin angewendet und sind nicht sehr wirkungsvoll. Sie enthalten Flavonoide, wie Astragalin und Isoquercitrin, sowie Sesquiterpene. Der eigentlich wirksame Teil der Pflanze ist das Wurzelrhizom, das ätherisches Öl (0,1 bis 0,4 %), Sesquiterpenester, Petasin, Pyrrolizidinalkaloide u. a. enthält.

Möglichkeiten und Durchführung

Für die Zubereitung eines Tees werden 1,2 bis 2 g geschnittene Pestwurzblätter genommen und mit einem ¼ Liter kochendes Wasser übergossen. Man lässt den Tee 5 bis 10 Minuten ziehen.

Davon trinkt man 2 bis 3 Tassen täglich. (Vorsicht: Dieser Tee kann u. U. Krebs auslösen!)

Anwendungsbereiche, die in den Medien genannt werden

Pestwurz wird als alkoholischer Auszug aus der Wurzel bei nervösen Krampfzuständen mit Schmerzen im Magen-Darm-Bereich, Bronchialasthma, Krampfhusten, Kopfschmerzen, Migräne und spastischen Schmerzen im Bereich der Harnwege sowie als appetitanregendes Mittel angewendet.

Gegenanzeigen und Risiken

Pyrrolizidinalkaloide sind lebertoxisch, mutagen, teratogen und krebsauslösend. Eine dauerhafte Einnahme sollte vermieden werden. Deshalb sollte man bei diesem Präparat auf eigene Zubereitungen verzichten.

Bewertung

Pestwurz hat keine direkte Wirksamkeit gegen Krebs. Eventuell zielt die Anwendung bei Krebs nur auf die schmerzlindernde Wirkung ab, oder es handelt sich schlichtweg um eine Verwechselung. Der Japanische Pestwurz (*Petasites japonicus*, siehe Seite 287) hat in Zellversuchen seine krebswachstumshemmende Wirkung für Leukämie bewiesen. Für den «normalen» Pestwurz kann bei Krebs somit keine positive Empfehlung ausgesprochen werden.

● Petroleum (Oleum petrae album rectif.)

Kategorie: Therapieverfahren

Erklärung

Petroleum ist ein flüssiges Stoffgemisch von Kohlenwasserstoffen, das bei der Fraktion von Erdöl im Siedebereich von 150 bis

280 °C gewonnen wird. Es ist farblos und riecht mineralölartig. Petroleum wird eine reinigende Wirkung auf den Körper zugeschrieben.

Dr. med. Paul Gerhardt Seeger soll die Heilung durch Petroleum damit erklärt haben, dass es in der Krebszelle immer zu einer Cholesterinveresterung kommt. Der Ester wird durch Petroleum gelöst, so dass sich die Krebszellen erholen, regenerieren und wieder zu normalen Zellen werden. Das Stammhirn wird angeblich gereizt, und man fühlt sich verjüngt.

Möglichkeiten und Durchführung

1 Teelöffel Petroleum wird für eine Zeit von 6 Wochen jeden Morgen zwei Stunden vor dem Frühstück geschluckt. Dann folgt eine Pause von 8 Wochen. Daran schließt sich eine zweite Petroleumkur von 4 Wochen an. Während der Kur sollte man viel Wasser trinken und auf Alkohol verzichten.

250 ml Petroleum kosten unter 20 Euro.

Anwendungsbereiche, die in den Medien genannt werden

Petroleum wird zur Reinigung und Heilung von Wunden, bei Rheuma, Krebs, Prostataleiden, Diabetes, Schwäche, Kinderlähmung, Gicht, Darmverschluss, Leukämie, Anämie, Lebererkrankungen, Gallebeschwerden und Darmbeschwerden angewendet. Petroleum wird auch äußerlich als Umschlag bei Gelenkproblemen und in Verbindung mit Creme zur Wundbehandlung verwendet.

Gegenanzeigen und Risiken

Während der Kur kann es zu Durchfall kommen, den man aber nur natürlich behandeln sollte. Hält der Durchfall länger als drei Tage an, sollte der Arzt aufgesucht werden. Langer und wiederholter Hautkontakt entfettet die Haut. Als Folge kann eine Hautentzündung auftreten. Das Einatmen konzentrierter

Petroleumdämpfe und die orale Aufnahme führen zu narkoseähnlichen Zuständen, Kopfschmerzen, Schleimhautentzündungen, Erbrechen, Leberzellschädigungen und Schwindel. Eine chronische Anwendung führt zum hirnorganischen Psychosyndrom. Petroleum kann bei Verschlucken zu Lungenschäden führen.
Die tödliche Dosis LD50 (oral, Ratte) beträgt > 2000 mg/kg.

Bewertung
Petroleum kann an dieser Stelle nicht als Mittel gegen Krebs empfohlen werden. Klinische Studien existieren nicht. Das Präparat gilt als nicht empfehlenswert.

● Physiatrone nach Solomides
Kategorie: verbotene oder teilweise verbotene Therapien

Erklärung
Nachdem Dr. Jean Solomides um 1947 vom Pasteur Institute in Paris entlassen wurde, arbeitete er privat weiter. Er entwickelte die Theorie der Physiatry. Sein Krebsmittel Physiatrone bestand vereinfacht aus zwei Komponenten. Er verwendete Polyethylene etheroxide aus Rhizinusöl (ERP, Ether-oxide Ricino-Polyethylenique) als erste Komponente. Dieser Stoff arbeitete als Katalysator und wirkte auf ein Peroxid, z. B. Wasserstoffperoxid, als zweite Komponente ein, das dabei zerfiel und Sauerstoff freisetzte. Solomides' sogenannte Physiatrone sollten für normale gesunde Zellen harmlos sein, weil sie nur von Krebszellen aufgenommen werden würden. Diese hätten gemäß seiner Theorie keine durchgehende schützende Proteinaußenhülle im Gegensatz zu normalen Zellen. Wenn die Physiatrone von der Krebszelle aufgenommen werden, setzen die Peroxidasen Sauerstoff frei, der die Krebszelle zerstören sollte.

Möglichkeiten und Durchführung
Es gab unterschiedlichste Zusammensetzungen der Physiatrone – ganz nach der zu behandelnden Krankheit. Dabei wurden Ampullen, orale Verabreichungen oder Zäpfchen gegeben.

Anwendungsbereiche, für die Physiatrone vorgesehen war
Alle Krebsarten.

Gegenanzeigen und Risiken
Nicht bekannt.

Bewertung
Physiatrone sind seit 1985 nicht mehr verfügbar, nachdem das französische Gesundheitsministerium das Laboratorium von Solomides geschlossen hat. Ursache für die Schließung waren Unregelmäßigkeiten der Zusammensetzung der Ampullen. Eingehende Untersuchungen kamen zu dem Schluss, dass es keine überzeugenden Befunde für die Wirksamkeit dieser Methode gibt.

● Polonine
Kategorie: Vitaminabkömmling

Erklärung
Polonine ist 1958 durch Joseph W. Blaszczak publiziert worden. Es handelt sich um einen Antimetaboliten aus der Gruppe der B-Vitamine, ein sogenanntes Ribonucleosid. Kranke Zellen sollen durch Antimetaboliten in normale Zellen zurückverwandelt werden.

Möglichkeiten und Durchführung
Polonine wird über einen Zeitraum von 4 bis 16 Wochen einmal

pro Woche eingenommen. Die Dosis richtet sich nach der jeweiligen Krebsart. 5 Portionen werden alle 6 Stunden getrunken.

Anwendungsbereich
Alle Krebsarten.

Gegenanzeigen und Risiken
Es wurden keine Nebenwirkungen oder Gegenzeichen beschrieben.

Bewertung
Nach einer Studie kommt die Amerikanische Gesellschaft für Krebs zu dem Schluss, dass Polonine keinen objektiven Vorteil als Mittel gegen Krebs hat. Das Mittel ist wahrscheinlich nicht mehr verfügbar.

● Psychische Chirurgie
Kategorie: Therapieverfahren

Erklärung
Es wird eine Scheinoperation durchgeführt, die dem Patienten vortäuscht, dass das erkrankte Gewebe entfernt wurde. Eine derartige Behandlung kommt bei aussichtslosen Fällen und bei Patienten mit Angst vor herkömmlichen Therapieverfahren in Frage.

Möglichkeiten und Durchführung
Das Verfahren wird meist von sogenannten Wunderheilern angewendet. Mit geübten Handgriffen täuschen sie Operationen vor; dabei verspritzen sie Blut und zeigen den Patienten das angeblich entfernte Tumorgewebe, das meist von Tieren stammt.

Psychische Chirurgie

Anwendungsbereiche, die in den Medien genannt werden
Alle Arten von Krankheiten.

Gegenanzeigen und Risiken
Es besteht das Risiko, dass nach einer kurzen Täuschungsphase mit Euphorie der normale Krankheitszustand wieder auftritt. Wenn man wertvolle Zeit mit sinnlosen Praktiken vergeudet, schwindet die Hoffnung auf Heilung.

Bewertung
Es besteht bei manchen Krankheiten die Möglichkeit, dass Scheinoperationen tatsächlich zu einer Besserung führen. Diese Besserung durch die Scheinoperation wird auf den Plazeboeffekt zurückgeführt und hilft manchen Menschen tatsächlich. Hier kann der Glaube Berge versetzen, denn der Patient fühlt sich umsorgt und hat das Gefühl, dass man sich um ihn kümmert.
Bei der Diagnose Krebs gilt diese Methode als nicht empfehlenswert und als grobe Fahrlässigkeit.

● Reinkarnationstherapie
Kategorie: Therapieverfahren

Erklärung
Bestehende körperliche Missempfindungen und Gebrechen sollen in Zusammenhang mit einem früheren Leben stehen. Probleme, die aus Krankheit, Folter und dem eigenen Tod resultieren, sollen sich zwangsläufig in die jeweils nächste Inkarnation übertragen und sich dort in einer Vielzahl psychischer und psychosomatischer Beschwerden niederschlagen. Die Symptome sollen sich auflösen, sobald sie noch einmal bewusst gemacht werden.

Möglichkeiten und Durchführung

Durch Hypnose und Beeinflussung, aber auch verstärktes Atmen, das zu einem geringeren Anteil von Kohlendioxid im Blut führt, soll die seelische Rückführung vorgenommen werden. Im Anschluss an die Sitzungen sollen die Bewusstseinsinhalte in das heutige Leben integriert und entstandene Fragen mit Hilfe des Therapeuten geklärt werden.

Anwendungsbereiche, die in den Medien genannt werden

Alle Arten von Krebs.

Gegenanzeigen und Risiken

Aus einer falschen Interpretation der suggerierten Inhalte kann es zu akuter Verwirrung, Identitätskonflikten, schweren psychotischen Entgleisungen und sogar zum Selbstmord kommen.

Bewertung

Reinkarnationstherapeuten sind kaum in der Lage, die Wirkung und Gefährlichkeit ihres Handelns richtig einzuschätzen. Aufgrund des Fehlens jeglicher Evidenz zum Konzept der Methode und auch von klinischen Daten ist diese Therapieform in keiner Weise empfehlenswert.

● Schlangengiftreintoxin

Kategorie: Enzymtherapie

Erklärung

Vielfach wird das Gift von folgenden Schlangen verwendet:
- Grubenotter *(Cenicienta* oder *Bothrops ammodytoides)*
- Kupferkopf *(Agkistrodon contortrix)*
- Sandotter *(Vipera ammodytes meriodinalis)*
- Nordamerikanische Klapperschlange *(Crotalus atrox)*

Die Schlangengifttherapie ist eine Enzymtherapie, wobei das Schlangengift zwischen 36 und 50 verschiedene Enzyme enthalten kann. Man gewinnt das Gift, indem die Schlangen »gemolken« werden; dafür werden vor allem Viper, Natter, Kobra, Buschmeister, Mokassin- und Klapperschlange herangenommen. Unbehandeltes Schlangengift besteht zu über 90 % aus Eiweiß. Dr. Waldemar Diesing gelang es durch fermentativen Abbau der Eiweißbrücke, den Eiweißgehalt von 85 % auf 1,8 bis 2 % zu senken und damit das Schlangengift von den allergenen Eiweißen zu reinigen. Nachdem das Schlangengift von Allergenen gereinigt und getrocknet worden ist, wird es bis zu einer ungiftigen Konzentration verdünnt. Der Sinn des Schlangengiftes in der Natur ist es, durch Enzymwirkung die Beute aufzulösen und die komplett geschluckten Opfer zu verdauen.

Die therapeutische Wirkung von Schlangengift erklärt soll sich durch die enthaltenen Enzyme. Die Enzyme der Schlangen sollen korrigierend auf den kranken Organismus wirken oder fehlende Enzyme nachhaltig ersetzen. Man geht davon aus, dass es beim Kranken durch Mutationen der Gene zu einer Enzymverminderung oder zum vollständigen Fehlen eines Enzyms kommt. Fehlt ein Enzym, häufen sich schädliche Stoffwechselprodukte an, die Zellfunktionen sind eingeschränkt oder die Zelle stirbt ab. Schlangengift greift in den Abbau der Glykolyse zu Milchsäure ein und hemmt diese durch das Ferment DPN (Diphosphopyridinnucleotid). Durch DPN wird Adenylsäure frei, die bei Anwesenheit von Zink nicht weiter abgebaut wird.

Möglichkeiten und Durchführung

Schlangengiftprodukte sind schwer zu bekommen, und die Produkte früherer Hersteller haben in Deutschland für den Einsatz gegen Krebs derzeit keine Zulassung. Bei der Anwendung der Schlangengifttherapie entfällt somit das Haftungsrisiko durch den Hersteller.

Die Schlangengifttherapie sollte von einem erfahrenen Therapeuten durchgeführt werden, von einer Selbstanwendung ist abzuraten. Für eine bestehende Symptomatik liegt entweder ein bewährter Therapieplan vor, oder die Fachabteilung der Produktionsfirma entwickelt einen neuen, individuellen Therapieplan. Dieser beinhaltet oft Injektionen an drei Wochentagen, orale Medikation und lokale Anwendungen von Schlangen-Enzym-Salben. Die Schlangengifttherapie wird durch Mineralstoffe und Vitamine ergänzt, sie dauert mehrere Wochen oder Monate. Manchmal wird eine Dauermedikation empfohlen.

Anwendungsbereiche, für die die Mittel vorgesehen waren

Tumorerkrankungen (gutartig oder bösartig), Autoimmunerkrankungen, allergische Erkrankungen, Asthma, Bronchitis, Arterienverkalkung, Borreliose (als Begleittherapie), Morbus Crohn, Gelenkentzündungen, Gicht, Heuschnupfen, Lebererkrankungen, multiple Sklerose, Neurodermitis, Rheuma etc.

Gegenanzeigen und Risiken

Wenn die Empfehlungen beachtet werden, verursachen die Reintoxine nur wenige Neben- oder Spätwirkungen. Personen, die hochallergisch auf Eiweiße reagieren, und Patienten, die Marcumar® oder Botox® bekommen, sollten auf die Behandlung verzichten.

Bewertung

Schlangengift kann ein hoch potentes Arzneimittel sein und den Tod von Krebszellen einleiten. Es erweist sich als Mittel, um die Vaskularisation der Krebszelle zu verhindern. Diese Befunde stellte man an Zell- und Tierversuchen fest. Ob die derzeitig verfügbaren Fertigprodukte diese Ergebnisse auch erbringen, konnte nicht geklärt werden. Die nötigen Produktdaten standen zur abschließenden Beurteilung nicht zur Verfügung.

● Schwedenbitter
Kategorie: Heilpflanzen

Erklärung

Das kleine Schwedenbitter-Rezept besteht aus 0,2 g Safran, 10 g Aloe (ersatzweise Enzianwurzel oder Wermutpulver), 10 g Manna, 10 g Sennesblätter, 10 g Rhabarberwurzel, 10 g Kampfer (nur Naturkampfer), 10 g Zittwerwurzel, 10 g Theriak venezian, 5 g Eberwurzwurzel, 5 g Angelikawurzel und 5 g Myrrhe.

Es gibt diverse andere Rezepturen, die sich in Bestandteilen und Mengen unterscheiden. Die Methode beruht auf der Überlieferung, dass ein Dr. Samst aus Schweden im 17. Jahrhundert in seinem 104. Lebensjahr beim Reiten verunglückte. Daher unterstellte man dem Trunk lebensverlängernde Eigenschaften.

Möglichkeiten und Durchführung

Die oben erwähnte Mischung wird mit 1,5 Liter Branntwein (40 % Alkohol) angesetzt. Man stellt sie 14 Tage an einen warmen Ort und sollte sie täglich einmal schwenken. Nach 14 Tagen wird filtriert. Verschlossener Schwedenbitter hält sich mehrere Jahre.

Für die innerliche Anwendung werden 1 bis 3 Teelöffel fertiger Schwedenbitter zu einer Tasse warmem Tee oder Wasser zugegeben und getrunken. Nach einer 6-wöchigen innerlichen Daueranwendung muss eine Pause von 2 Wochen folgen.

Äußerlich wird mit Schwedenbitter ein Wickel hergestellt. Die mit Schweineschmalz oder Ringelblumensalbe eingecremte Haut wird mit einem getränkten Schwedenbitterläppchen belegt und fixiert. Dieser Verband wird ca. 4 Stunden getragen.

Anwendungsbereiche, die in den Medien genannt werden

Äußerlich wendet man Schwedenbitter bei Schwindel, Kopfschmerzen, Ausschlag u.a. an. Innerlich wird er bei Zahnschmerzen, Aphthen, Magen- und Darmkrämpfen, Blähungen, Depressionen und zur Appetitanregung eingesetzt. Auch bei diversen Krebsarten wird Schwedenbitter empfohlen.

Gegenanzeigen und Risiken
Das Präparat enthält Alkohol.

Bewertung
Bitterstoffe werden in manchen Niederschriften als Wirkstoffe gegen Krebs gesehen. In neusten Forschungen konnte das bereits bestätigt werden. Dennoch ist Schwedenbitter nicht als Antikrebsmittel zu sehen. Die aufgenommenen Mengen mit 1 bis 3 Teelöffeln pro Tag dürften hierfür nicht genügen. Seine Wirkung im Bereich der Verdauung und der Appetitanregung ist unstrittig und gut. In diesem Bereich kann das Produkt sinnvoll sein. Als Antikrebsmittel kann es jedoch nicht empfohlen werden.

● Squalen
Kategorie: Nahrungsergänzungsmittel

Erklärung
Squalen ähnelt in seiner chemischen Struktur dem Beta-Carotin. Als ungesättigter Kohlenwasserstoff hat es die Struktur eines aliphatischen Triterpens. Es schützt die Zellen des Körpers vor Schädigungen, indem es freie Radikale abfängt und in unschädliche Produkte verwandelt. In der Natur kommt Squalen in Form von Ölen in Kürbiskernöl, Olivenöl (0,5 %) und Haifischleberöl (90 %) vor.
Squalen ist ein wirkungsvolles Antioxidans; es soll den Alterungsprozess verlangsamen, Krankheiten vorbeugen und Heilungsprozesse unterstützen.

Möglichkeiten und Durchführung

Als Nahrungsergänzungsmittel werden 2 Kapseln à 750 mg Haifischöl pro Tag eingenommen.

90 Softgelkapseln Haifischleberöl oder Shark Liver Oil à 750 mg kosten ca. 30 Euro.

Anwendungsbereiche, die in den Medien genannt werden

Man geht bei Squalen von einer antioxidativen Wirkung aus, ferner werden ihm immunstimulierende Eigenschaften, ein positiver Einfluss auf den Cholesterinstoffwechsel und antikanzerogene Effekte zugeschrieben.

Gegenanzeigen und Risiken

Squalen kann auch in hohen Konzentrationen im Körper gespeichert werden, ohne dass es schädlich wirkt.

Bewertung

Studien zu Squalen fehlen. In Anbetracht des Umstandes, dass viele Haiarten vom Aussterben bedroht sind und gute Daten zu Haifischleberöl fehlen, sollte man die Methode eher nicht anwenden.

● Systemische Krebs-Mehrschritt-Therapie (sKMT)
Kategorie: Therapieverfahren

Erklärung

Der 1997 verstorbene Physiker Manfred von Ardenne entwickelte eine Krebstherapie, die aus folgenden drei Komponenten besteht:

1. Dem Patienten wird eine Glucoselösung (Zuckerlösung) in die Vene verabreicht.
2. Mit dem erhöhten Blutzuckerspiegel wird eine Ganzkörper-

hyperthermie (Erklärung siehe Abschnitt «Hyperthermie», Seite 56) mit Temperaturen von 42,1 °C über 60 bis 90 Minuten in einer Hyperthermieanlage der dritten Generation vom Typ IRATHERM 2000 (Iridotherm-Verfahren mit Rotlicht) durchgeführt.

3. Eine Sauerstoff-Mehrschritt-Therapie (SMT) wird nachgeschaltet, die wieder aus einzelnen Schritten besteht. Zu Beginn der Behandlung werden dem Patienten Medikamente wie z. B. Vitamin B_1, Vitamin C, Vitamin E, Magnesium oder Dipyridamol verabreicht, die die Sauerstoffversorgung der Zellen verbessern sollen. Danach erhält der Patient für 2 Stunden spezielle Luft, die mit Sauerstoff angereichert ist. In dieser Zeit darf er sich nur mäßig bewegen. Nach dieser Sauerstoffgabe erfolgt eine körperliche Trainingsphase.

Ziel dieser Therapie ist es, natürliches Gewebe zu stärken und krankes Gewebe zu schwächen. Die Glucoselösung aus Punkt 1 soll von den Krebszellen verarbeitet und zu Milchsäure abgebaut werden. Durch dieses Überangebot an Zuckerlösung mit der Folge einer vermehrten Übersäuerung geraten die Krebszellen in die Phase einer mangelnden Blutzirkulation und in eine ungünstige Stoffwechsellage. Diese Situation wird weiter durch die Hyperthermie verstärkt, so dass die Mikrozirkulation durch Kombination der verschiedenen Therapiesysteme auf ein Minimum absinkt und damit die Krebszelle stirbt. Die Sauerstofftherapie aus Punkt 3 soll zur Stärkung und Stabilisierung des gesunden Gewebes führen, indem die Sauerstoffaufnahme im Gewebe erhöht wird.

Möglichkeiten und Durchführung

Die Punkte 1 und 2 erfordern einen kurzen stationären Aufenthalt in einer Klinik, da für die Ganzkörperhyperthermie ein Narkosemittel gespritzt wird. Die SMT kann ambulant durchgeführt werden.

Systemische Krebs-Mehrschritt-Therapie

Anwendungsbereiche, für die die Therapie laut Ardenne-Klinik wirksam sein soll

Die sKMT wird für alle Krebsarten angewendet. Meist liegt der Schwerpunkt im fortgeschritteneren Stadium. Die SMT gilt als Krebsprophylaxe und wird zur Beschleunigung der Rehabilitation und Wundheilung, bei Lungeninsuffizienz, Bronchialasthma, Durchblutungsstörungen des Gehirns, Kreislaufstörungen, Dauerschwindel, Bluthochdruck, Ohrgeräuschen und Migräne eingesetzt.

Gegenanzeigen und Risiken

Es liegen nur Angaben der ehemaligen Ardenne-Klinik vor. Diese beschreiben Fieber, Übelkeit, Müdigkeit, Schwäche, Kopfschmerzen, Erbrechen, Schmerzen, Durchfall, Kreislaufzusammenbrüche sowie Nieren- und Leberversagen im Zusammenhang mit dieser Methode. Bei 3 % der Behandelten kam es zu Verbrennungen durch Überwärmung.

Bewertung

Die nach diesem Prinzip arbeitende Manfred-von-Ardenne-Klinik in Dresden wurde mittlerweile geschlossen. Virtuell im Internet existiert die Klinik noch unter »www.ardenne.de«. Andere Anbieter arbeiten in ähnliche Weise, wobei es große Spielräume bei dieser Methode gibt. Leider fehlen unabhängige Studien über diese Methode. Die wie oben angewendete Ganzkörperhyperthermie ist eine riskante und nicht ungefährliche Therapie. In Hinblick auf die zu erwartenden Nebenwirkungen kann die sKMT nicht als empfehlenswert eingestuft werden. Es ist nicht geklärt, dass die Überzuckerung des Blutes mit der Glucoselösung einen Zusatznutzen für den Patienten bringt. Die Sauerstofftherapie aus Punkt 3 hat keinen Einfluss auf das Krebsgeschehen. In früherer Zeit wurde diese Methode von Ardenne meist mit Zytostatika, Interferon, Interleukin, Thymus-

oder Vitaminpräparaten kombiniert. Diese Verbindung erbrachte dann erst die notwendigen Erfolgsquoten. Das ganze sKMT-Verfahren gilt als nicht empfehlenswert.

● Tian Xian
Kategorie: chinesische Heilpflanzen

Erklärung
Dr. Wang Zhen Guo führte das Produkt Tian Xian ein. Tian-Xian-Ampullen setzen sich aus Süßholzwurzeln (Hustenmedizin und immunwirksam), Ginsengwurzeln (aufbauende Wirkung), Clematiswurzeln (schmerz- und tumorwirksam), Schlangenkürbiswurzeln (tumorwirksam, antibakteriell) und Atractylodes-Wurzeln (harntreibend) zusammen.

Möglichkeiten und Durchführung
4 Ampullen Tian Xian à 10 ml werden pro Tag benötigt. Dies stellt die Grundtherapie dar. Für 7 Tage kosten die Ampullen ca. 200 Euro, für 28 Tage ca. 600 Euro.

Diese Ampullen werden mit Kapseln, Pflastern, Tabletten und Zäpfchen des gleichen Anbieters kombiniert. Auf der Internetseite werden Aussagen zu Indikationen getätigt, die nach deutschem Recht illegal sind. Man unterscheidet die Kapsel nach Nummern:

Nr. 1 bei Speiseröhren-, Magen- und Darmkrebs
Nr. 3 zur Reduzierung der Nebenwirkungen der Chemotherapie und bei Leukämie
Nr. 5 bei Krebs im Bereich der Atemwege
Nr. 6 bei Leber-, Gallenblasen- und Pankreaskrebs
Nr. 7 bei Brust-, Eierstock-, Gebärmutter-, Schilddrüsen-, Nieren-, Lymphdrüsen-, Prostata-, Hoden-, Blasen- und Hautkrebs

180 Kapseln der verschiedenen Sorten kosten ca. 130 Euro.
Es werden Tabletten bei Knochenentzündung, Knochenleiden und für Patienten mit Lupus erythematodes angeboten. 240 Stück kosten ca. 75 Euro.
Zäpfchen werden zur Reduzierung von Giftstoffen und als Abführmittel bei vielen Krebsarten eingesetzt. 12 Stück kosten ca. 60 Euro.
4 Pflaster kosten ca. 16 Euro.

Anwendungsbereiche, die vom Hersteller genannt werden

Die Anwendung von Tian Xian wird mit herkömmlichen Krebsmitteln kombiniert und soll für alle Tumorarten geeignet sein.

Gegenanzeigen und Risiken

Bei Übersäuerung des Magens und bei Schwangerschaft sollten diese Mittel nicht angewendet werden.

Bewertung

Süßholzwurzel ist tatsächlich in der Lage, auf Krebs einzuwirken. Der Einsatz als schmerz-, husten- und krampflösendes Mittel ist ebenfalls bekannt. Man hat herausgefunden, dass Rhabarberwurzel, Süßholzwurzel, Kokospilz (Poria oder Fu Ling) und Ephedrakraut die Wirkung des Chemotherapeutikums Paclitaxel erhöhen und die Effektivität gegen Krebs steigern. Verwendet man allerdings das Chemotherapeutikum 5-Fluorouracil, so zeigt sich keine Steigerung der Wirkung durch diese Pflanzen. Für Ginseng ist bekannt, dass es die Nebenwirkungen von Chemotherapeutika abmildert und den Körper kräftigen kann. Die Atractylodes-Wurzel hat keine direkte Krebswirkung, steigert aber den Appetit und wirkt der Kachexie entgegen. Schlangenkürbiswurzel scheint wirklich tumorwirksam zu sein, was durch diverse Zelltests im Labor gezeigt wurde.

Analysiert man alle Einzelstoffe und die Komposition, könnte das Produkt wirksam sein, doch man weiß, dass sich Wirkungen manchmal gegenseitig aufheben können oder dass sich unerwünschte Wirkungen verstärken (Interaktionseffekte). Da keine Studien zu dem Produkt vorliegen und deutsche Standards nicht für chinesische Importware gelten, ist der Einsatz von Tian Xian kritisch zu betrachten.

● Trypanosomentherapie
Kategorie: veraltete oder vergessene Krebsmittel

Erklärung
1929 beschreiben russische Wissenschaftler, dass überstandene Infektionen mit Trypanosomen zu einem plötzlichen Verschwinden von Krebserkrankungen geführt hätten. *Trypanosoma cruzi* ist der Erreger der Chagas-Krankheit. Er wird in Mittel- und Südamerika durch den Kot von Raubwanzen auf den Menschen übertragen. Trypanosomen siedeln sich in Form von Nestern in Muskeln an und führen beim Befall des Herzmuskels zum plötzlichen Herztod. Aufgrund der oben genannten Beobachtung wurde ein durch Hitze abgetötetes Serum aus Trypanosomen hergestellt, das bei Kehlkopf-, Speiseröhren-, Brust-, Gebärmutterhals- und Lippenkrebs zu einer 100%igen Heilung geführt haben soll. Bei inoperablen Krebsarten wurde demnach durch die Gabe des Serums die Krebsgeschwulst derartig verkleinert, dass man sie operieren konnte. Eine französische Forschergruppe bestätigte die Aussage der russischen Wissenschaftler, allerdings nicht im vorher beschriebenen Ausmaß. Die Franzosen stellten Schmerzlinderung, gesteigerten Appetit und eine Stabilisierung der Krebsphase fest. Nur bei Zungen- und Kehlkopfkrebs gab es komplette Heilungen, alle anderen Krebsarten wurden stabilisiert. Man geht davon aus,

dass die Makrophagen des Immunsystems und das immunologische Verteidigungssystem durch den Trypanosomenextrakt gestärkt werden. Alle Entdeckungen erfolgten vor 1960. Es liegen keine auswertbaren Studien vor. Daher ist diese Methode in Vergessenheit geraten.

Möglichkeiten und Durchführung

Die Ampullen enthielten 3630 Millionen gefriergetrocknete *Schizotrypanum cruzi* mit 50 mg Milchzucker und 1 mg Methylpara-hydroxybenzoat (Konservierungsstoff). Das Präparat scheint nicht mehr im Handel zu sein.

Anwendungsbereiche, für die die Therapie vorgesehen war

Alle Tumorarten.

Gegenanzeigen und Risiken

Es liegen keine auswertbaren Berichte über Nebenwirkungen vor.

Bewertung

Diese Methode ist wenig erprobt und nicht standardisiert. Es gibt kein auswertbares Material über die angegebenen Beobachtungen. Deshalb kann an dieser Stelle keine Empfehlung ausgesprochen werden.

● Tumosteron®

Kategorie: verschreibungspflichtige Arzneimittel

Erklärung

1 Kapsel Tumosteron® enthält Cholesten-diol-bis-hemisuccinat 5 mg, Glutathion 100 mg, Cystein 20 mg, Saccharum lactis q.s. Tumosteron gibt es auch als Ampullen, die injiziert werden

können. Das in der Kapsel oder in Ampullen enthaltene Cholesten-diol-bis-hemisuccinat wird im Körper zu Tumosteron umgewandelt. Tumosteron (7 β-Hydroxy-cholesterol) ist ein Stoff, der normalerweise in der Thymusdrüse vorkommt. Er ist dem Cholesterin sehr ähnlich und wird auch an die Stelle des normalen Cholesterins in die Krebszelle eingebaut. Es erfolgt sozusagen ein Austausch. Da aber das Tumosterol etwas andere Eigenschaften als normales Cholesterin hat, wird die Krebszelle brüchig und zerplatzt. Die dann anfallenden Abbauprodukte belasten die Leber, die Nieren und die Harnwege.

Möglichkeiten und Durchführung

Täglich werden 1 bis 3 Kapseln eingenommen. 60 Stück kosten ca. 315 Euro.

Nach Möglichkeit sollte der Patient bisher keine Chemotherapeutika erhalten haben, da danach diese Therapie nicht mehr so gut anspricht. 7 bis 10 Tage vor der Krebsoperation sollte sich der Patient durch eine kombinierte Tumosterontherapie vorimmunisieren. Nach der Operation wird die Therapie fortgesetzt. Dazu werden 2 bis 3 Liter Wasser täglich getrunken, um die Giftstoffe auszuspülen. Um den Reparaturmechanismus zu unterstützen, sollten ungesättigte Fettsäuren (Gamma-Linolen-, Eicosapentaensäure) in Form von Lebertran und Leinöl, Vitamine und Spurenelemente begleitend eingenommen werden. Kommt der Rückgang der Tumormasse nach der Einnahme über 2 bis 4 Wochen zum Stillstand, muss der Arzt ein verschreibungspflichtiges Immunglobulin dazu verabreichen. Die gesamte Behandlungsdauer erstreckt sich über 6 bis 36 Monate. Begleitend zu einer Tumosteronbehandlung werden diverse Vitamine und Spurenelemente zum Einnehmen empfohlen:

- Reduziertes L-Glutathion: 3-mal 100 mg
- L-Cystein: 3-mal 20 bis 50 mg
- Zinkglutamat oder -orotat: 2-mal 40 mg

- Vitamin A: 1-mal 2500 I.E.
- Vitamin-B-Komplex: 1- bis 2-mal täglich
- Vitamin B$_6$: 1-mal täglich
- Vitamin C: 1-mal täglich
- Vitamin E: mind. 250 mg täglich
- Cholintartrat: 1-mal 250 mg
- Spurenelemente Selen, Mangan, Kupfer, Chrom und Molybdän (aus Bierhefetabletten): 3-mal täglich 3 bis 5 Tabletten
- Omega-3-Fettsäuren aus Lebertran: 1 Esslöffel täglich
- Gammaglobulin: 1- bis 2-mal wöchentlich 2 ml i.v. (in die Vene) oder i.m. (in den Muskel)

Anwendungsbereiche, die in den Medien genannt werden

Lungenkrebs, Lymphdrüsenkrebs, Prostatakrebs.

Gegenanzeigen und Risiken

Da es sich bei Tumosteron® um einen natürlich vorkommenden Wirkstoff handelt, sind Nebenwirkungen selten. Es treten ab und zu Müdigkeit und Herz-Kreislauf-Reaktionen auf. Während der Behandlung darf sich der Patient weder einer Chemotherapie, Strahlentherapie noch einer Misteltherapie unterziehen. Weiterhin ist Zucker jeder Art untersagt; gesüßt wird mit Candarel.

Bewertung

Es gibt nur Studien an Zellkulturen über die Wirksamkeit und einzelne Dankesschreiben auf der Homepage von Dr. Klemke, dem Entdecker des Tumosterons®. Diese Methode soll die konventionelle Therapie ersetzen, ohne dass man die Therapie entsprechend geprüft hat.

Die Therapie ist zu wenig erforscht, um empfohlen werden zu können. Das Mittel darf nur von einem Arzt auf Rezept verordnet werden.

● Ukrain

Kategorie: verbotene oder teilweise verbotene Therapien

Erklärung

Ukrain wird aus dem Schöllkraut *(Chelidonium majus)* gewonnen. Eine Ampulle Ukrain zur parenteralen Anwendung enthält 5 mg Chelidonium majus-L.-Alkaloid-Thiophosphorsäurederivat in 5 ml destilliertem Wasser. Das halbsynthetische Mischpräparat wird in den Körper injiziert und reichert sich innerhalb kurzer Zeit in allen Tumorzellen an. Im ultravioletten Licht fluoreszieren alle betroffenen Zellen. Ukrain soll ein Absterben von Krebszellen bewirken, ohne die normalen Zellen zu schädigen. Eine Zulassung hat der Erfinder Dr. Wassil Jaroslaw Novicky in Österreich schon vor 20 Jahren beantragt, aber bis heute nicht bekommen. Das Präparat soll wohl in der Ukraine, nicht aber in Deutschland zugelassen sein.

Möglichkeiten und Durchführung

Ukrain wird intravenös injiziert. Angeblich beträgt die Dosierung 30 mg/m^2 Körperoberfläche/Woche. Eine Behandlung mit Ukrain wird vermutlich mit 10 mg/d und 100 mg pro Therapiezyklus durchgeführt.
Die Therapiekosten sollen bei 2500 bis 3500 Euro pro Woche liegen.

Anwendungsbereiche, die in den Medien genannt werden

Ukrain soll bei Präkanzerosen und nahezu allen Tumoren mit Ausnahme von Malignomen des zentralen Nervensystems (ZNS) wirken.

Gegenanzeigen und Risiken

Fieber und Leberentzündung könnten mögliche Nebenwirkungen sein. Weitere Angaben des Herstellers gibt es nicht.

Ukrain

Bewertung

Obwohl es viele positive Berichte über Ukrain gibt, ist das Mittel fast völlig verschwunden. Der Firma wurde eine Strafe angedroht, wenn sie weiter über das Mittel im Internet Auskunft gibt. Viele mysteriöse Geschichten ranken sich um das Produkt. In jedem Fall sind jedoch weitere Studien erforderlich, um ein positives Urteil fällen zu können.

● Urintherapie
Kategorie: Therapieverfahren

Erklärung

Urin besteht zu 95 % aus Wasser. Weitere Inhaltsstoffe sind Harnstoff, Harnsäuren, Vitamine, Hormone, Salze, Eiweiße, Enzyme, Immuneiweiße zum Schutz der Harnwege, organische Säuren und z. T. Bakterien, Pilze, Viren und verdünnte Giftstoffe. Die enthaltene Harnsäure wirkt Alterungsprozessen entgegen und arbeitet als Radikalfänger. Antineoplaston (siehe auch Seite 215), ebenfalls ein Bestandteil des Harns, verhindert das Wachstum von Krebszellen. Diverse Vitamine und Zink, die auch über den Harn ausgeschieden werden, wirken immunsteigernd. Kortison aus dem Harn wirkt entzündungshemmend. Harnstoff wird in der Therapie von Neurodermitis eingesetzt und hält die Haut feucht. Anhand der Beispiele wird deutlich, dass Urin durchaus in der Lage ist, bei unterschiedlichsten Krankheiten zu helfen. So ist Anwendung von Urin als Heilmittel schon seit alters bekannt.

Urin kann als Einreibung, Umschlag, Kompresse, Klistier und Vollbad sowie zur Mundspülung, Spülung, Inhalation und Injektion eingesetzt werden. Aber auch das Urintrinken, der Gebrauch von Ohren-, Nasen- und Augentropfen, Harnmassagen und die homöopathische Verwendung sind bekannt. Die Urintherapie erklärt sich als Reiztherapie. Verdünnte krankmachende Substanzen werden mit dem Urin ausgeschieden, die in ihrer Form einer Impfung gleichkommen. Durch eine Impfung wird immer mit abgeschwächten Impfstoffen eine Immunreaktion im Körper ausgelöst. Gleiche Reaktion erwartet man auch von der Urintherapie.

Möglichkeiten und Durchführung

Für die Urintherapie wird möglichst der eigene bakterienfreie Urin benutzt.

1. *Urininjektionen in die Vene:* Um den Urin vor der Injektion zu sterilisieren, werden 10 ml in ein steriles Glasröhrchen gegeben und für 30 Minuten in kochendes Wasser gehalten. Nur die obere klare Flüssigkeit wird verwendet. Injiziert werden zwischen 5 und 40 ml Urin.
2. *Einreibungen und Massagen:* Dafür nimmt man etwas Urin in die Hand nimmt und massiert so lange, bis die Haut wieder trocken ist. Nach einer Einwirkzeit von ca. 50 Minuten darf geduscht werden.
3. *Kur:* Nach Absprache mit dem Arzt wird jeden Tag ein Glas (50 ml bis 0,5 l) morgendlicher Mittelstrahlurin für die Dauer von 2 bis 3 Wochen getrunken. Mit dem Frühstück sollte dann 30 Minuten gewartet werden. Während der Trinkkur sollte man salzarm essen und scharfe Gewürze meiden. Wer sich davor zu sehr ekelt, kann alternativ auch je einen Tropfen Eigenurin in beide Armbeugen reiben.

Anwendungsbereiche, die in den Medien genannt werden

Die Urintherapie wird bei Katarrhen, Angina, Mumps, Masern, infektiöser Gelbsucht, Asthma, Heuschnupfen, Allergien, Arthrose, Bronchitis, chronische Erkrankungen, Migräne, Haarausfall, Insektenstichen, Warzen, Neurodermitis und Schweißfüßen angewendet.

Gegenanzeigen und Risiken

Herz-Kreislauf-Erkrankungen, Leber- und Nierenerkrankungen, Diabetes, Tuberkulose, Krebs in fortgeschrittenem Stadium, Schilddrüsenüberfunktion und akute fieberhafte Erkrankungen gelten als Kontraindikationen.

Bewertung

Die Urintherapie mag bei Hautkrankheiten wirksam sein, in Bezug auf Krebs kann jedoch nicht mit Heilungen gerechnet werden.

● Urmedizin nach Konz

Kategorie: Therapieverfahren

Erklärung

Franz Konz wurde am 16. Mai 1926 in Köln geboren und ist sowohl Steuerexperte als auch Fachbuchautor. Sein Werk »Der große Gesundheits-Konz« beschreibt seine persönliche Sichtweise zu dem Thema. Nachdem er sich durch Nahrungsumstellung selbst von Krebs geheilt haben soll, ist er Anhänger der Urkosternährung. Diese Rohkostdiät besteht zu ca. 70 % aus Früchten, zu etwa 25 % aus Wildkräutern sowie Blättern und zu ca. 5 % aus Wurzeln sowie Schösslingen für die tägliche Nahrungsaufnahme. Allgemein orientiert sich Konz an den Urinstinkten und Verhaltensweisen der Primaten und Urmenschen.

Soweit bekannt, übernimmt er auch Lebens- und Verhaltensweisen vom Vorbild Urmensch. Franz Konz sieht Erkrankungen wie Krebs und AIDS als Folge einer falschen Lebensführung an. Seine Begründungen, warum ein Mensch erkrankt, weichen deutlich von denen der wissenschaftlichen Medizin ab und erscheinen skurril.

Möglichkeiten und Durchführung

Kranke sollen eine totale Nahrungs- und Lebensumstellung nach den Regeln von Konz durchführen.

Anwendungsbereiche, die in den Medien genannt werden

Krebs.

Gegenanzeigen und Risiken

Keine bekannt.

Bewertung

Grundsätzlich sollte jeder Krebspatient eine gesunde Ernährung anstreben. Die Vorstellung, Krebs allein durch eine Nahrungsumstellung heilen zu wollen, erscheint als unmöglich. Auch die Grundlage der Theorie von Konz ist falsch, denn die Vorfahren des heutigen Menschen waren keineswegs Vegetarier, sondern Allesfresser. Die Therapie nach Konz muss abgelehnt werden.

● VG 1000™ (nach Govallo)

Kategorie: veraltete Krebstherapien

Erklärung

Der russische Immunologe Dr. Valentine I. Govallo, der Direktor des Laboratoriums für klinische Immunologie des medizinischen Instituts von Moskau war, erkannte den Zusammenhang zwischen Krebs und Immunsystem. Nach seiner Ansicht ist ein bestimmter Faktor nötig, um das menschliche Immunsystem zu umgehen und den Krebs entstehen zu lassen. Da das Immunsystem einer schwangeren Frau ihr eigenes ungeborenes Kind nicht als fremd erkennt, obwohl Kind und Mutter unterschiedlich sind, suchte er an der Verbindungsstelle zwischen beiden. Er entdeckte den gesuchten Stoff in der menschlichen Plazenta. Aus dem Blut der Plazenta oder der Plazenta selbst entwickelte er einen Impfstoff.

Dieser Impfstoff soll das Immunsystem stärken, um den Schutzmechanismus zu überwinden, der durch den Krebs aufrechterhalten wird. Angeblich entwickelt die Plazenta ein Abwehrsystem, um bösartige Zellen zu unterdrücken. Unter anderem ist diese Methode auch als Immuno-Plazental-Therapie bekannt. Angeblich hat er seine Studienergebnisse im Buch »The Immunology of Pregnancy and Cancer«, Nova Science Publishers, Commack, New York, ISBN 1-56072-096-4 veröffentlicht.

Möglichkeiten und Durchführung

VG 1000™ ist in Deutschland nicht erhältlich. Die ursprüngliche Therapie bestand aus 2 bis 3 Blut-Plazenta-Injektionen oder Infusionen. Später gab man das Präparat öfter.

Anwendungsbereiche, die in den Medien genannt werden

Krebs.

Gegenanzeigen und Risiken

Blutinfusionen stellen für Patienten immer ein Risiko dar, weil sie sich mit den Krankheiten des Spenders anstecken können, zum Beispiel Hepatitis.

Bewertung

Methoden, die menschliches Blut verwenden, bergen immer ein Risiko, sich weiter mit neuen Krankheiten anzustecken. Umfassende Studien zum Produkt VG 1000™ fehlen. Die Methode kann nicht empfohlen werden. Eine weitere Erforschung der Theorie erscheint jedoch sinnvoll.

● Weintraubendiät
Kategorie: Lebensmittel

Erklärung

Die Kenntnis der heilenden Wirkung der Weintrauben auf den Körper des Menschen ist nicht neu. Schon um das Jahr 1928 publizierte Johanna Brandt das Buch »The Grape Cure«. Vor der eigentlichen Weintraubendiät wird zuerst für 2 bis 3 Tage gefastet, Wasser getrunken und ein Abführmittel eingenommen. Anschließend werden für eine Zeit von 1 bis 2 Wochen nur Weintrauben konsumiert. Alle 2 Stunden sollten nach Möglichkeit 30 bis 100 g Weintrauben gegessen werden. Man sollte 7 Mahlzeiten pro Tag einhalten. Wasser darf nach Bedarf getrunken werden.

An die Phase der ausschließlichen Diät mit Weintrauben schließt sich eine Diät mit frischem Obst, Tomaten, Buttermilch und Hüttenkäse an. Mit der Zeit werden weitere Speisen wie beispielsweise rohe Früchte erlaubt, und ein Übergang zu fast normalem Essen findet statt.

Die Wirksubstanz aus den Weintrauben ist das in der Schale enthaltene Resveratrol. Es ist ein Polyphenol und gehört in die Gruppe der Antioxidanzien. Weiterhin sind in den Samen der Weintraube wertvolle Procyanidine enthalten, die eine die Zellen schützende Eigenschaft aufweisen.

Möglichkeiten und Durchführung
1. Darmreinigung
2. Zweiwöchige Diät mit Weintrauben und Wasser
3. Übergangsphase zu gesunder Ernährung mit Obst, Gemüse und Milchprodukten

Anwendungsbereiche, die in den Medien genannt werden
Bauchspeicheldrüsenkrebs und Prostatakrebs.

Gegenanzeigen und Risiken

Durchfall, Gewichtsabnahme, Versäumnis rechtzeitiger Anwendung von sinnvollen Methoden.

Bewertung

Nach der Bewertung der American Cancer Society stellt die Diät mit Weintrauben keinen Vorteil zur Bekämpfung von Krebs dar und wird nicht als sinnvoll eingestuft. Die einseitige Ernährung mit ausschließlich Weintrauben über 2 Wochen ist gerade für Krebspatienten, die um jedes Gramm Körpergewicht froh sind, nicht sinnvoll. Weintrauben sind als normales Lebensmittel gut und richtig und dürfen von Krebspatienten jederzeit ergänzend genossen werden. Die alleinige Therapie ist jedoch nicht empfehlenswert.

Sinnvolle Kombinationen von komplementären Therapien

Patienten wenden sehr oft verschiedene Methoden gleichzeitig und unabhängig von ihrer jeweiligen Therapiesituation an. Entsprechende Kombinationen versprechen aber meist nur wenig Erfolg. Wesentlich sinnvoller erscheint es dagegen, komplementäre Behandlungen an die jeweilige Therapiesituation anzupassen. Das bedeutet, dass in der Zeit der Operation, während der Chemotherapie oder während einer Strahlen- oder Hormontherapie diejenigen Methoden herausgegriffen werden sollten, die gute Erfolgsaussichten versprechen. Dabei sollen möglichst sinnvolle und risikolose Methoden ausgewählt werden.

Sinnvolle Methoden zur Zeit der Operation

Ernährung: Ein Tumorpatient hat vollkommen andere Bedürfnisse als ein »Normalpatient«. Während der Zeit der Operation kommt es – insbesondere bei Operationen im Bauchraum – zu einer deutlichen Gewichtsabnahme. Dies kann gerade für magere Patienten problematisch sein, denn bei Nahrungsmangel werden Körpereiweiße wie z. B. Muskelproteine abgebaut, die später nur schwer wieder aufgebaut werden können. Hier ist oft eine frühzeitige Ernährungstherapie sinnvoll, die gegebenenfalls auch parenteral (intravenös) erfolgen muss.

Enzyme: Untersuchungen zur perioperativen Enzymtherapie mit Serrapeptase haben ergeben, dass Antibiotikakonzentrationen im OP-Gebiet bis zu 6-fach höher sind als ohne Enzymtherapie. Damit gelangen Antibiotika, die bei ausgedehnten Operationen vorbeugend gegeben werden, um Wundinfektionen zu verhindern, genau in die Bereiche, die besonders infektionsgefährdet sind. Studien haben entsprechend gezeigt, dass eine Kombination von Enzymtherapie und antibiotischer Therapie geringere Wundinfektionsraten und bessere kosmetische Ergebnisse ergibt – was insbesondere für Brustkrebspatientinnen bei brusterhaltender Operation oder auch bei rekonstruktiver Chirurgie von Bedeutung ist. Während einer Enzymtherapie kann es jedoch zu Veränderungen im Blutgerinnungssystem kommen; deshalb sollte sie nur mit Kenntnis des behandelnden Arztes erfolgen. Es ist bedauerlich, dass derzeit die Möglichkeiten der Enzymtherapie kaum weiter erforscht werden.

Maßnahmen begleitend zur Chemotherapie

Ernährung: Während der Chemotherapie bestehen besondere Bedürfnisse und möglicherweise auch Beeinträchtigungen, was die Aufnahme, Verdauung, Absorption und Verwertung der Nahrung betrifft. Eine bedarfsgerechte Ernährung ist keine Waffe gegen den Krebs, aber eine Grundvoraussetzung für Wohlbefinden und Lebensqualität. Eine gute Ernährung verbessert möglicherweise sogar das Ansprechen der Therapie; eine ausgewogene Ernährung ist wichtig, um die Zeit der Chemotherapie mit Übelkeit, ggf. Erbrechen und Appetitverlust besser zu überstehen.

Direkt vor einer Chemotherapie sollte nichts gegessen werden, da Übelkeit und Erbrechen mit den vorher gegessenen Speisen in Verbindung gebracht werden. In der Klinik sollten möglichst keine Essensgerüche in der Luft liegen, da der Essensgeruch bereits ausreicht, um bei Patienten eine Abneigung gegen diese Nahrungsmittel zu bewirken, was einen Gewichtsverlust nach sich ziehen kann.

Es gibt unterschiedliche Maßnahmen, die sich bei verschiedenen Problemen als sinnvoll erwiesen haben:

Übelkeit und Erbrechen
- Essensgerüche meiden, Zimmer gut lüften
- Die Nahrung auf mehrere kleinere Mahlzeiten verteilen anstelle von wenigen großen Mahlzeiten
- Süße und fetthaltige Lebensmittel meiden
- Morgens eher trockene Nahrungsmittel (Brötchen, Knäckebrot) essen
- Nach dem Essen Pfefferminztee trinken und/oder Zähne putzen
- Möglichst nicht selbst kochen
- Flüssigkeits- und Elektrolytverluste ausgleichen
- Vor einer Chemotherapie reichlich trinken. Geeignete Getränke sind Kräutertees, kohlensäurearme oder stille Mineralwässer. Starker Kaffee sollte eher gemieden werden.
- Oberkörper beim und nach dem Essen hoch lagern
- Ernährung abwechslungsreich gestalten
- Leichtverdauliche Vollwertkost (Vollkornprodukte, Naturreis, Milchprodukte) auswählen
- Individuelle Wünsche (Heißhunger) unbedingt berücksichtigen
- Nahrungsmittel, die nicht gut vertragen wurden, auch in der Folgezeit meiden

Mundtrockenheit
- Wasserhaltige Nahrungsmittel und Speisen bevorzugen (Obst, Kompott, Suppen)
- Häufig kleine Mengen Flüssigkeit trinken
- Zitrusfrüchte als Zwischenmahlzeiten einnehmen
- Milch durch Sauermilchprodukte ersetzen (verbesserte Schleimbildung)
- Pfefferminz- und Zitronentee oder Malzbier trinken
- Saure Bonbons und Kaugummi lutschen und kauen (regt den Speichelfluss an)

Kau- und Schluckbeschwerden (inkl. Mukositis)

- Kühle Speisen essen (Speiseeis), sehr heiße Gerichte meiden
- Weiche Nahrungsmittel und Gerichte bevorzugen, Butter und Sahne zum Essen zugeben, ggf. passieren
- Krümelige (Zwieback, Kekse, Cracker) und klebrige (Quark, gekochtes Eigelb) Nahrungsmittel meiden bzw. einweichen oder verdünnen
- Kohlensäurehaltige Getränke meiden, milde säurearme Kost bevorzugen
- Bakterienreiche Nahrung meiden, insbesondere in den Phasen mit deutlicher Immunschwäche (Neutropenie). In dieser Situation nur geschältes oder abgekochtes Obst essen.
- Mehrmals am Tag einen Esslöffel Honig in den Mund nehmen und im Mund behalten. Bei Angst vor Karies Manuka-Honig verwenden.

Durchfall (Diarrhoe)

- Sehr fette und sehr süße Speisen, blähendes Gemüse (Erbsen, Bohnen), säurereiches Obst (Johannisbeeren, Rhabarber, Apfelsinen, Grapefruit) sowie scharf gebratene, gewürzte, gesalzene und geräucherte Speisen (Salzhering, Räucherfisch) meiden
- Geriebene Äpfel, Möhren oder Bananen essen
- Flüssigkeitsverluste ausgleichen
- Nahrungsmittel, die nicht gut vertragen wurden, in der Folgezeit meiden
- Auf alkoholische und kohlensäurehaltige Getränke sowie Kaffee verzichten
- Milch durch Sauermilchprodukte ersetzen
- Mehrere kleine Mahlzeiten essen

Verstopfung (Obstipation)

- Ballaststoffreiche Nahrungsmittel (Vollkornprodukte, Gemüse, Obst) bevorzugen

- Viel trinken, insbesondere bei Einnahme von Weizenkleie (30 g) etc. (> 3 l/d)
- Körperliche Bewegung
- Milchzucker (10 bis 40 g/d)

Die Hinweise können nur als Leitlinien verstanden werden. In jedem Fall sollte der Kranke selbst entscheiden, was ihm schmeckt und bekommt. Bei Appetitlosigkeit empfiehlt es sich, den Tisch schön anzurichten und die Gerichte dekorativ zuzubereiteten.

Enzymtherapie: Verschiedene Studien haben gezeigt, dass Nebenwirkungen der Chemotherapie unter einer Enzymtherapie deutlich seltener auftreten. Einige Untersuchungen deuten auch auf einen Überlebensvorteil unter Enzymtherapie hin. Das am besten untersuchte Präparat ist dabei Wobe-Mugos®. Derzeit gibt es keine aktuellen Untersuchungen zu dieser Therapieoption und auch keine prospektiv-randomisierten Studien.

Melatonin: Die Gabe von 20 mg Melatonin am Tag, beginnend 7 Tage vor der Chemotherapie, soll einen Mangel an Blutplättchen (Thrombozytopenie) weniger wahrscheinlich machen. In Anbetracht der fehlenden konventionellen Optionen erscheint der Einsatz von Melatonin somit interessant, auch wenn diese Behandlungsoption bisher nur von einer Forschergruppe geprüft wurde.

Echinacin: In einer kleinen Studie wurde der Einfluss von Echinacin-Extrakten auf die Chemotherapie untersucht. Es konnte gezeigt werden, dass Echinacin einen starken Abfall der weißen Blutkörperchen verhindert.

Mistel: Ein kritisches Review über alle randomisierten Studien zur Misteltherapie hat keinerlei Hinweise erbracht, dass sie nach der Chemotherapie einen Vorteil bietet. Eine jüngere Studie mit

352 Brustkrebspatientinnen unter CMF-Chemotherapie ergab, dass die Lebensqualität unter Misteltherapie während der Chemotherapie besser als in der Kontrollgruppe war. Dennoch ist die Mistel nicht unumstritten. Bei schlechter Verträglichkeit der Chemotherapie kann eine Misteltherapie erwogen werden. Allerdings fehlen Informationen zur Arzneimittelsicherheit (langfristige Ergebnisse). Eine Misteltherapie sollte insbesondere nicht bei bösartigen Erkrankungen des Immunsystems erfolgen und nicht unbedingt über die Zeit der Chemotherapie hinaus fortgeführt werden.

Massage: Krebs wird von Patienten oftmals mit Problemen des Immunsystems in Verbindung gebracht. Eine interessante Möglichkeit, das Immunsystem zu verbessern, ist die Massage. Eine Studie bestätigte dies, außerdem konnte gezeigt werden, dass bei den Patienten weniger psychische Probleme (Angst, Depression) auftraten.

Reduziertes Glutathion: Bei der Chemotherapie mit Cisplatin fand man eine bessere Verträglichkeit und geringere Schäden an Organen, insbesondere der Niere, wenn Glutathion ($3\,g/m^2$ i.v.) begleitend gegeben wurde. Ebenso wurden chemotherapieinduziertes Erbrechen, Haarverlust, Kurzatmigkeit, periphere Neuropathie und Lebensqualität positiv beeinflusst. Hinweise für schlechtere Behandlungsergebnisse fanden sich nicht, eher ein Trend zum Gegenteil.

Selen: In-vitro-Untersuchungen und jüngere klinische Studien zeigen, dass Selen die Wirksamkeit von manchen Substanzen der Chemotherapie, u. a. Adriamycin und Paclitaxel, u. U. verstärken kann; möglicherweise kann Selen auch eine Resistenzentwicklung verhindern. Eine Bestimmung des Selenspiegels erscheint sinnvoll; sollte ein Mangel vorliegen, kann eine Substitution erfolgen. Man findet manchmal den Hinweis, dass Selen auch bei Lymphödemen hilft. Dies konnten Forscher, die alle Informationen zu diesem Thema analysierten, nicht bestätigen.

Maßnahmen begleitend zur Strahlentherapie

Eine Strahlentherapie kann an der Haut und besonders an den Schleimhäuten zu Entzündungsreaktionen führen. Bei Bestrahlung des Darmes haben Studien ergeben, dass milchsäureproduzierende, probiotische Bakterien Durchfälle bessern können.

Bei Bestrahlung im Kopf-Hals-Bereich hat sich Honig als interessantes Mittel herausgestellt. Honig sollte immer wieder in den Mund genommen werden. In einer Studie erfolgte dies vor der Bestrahlung, kurz danach sowie nach 3 und 6 Stunden. Wenn Bestrahlungen starke Hautschäden hervorrufen, kann Honig die Abheilung fördern.

Maßnahmen begleitend zur Hormontherapie

In-vitro-Daten weisen auf einen Synergismus mit der Anwendung von Tamoxifen hin, wobei insbesondere grüner Tee wirksam sein soll.

Selen: Eine In-vitro-Studie konnte zeigen, dass organisches Selen (Natriumselenit) die Tamoxifen-Resistenz der Tumoren verhindert. Auch wenn diese Evidenz kaum für eine Positivempfehlung ausreicht, könnten sich aus diesem Umstand zukünftig interessante Therapieansätze in der hormonellen Rezidivtherapie des Endometriumkarzinoms ergeben.

Maßnahmen nach Abschluss der Behandlung

Die Ernährung spielt sicherlich eine wichtige Rolle bei der Entstehung von Tumoren. Kurzfristige diätetische Umstellungen nach Erkrankung sind kaum in der Lage, den Krankheitsverlauf grundlegend zu ändern. Tumorpatienten haben oftmals einen höheren Bedarf an Vitaminen oder Nährstoffen. Diese bilden die Grundvoraussetzung dafür, dass das Immunsystem gut funktioniert. Daher sind sinnvolle diätetische Maßnahmen besonders vielseitig. Essen und Trinken zählen nun einmal zu den wichtigsten Grundbedürfnissen des Menschen, deshalb stellen schmackhafte Speisen und gute Getränke einen entscheidenden Faktor für unser Wohlbefinden dar. Eine optimale Ernährung, die die individuellen Vorlieben berücksichtigt, verbessert auch das Leistungs- und Durchhaltevermögen und damit die Fähigkeit, Widerstand gegen Erschöpfung und Krankheit zu entwickeln. Gerade über den Bereich der Ernährung existieren viele Mythen. Neuere Untersuchungen haben gezeigt, dass jede Art von einseitiger Ernährung zu vermeiden ist. Das bezieht sich auch auf Fleisch und Alkohol. In Maßen genossen sind sie sogar hilfreich.

Im Folgenden sind einige Methoden dargestellt, für deren Wirksamkeit sich in der Literatur Studien und Hinweise finden:

Darmkrebs
Zur Vorbeugung gegen Darmkrebs wird vielfach Calcium empfohlen. In einer kleinen klinischen Studie wurde das Präparat Avemar getestet und als Möglichkeit identifiziert, das Wiederauftreten von Tumoren zu verhindern. Es könnte hilfreich sein.

Brustkrebs (Mammakarzinom)
Ein systematischer Review aller CAM-Studien bei Brustkrebs ergab, dass weder psychologische Therapien, Muskelrelaxation und Imagination noch das chinesische Kräutermedikament Shi Quan Da Bu Tang, Thymusextrakte, TransferFactor oder Factor AF2 ausreichende Hinweise auf eine Wirksamkeit zeigten.

Ernährung: Eine ausgewogene Ernährung, die auf nichts verzichtet, und das Erreichen oder Halten des Normalgewichts sind bei Brustkrebs sehr wichtig.

Tee: Insbesondere der Genuss von grünem Tee soll das Wiederauftreten von Brustkrebs verhindern. Einer Anwendung von grünem Tee steht in dieser Situation bisher nichts entgegen, zumal grüner Tee auch die Wirksamkeit von Tamoxifen verstärken soll.

Prostatakarzinom

Grüner Tee soll auch beim hormonunabhängigen Prostatakarzinom hilfreich sein, ebenso die neue Kräuterkombination PC-Spes2. Die Vorgängerpräparation war vor einiger Zeit wegen Unreinheiten vom Markt genommen worden. Das Nachfolgeprodukt hat in Studien positive Ergebnisse gezeigt. Bei hormoneller Therapie kann die Gabe von Lycopin oder aber eine reichliche Zufuhr von Tomaten das Überleben, aber auch tumorassoziierte Symptome und damit die Lebensqualität günstig beeinflussen.

Bauchspeicheldrüsenkrebs (Pankreaskarzinom)

Curcumin hat möglicherweise eine besondere Wirksamkeit gegen Bauchspeicheldrüsenkrebszellen und verstärkt wohl sogar die Wirksamkeit der Behandlung mit dem Standardmedikament Gemcitabin. Leider fehlen Studien zu diesem Bereich, doch Curcumin erscheint vielversprechend.

Eierstockkrebs

Ernährung: Als Ergänzung zu einer ausgewogenen Ernährung ist ein hoher Konsum von Gemüse zu empfehlen. Insbesondere Kreuzblütler (Brokkoli, Blumenkohl, Kohl, Rosenkohl, Grünkohl) sollen sich günstig auswirken.

Tee: Grüner Tee soll sich auch beim Eierstockskrebs günstig auf das Überleben auswirken.

Gebärmutterschleimhautkrebs (Endometriumkarzinom)

Phytoöstrogene: Die Rolle der Phytoöstrogene ist nicht endgültig geklärt. Vorsicht in diesem Bereich erscheint sinnvoll.

Gebärmutterhalskrebs (Zervixkarzinom)

Vitamine, insbesondere Vitamin A: Eine Vitamin-A-reiche Ernährung senkt möglicherweise das Rezidivrisiko.

Lokoregionäre Hyperthermie: Eine lokoregionäre Hyperthermie verbessert wahrscheinlich das Ansprechen der Strahlentherapie und damit die lokale Kontrolle und das Überleben.

Leukämien

Untersuchungen weisen auf die Wirksamkeit von grünem Tee bei hämatologischen Erkrankungen hin. Leider gibt es keine großen Studien, doch wurden mehrere Fälle von chronisch lymphozytärer Leukämie mit objektivem Ansprechen auf grünen Tee dokumentiert.

Magen, Lunge, Niere

Für diese und andere Tumorarten finden sich keine tumorspezifischen Untersuchungen.

Diätetische Zweittumorprävention

Die sehr günstige Prognose bei einigen Tumoren und bei frühen Stadien fast aller Tumoren lässt Präventionsmaßnahmen im Hinblick auf andere Tumoren sinnvoll erscheinen. Bekanntermaßen erkranken Patientinnen mit Endometriumkarzinom signifikant häufiger syn- und metachron an malignen Tumoren der Brust und des Kolons.

Bisher gibt es keine gesonderten Studien über sinnvolle Präventionsmaßnahmen in diesem Bereich. Die unter der Überschrift Krebsprävention gegebenen Hinweise müssen wohl auf diese Situation übertragen werden, bis detailliertere Erkenntnisse vorliegen. Spezifische Früherkennungsmaßnahmen im Rahmen der Nachsorge spielen hier naturgemäß eine wichtige Rolle.

Vorbeugung gegen Zweittumoren durch Ernährung

Eigene Untersuchungen zur Verhinderung von Zweittumoren sind bisher nicht durchgeführt worden. Allerdings geht man davon aus, dass sich die Empfehlungen der Deutschen Krebshilfe e.V. und der Deutschen Gesellschaft für Ernährung zur Krebsprävention übertragen lassen, um Tumoren zu vermeiden. Entsprechend gelten folgende Maßnahmen als sinnvoll:

- Übergewicht reduzieren, fettreiche Lebensmitteln vermeiden, Fleisch nur ab und zu konsumieren
- Vollkornprodukte sowie frisches Obst, Gemüse und Kräuter sollten an erster Stelle der Ernährung stehen
- Gemüse und Obst gründlich waschen, äußere Blätter entfernen, Schale mit einem trockenen Tuch abreiben. Auf Gemüse der Saison zurückgreifen. Nitratreiches Gemüse (Spinat) nicht aufwärmen
- Den Konsum von Innereien, Wildpilzen und Tintenfischprodukten (Schwermetallbelastung) sowie mit Salz konservierten Lebensmitteln wie Speck und Schinken (Nitrosamine) einschränken
- Fette beim Braten nicht zu lang und nicht über 180 °C erhitzen. Keine linolsäurereichen Öle zum Braten verwenden
- Grillen in Aluschalen oder mit Grillgeräten und seitlicher Feuerstelle
- Keine angeschimmelten Lebensmittel und nicht mehr einwandfreie Nüsse essen
- Bohnenkaffee und Alkohol einschränken
- Mit dem Rauchen aufhören
- Kochsalz reduzieren

Register

A
abnoba VISCUM® 166
Abrotanum 129
Acemannan 82
Acidum aceticum 129
Acidum hydrocyanicum
Acidum hydrofluoricum 129
Acidum lacticum 129
Acidum nitricum 129
Actinomyces bovis 291
Adriamycin 352
Affenkopfpilz 120, 121
Agaricus blazei murrill 77ff.
Agkistrodon contortrix 325
AHCC® *siehe* Aktive Hexose Correlated Compound
Aktive Hexose Correlated Compound 78, 79
Aktive Hyperthermie 56
Aktivspezifische Immuntherapie 212, 213
Akupunktur 40, 41, 115
Akupunkturpunkte 40, 248
Alanin 149
Algen 113
Alkylglycerol 79ff.
Aloe barbadensis 81ff.
Aloe vera 81ff.
Alpha-Linolensäure 152
Alpha-Tocopherol *siehe* Vitamin E
Alternative Medizin 25
Alzoon® 213, 214
Amerikanischer Ginseng 116, 117
Aminierung, reduktive 260
Ammoniak 267
Amrit Kalash 214, 215
Amygdalin 294, 295

Ananas 48
Anthocyane 64, 83
Anthocyanidine 64
Antibiotika 124, 253, 347
Antidepressivum 22
Antigen-Antikörper-Reaktion 219
Antineoplaston-Therapie 215, 216
Apitherapie 66, 67, 178, 179, 223, 265
Apoptose 33
Arabinoxylan 85, 86
Arctium lappa 136, 255, 280
Ardenne, Manfred von 330
Arginin 250
Aromataseaktivität 208
Aromatherapie 86ff., 242
Arsen(lll)-oxid 129
Arsenicum album 129
Arthrokelan U 217, 218
Arzneimittelbild 127
Arzneimittelprüfung 127
Arzneipflanzen nach Maria Treben 218, 219
Asai, Kazuhiko 271
Asant 88, 89
ASI *siehe* Aktivspezifische Immuntherapie
Aspalathus linearis 188
Astragalus membranaceus 41ff.
Atemwegsinfekte 253
Ätherische Öle 87
Atmungskette 102
Atractylodes-Wurzel 333, 334
Aufgaben des Arztes 34
Außenseitermethoden 24, 26

Autologe Tumortherapie nach Klehr 219, 220
Auto-Sanguis-Stufentherapie 220ff.
Avemar® 44ff.
Ayurvedische Medizin 28, 242, 295
Ayurvedische Medizin 295

B
Bach-Blüten 242, 244ff.
Bacillus Calmette-Guérin 46
Bäckerhefe 93, 300
Ballaststoffe 93
BCG-aktive Immuntherapie 46ff.
Beard, John 228, 315
Behandlungskosten 36
Benediktenkraut 255
Benzochinon, substituiertes *siehe* Coenzym Q 10
Benzochinone 44
Berberis vulgaris 129, 280
Berberitze 129
Béres Tropfen N-Plus 222, 223
Béres, Jozsef 222
BET *siehe* Bioelektrotherapie
Beta-Carotin 83, 201
Betacyane 84, 190, 191
Beta-D-Glucan 77, 93, 94
Betalaine 83
Beta-Sitosterol 182
Bicarbonat 164
Bienengift 223, 224
Bierhefe 300
Bierhefeflocken 94ff.
Bierhefepulver 94ff.

Register

Bierhefetabletten 94ff.
Bioaktive Stoffe 64, 65
BioBran MGN-3 85
Bioelektrotherapie 262ff.
Biologischer Konflikt 270
Biomun T® 96, 97
Biotherapie 263
Biotin 89, 90
Blasenkrebs 46
Blaszczak, Joseph W. 322
Blausäure 129, 294
Blutaufbereitung 247
Bluthochdruck 149
Blutkörperchen, weiße 153
Boerhavia diffusa 241
Borneol 304
Boswellia serrata 207
Boswelliasäuren 207
Bothrops ammodyoides 325
Brandt, Johanna 345
Braunalge 255
Brechnuss 133
Brehmer, Wilhelm von 217
Bromelain 11, 48, 49
Brunnenkresse 255
Brustkrebs 305, 348, 352, 354
Buchenholzteerkreosot 131
Budwig-Diät 152
Burton, Lawrence 282
Burzynski, Stanislaw 215, 216
Buserelin 224
B-Vitamine 89ff., 95

C

Cadmium 272
Cadmium metallicum 130
Caisse, Renè 255
Calcitriol 73, 74
Calcium 97ff., 286, 354
Calcium fluoratum 130
Calciumcarbonat 97
Calciumsulfat 97
Caliumfluorid 130
Calmette, Albert 46

Camelia sinensis 53
Campher 304, 313
Canadischer Gelbwurz 131
Cannabinoide 49ff.
Carbo animalis 130
Carbo vegetabilis 130
Carcalon 291
Carcinoma in situ 32
Carctol® 225, 226
Careimmun® Basic 99, 100
Carnivora® 227, 228
Carzodelan forte® 228ff.
Cascata amarga 280
Cassia occidentalis 296
Catechine 53
Cefalektin® 168
Chagas-Krankheit 335
Chaparral-Tee 230, 231
Chelattherapie 231, 232
Chelidonium majus 339
Chemotherapie 27, 33, 50, 52, 83, 92, 112, 119, 167, 169, 181, 233
–, begleitende Maßnahmen 348ff.
China 130
Chinarindenbaum 130
Chinesische Tragantwurzel 41ff.
Cholecalciferol *siehe* Vitamin D
Cholesterin 237
Christrose 131
Chrysanthemum morifolium 316
Chrysanthemum parthenium 304
Chymotripsin 51
Cisplatin 113
Clematiswurzel 333, 334
Cnicus benedictus 255
Cobalamin 89, 90
CoD™-Methode 100, 101
Coenzym Q10 44, 99, 102, 103

Coley Vaccine 233ff.
Coley, William B. 233, 288
Colibiogen® inject N 103ff.
Colibiogen® oral 103ff.
Colitis ulcerosa 170
Colon-Hydro-Therapie 236, 237
Condurango 130
Conium 131
Corynebacterium 217
C-Potenzen 128
Crotalis atrox 325
Culevit® 105ff.
Curcuma longa 145
Curcumin 145, 355
Curry 145
Cyclit 284
Cytochrom 296

D

Daidzein 268, 269
Darmerkrankungen 170
Darmflora 300
Darmkrebs 354
Darmprobleme 206
Darmreinigung 236
David, Thomas 100
Dehydroepiandrosteron 237f.
Delimmun® 124, 125
Dendritische Zellen 107ff.
Deuterium-depletiertes Wasser 239, 240
DHEA *siehe* Dehydroepiandrosteron
Di Bella, Luigi 293
Diarrhoe 350
Diät-Konzept nach Kousmine 109, 110
Diesing, Waldemar 326
Dimethylsulfoxid 240, 241
Dionaea muscipula 227
Distelöl 151
Divya Punarnavadi Mandur 241, 242

359

Register

DMSO *siehe* Dimethylsulfoxid
Docosahexaensäure 152
D-Potenzen 128
Durchfall 350
Durovic, Stevan 291

E

Eberraute 129
Echinacin 351
Edelsteine 244ff.
Edelsteintherapie 242ff.
EDTA *siehe* Ethylendiamintetraessigsäure
EGCG *siehe* Epigallocatechin-Gallat
Eichhase 181
Eicosapentaensäure 152
Eigenbluttherapie 246ff., 312
Electro-Cancer-Therapy 263
Elektrohyperthermie 58
Elektroneuraltherapie 248, 249
Eleutherococcus senticosus 110, 111
Eleutheroside 110
Embryonalzellen 315
Endometriumkarzinom 355, 357
Energieblockaden lösen 114
Energiefluss 40
Energieproduktion 102
Entwässerung 181
Enzyme 34
–, proteolytische 51
Enzymkombination nach Wolf und Ransberger 51, 52
Enzymtherapie 351
–, perioperative 347
Epican Forte™ von Dr. Rath 250, 251
Epicatechin 52, 53
Epicatechin-Gallat 52, 53
Epigallocatechin 52, 53

Epigallocatechin-Gallat 52, 53, 250
Erbgut 31
Erbgutschädigung 223
Erbrechen 349
Ergamisol 251, 252
Ergosterin 156
Ernährung 348, 353, 354
–, vegetarische 149
Ernährungstherapie 347
–, adjuvante 45
Erstmilch 139
Ersttherapie 37
Esberitox® 252, 253
Eschenholzrinde 280
Escherichia coli 103, 169
Essenzielle Fettsäuren 151
Essiac® 254, 255
Essigsäure 129
Ethylendiamintetraessigsäure 231ff.
Eurixor® 168
Evidenz-basierte Medizin 21

F

Factor AF 2 Loges 111ff.
Falsche Kamille 304
Fastenkur 109, 110
Faulbaum 280
Ferula assa-foetida 88
Fieberkraut 304
Flavanole 64
Flavanone 64
Flavone 64
Flavonoide 63ff., 83, 118, 147, 184, 318
Flavonole 64
Flor Essence 255, 256
5-Fluorouracil 105, 117
Flusssäure 129
Foetales Gewebe 307, 310
Folinsäure 92
Folsäure 89, 90
Formicum rufa 131

Freie Radikale 61, 65, 102, 148, 202, 203, 240, 301, 329
Frequenztherapie nach Rife und Clark 256
Freund, Ernst 51
Frischzellentherapie 258, 259
Fucoidan aus braunem Seetang 113, 114
Fucoxanthin 113
Fungus japonicus 140
Fural 259
Furaldehyd 259
Furancarbonal 259
Furfural 259, 260
Furfuraldehyd 259
Furfurale 259
Furfurol 259
Furyl-Methanal 259
Fußreflexzonenmassage 114, 115

G

Galavit® 261
Galen 30
Galium aparine 137
Galvanotherapie 262ff.
Gamma-Linolensäure 151, 306
Ganoderma lucidum 186, 316
Ganzheitsmedizin 24
Ganzkörperhyperthermie 57, 330
Gärtner-Chrysantheme 316
Gärung 259
Gaschler, Adolf 228
Gattefossée, René-Maurice 87
Gauin 197
Gebärmutterhalskrebs 356
Gebärmutterkrebs 305
Gebärmutterschleimhautkrebs 355
Gefleckter Schierling 131

Register

Geistheilung 264, 265
Gelbwurz 145, 146
Gelée royale 265, 266
Gelum®-Tropfen 266, 267
Gemcitabin 146, 355
Gemeine Nachtkerze 305
Genistein 268, 269
Gerbstofe 64
Germanische Medizin nach Hamer 270, 271
Germanium 214
–, organisches 271, 272
Geschwulst 32
Gewichtsabnahme 347
Ginseng 116, 117
Ginsengoside 116, 183
Ginsengwurzel 82, 333, 334
Glänzender Lackporling 186
Gleichstrombad 262
Glioblastom 207
Glucobrassin 60
Gluconeogenese 281
Glucosaminoglucane 26
Glucose 164
Glucosinolat 59
Glucuronsäure 140
Glukosestoffwechsel 44
Glutathion 60, 67, 117ff., 191, 352
Glycyrrhiza glabra 280, 316
Glykolyse 326
Gold, Joseph 281
Gonadotropin-Releasing-Hormon 224
Govallo, Valentine I. 343
Granger, Gordon A. 273
Grifola frondosa 156
Grifolan 156
Große Klette 136
Großer Huflattich 318
Grubenotter 325
Grüner Tee 52ff., 140, 353, 355, 356
Guérin, Camille 46

H

H 11 (for cancer) 273, 274
Hackethal, Julius 224
Haelan 951 274ff.
Hahnemann, Samuel 127
Haifischknorpel 276, 277
Haifischleberöl 80, 329
Hämatogene Oxidationstherapie 277ff.
Hamer, Ryke Geerd 270
Handauflegen 265
Hanf 49
Harnsäure 340
Haschisch 49
Hautkrebs 72
Hautwiderstandswert 248
HBO *siehe* Hyperbare Oxygenation
Hefe 158, 162, 205
Heilmittel, pflanzliche 22
Heilungschancen 35
HELIXOR® 166, 167
Helleborus 131
Helmkraut 316
Hericium 120, 121
Hexit 284
Hildegard von Bingen 121, 122, 19, 242
Hippokrates 30
Histidin 149
Holzkohle 130
Homöopathische Einzelmittel 127ff.
Homöopathische Mittel 135
Homotoxine 220
Honig 54ff., 353
Hopfen 208
Hormontherapie 269
–, begleitende Maßnahmen 353
HOT *siehe* Hämatogene Oxidationstherapie
Hoxsey, Harry 279
Hoxsey-Therapie 279ff.
Huang Qi *siehe* Tragant

Humulon 96
Hutpflanze 318
Hydrastis 131
Hydrazinsulfat 281
Hyperämie 262
Hyperbare Oxygenation 122ff.
Hyperthermie 56ff.
Hypnose 325

I

IAT *siehe* Immunoaugmentative Therapie
Igelstachelbart 120, 121
Imidazothiazole 251
Immunabwehr 124
Immunglobuline 138, 261
Immunmodulation 166
Immunoaugmentative Therapie 282ff.
Immuno-Plazental-Therapie 344
Immunsystem 43, 75, 76, 85, 107, 148, 243, 257
Impfung 212
Imunovir® 124, 125
Indischer Maulbeerbaum 171
Indischer Rhabarber 254
Indischer Weihrauch 207
Indisch-Japanischer Teepilz 140
Indol-3-Carbinol 59ff.
Infusionstherapie 232
Inhaltsstoffe, Deklaration 28
Inosit 284
Inositol-Hexaphosphat 284, 285
Interferone 46, 82, 275
Interleukine 48, 82, 275
Invertzucker 55
Ionisiertes alkalisches Wasser 285ff.
IP-6 *siehe* Inositol-Hexaphosphat
Isatis indigotica 316

361

Register

Isatiswurzel 316
Iscador® 166, 167
Isoflavone 174, 268, 269, 275
Isoflavonoide 64
Isoprinosine® 124, 125
Ivy, Andrew 291

J

Japanische Kristallalge 205
Japanische Meeresalge 205
Japanischer Pestwurz 287, 288, 319
Japankristall 205
Jomol®-Therapie 288
Jonon 197

K

Kaliumjodid 280
Kalzium *siehe* Calcium
Kampfer *siehe* Campher
Karzinom 32
Kategorien
–, apothekenpflichtige Arzneimittel 72, 103, 111, 166, 169, 179, 194
–, ayurvedische Mittel 241
–, Bienenprodukte 54, 66, 178, 223, 265
–, Darmtherapeutika 169, 300
–, Diäten 109, 172, 292
–, Enzymtherapien 48, 51, 228, 307, 315, 325
–, Gewürze 88
–, Heilpflanzen 41, 81, 100, 121, 125, 136, 137, 145, 146, 154, 191, 197, 207, 218, 230, 254, 255, 287, 304, 305, 318, 328, 333
–, Homöopathie 127, 141, 307, 310
–, Immuntherapeutika 103, 110, 116, 138, 140, 166, 179, 194, 227, 233, 252, 261, 282

–, Lebensmittel 52, 151, 345
–, Lebensmittelzusatzstoffe 209
–, Mineralstoffe 62, 67, 97, 222
–, Nahrungsergänzungsmittel 44, 61, 78, 79, 83, 93, 94, 96, 99, 101, 102, 105, 113, 116, 138, 140, 148, 149, 158, 159, 160, 163, 171, 174, 175, 182, 184, 185, 196, 208, 214, 237, 250, 274, 276, 284, 289, 301, 303, 313, 316, 329
–, Nahrungsmittel 59, 61, 63, 162, 188, 189, 205
–, Nahrungsumstellung 100
–, Pilze 69, 77, 120, 156, 181, 186
–, Spurenelemente 75
–, Stoffwechselaktivator 266
–, Therapieverfahren 40, 56, 86, 107, 114, 122, 176, 192, 212, 215, 219, 220, 231, 236, 239, 242, 246, 248, 256, 258, 262, 264, 272, 277, 279, 281, 288, 293, 297, 312, 319, 323, 324, 330, 340
–, veraltete Mittel 213, 217, 240, 273, 335, 340, 343
–, veränderte Lebensmittel 285
–, verbotene Therapien 211, 259, 273, 321, 339
–, verschreibungspflichtige Medikamente 49, 71, 124, 153, 179, 224, 225, 251, 336
–, Vitaminpräparate 73, 89, 201, 202, 203, 322
Katzenkralle 100, 125ff.
Kaubeschwerden 350
Kava-Kava 22
K-CFK 211
Keller, Helmut 27

Keplinger, Klaus 126
Kermesbeere 134
Killerzellen 93
Kimun® 289, 290
Kirschlorbeer 131
Klapperschwamm 156
Kleiner Sauerampfer 255
Klette 136, 137, 254
Klettenlabkraut 137, 138
Klettenwurzel 255, 280
Kneip, Sebastian 197
Kohl 59, 60
Kolostralmilch 138, 139, 196
Kolostrum *siehe* Kolostralmilch
Kombucha 140, 141
Komplementäre Therapien, sinnvolle Kombinationen 347ff.
Komplementärmedizin 25
–, Grundregeln bei der Anwendung 35
Komplexhomöopathie 141ff.
Kondorliane 130
Konz, Franz 342
Kraftwurz 318
Krallendorn® 126
Kräuterpräparate 28
Kreatine 291
Krebiozen 291
Krebs
–, Definition 32
–, Entstehung 30
–, Erkenntnisse, neueste 31
–, Faktoren, auslösende 31, 32
–, Früherkennung 20
–, Heilungschancen 21
–, Neuerkrankungen 33
Krebsdiäten 29
Krebsinformationsdienst 36
Krebskur-total nach Breus 292
Krebstherapie nach Di Bella 293

Register

Krebszelle 33
Kreosot 230
Kreosotum 230
Kreuzdornrinde 280
Kulcsàr, Gyula 105
Kupferkopf 325
Kupferspiegel 75
Kürbiskernöl 329
Kurkuma 145, 146

L

Lachesis 131
Lactobacillus acidophilus 162
Laetril 294, 295
Laktat 164
Laminaria digitata 255
Lapachol 147
Lapachotee 100, 146ff.
L-Arginin 148, 149
Larrea divericata 230
Larrea tridentata 280
Laser-Hyperthermie 58
Laubporling 156
Laurocerasus 131
L-Carnosin 149, 150
Lebensbaum 135
Lebensqualität 28
Leinöl 151
Leinsamen 151
Lektinol® 168
Lentin plus 1000 85
Lentinan 69, 70
Lentinula edodes 69
Leukämie 319, 356
LeukoNorm Cytro Chemia® 153, 154
Leukozyten 79
Levamisol 251
Limonenfrüchte, chinesische 191
Ling Zhi 186
Linolsäure 151
Lipopolysaccharide C 291
LIV. 52® 295ff.

LM-Potenzen 128
Löwenzahn 154ff.
Luminol 261
Luteinisierendes Hormon 224
Lycopin 61, 62, 355
Lymphokine 125
Lymphozyten 261
Lysin 250

M

Magnesium 62, 63
Magnetfeldtherapie 297ff.
Maitake 156, 157
Mammakarzinom 354
Mandelpilz 77
Mandur bhasma 241
Man-Koso 3000 158
Massage 352
Maßnahmen nach Abschluss der Behandlung 353ff.
MCP *siehe* modifizierte Zitruspektine
Medizinische Hefe 300, 301
Megamin® 301ff.
Melatonin 160, 351
Mercurius solubilis 132
Mercurius sublimatus corrosivus 132
Meridiane 40
Metastasen 32, 54
Metastasierung 45, 269
Methotrexat 113
MGN-3 85
Micom I.I.I.I. 303, 304
Mikrowellenhyperthermie 58
Milchkefir 162, 163
Milchsäure 129
Milchsäurebakterien 158, 162, 199
Milchsäuretherapie nach Kuhl 163ff.
Milz 179
Mineralwasserlösung 303

Mistel 135, 166ff., 351
Mistellektine 166
Misteltherapie
–, anthroposophische 166, 167
–, pharmakologische 166, 168
Modifizierte Zitruspektine 159, 160
Moermann-Diät 209
Molybdän 223
Moorinda citrifolia 171
Mukositis 350
Müller, Johannes Peter 30
Mundtrockenheit 349
Mutaflor® (Ardeypharm) 169, 170
Mutterkraut 304, 305
Muttermilch 196
Mycobacterium bovis 46

N

Nachtkerzensamenöl 305, 306
Naessens, Gaston 211
Nahrungsergänzungsmittel 14
Nahrungsfett 151
Naphthochinone 147
Nasturtium officinale 255
Natrium-Kalium-Haushalt 172
Natriumselenit 68
Natürliche Killerzellen 139, 179, 196
Naturmedizin 22
Naturstoffe 23
–, versteckte Risiken und Gefahren 29
–, Wechselwirkungen mit anderen Substanzen 28
Nebenwirkungen unkonventioneller Heilmethoden 27
Neoblastine® 307
Neoplasma 215

363

Neutropenie 55
NeyDIL®66 307ff.
NeySOL®L66 307ff.
Neythymun® 310, 311
Niacin 89, 90
Niccolum metallicum 132
Nickel 132
Niederhäusern, M. R. von 213
Niehans, Paul 258
Nitriloside 294
Nocardia opaca 288
Nonifrüchte 171, 172
Nordamerikanische Klapperschlange 325
Novicky, Wassil Jaroslaw 339
Noxylane4 85
Nux vomica 133

O

O₂ MYGAIII 303, 304
Oberflächenhyperthermie 58
Obstipation 350
Oenothera biennis 305
Öle, ätherische 87
Oleanolsäureglykoside 110
Öl-Eiweiß-Kost nach Budwig 172, 173
Oleum petrae album 319
Olibanum 207
Oligopeptide 180
Olivenöl 312, 329
Omega-3-Fettsäuren 151
Omega-6-Fettsäuren 151, 306
Operation 27, 52, 347, 348
Organische Magnesiumverbindungen 62
Organotherapie 263
Ornithin 148
Orthomol flavon m 174
Orthomol Immun 175, 176
Orthomol Immun pro 175, 176

Osteopathie 176ff.
Östrogene 59
–, pflanzliche 268
Östrogenrezeptoren 268
Östrogensynthese 208
Oxaliplatin 98
Oxindole 126
Ozongas 312
Ozonpunktur 312
Ozontherapie 312, 313
Ozonwasser 312

P

PABA *siehe* Para-Amino-Benzoesäure
Paclitaxel 352
Padma®28 313ff.
Panax ginseng 116, 117
Panax pseudeschinseng 316
Panax quinquefolius 116, 117
Pankreasenzyme 228
–, nach Beard 315, 316
Pankreaskrebs 146
Pantothensäure 89, 90
Papain 51
Para-Amino-Benzoesäure 89, 90
Paramedizin 24
Parthenolid 304, 305
Passive Hyperthermie 56
PC-SPES® 316ff.
PeakImmune4 85
Pektin 159
Perkutane Elektro-Tumortherapie 263
Peroxid 321
Pestwurz 318, 319
Petasiphenol 287
Petasites hybridus 318
Petasites japonicus 287, 319
Petasites officinalis 318
Petroleum 319ff.
Phellandrium 133
Phenolcarbonsäuren 64

Phenylketonurie 107
Phophorus 133
pH-Wert 163, 164, 259
Physiatrone nach Solomides 321, 322
Physiatry 321
Phytoalexine 64
Phytolacca 134
Phytoöstrogene 355
Plazebo-Effekt 246, 324
Plazenta 344
Plumbagin 228
Pollen 178, 179
Polonine 322, 323
Polyerga® 179ff.
Polyphenole 52, 63ff., 287
Polyporus umbellatus 181
Pom Pom 120, 121
Potenzieren 128
Prinosine® 124, 125
Procyanidin 96
Prolin 250
Propionibacterium acnes 218
Propolis 66, 67
Prostasol® 182, 183
Prostatakarzinom 355
Prostatakrebs 98, 99, 117, 151, 225, 269
Protaglandin 306
Protecton Zellaktiv® 184
Proxeronin 171
PSA-Spiegel 117
PSA-Wert 183
Pseudo-Ginseng 316
Psychische Chirurgie 323, 324
Punannava 241
Pyridoxin 89, 90

Q

Qi *siehe* Energiefluss
Quacksalberei 24, 35
Quecksilber 132, 272
Quecksilberchlorid 132
Quercetin 147, 182

R

Rabdosia rubescens 316
Rachitis 73
Radikalenfänger 54, 83, 117, 118, 150, 163, 191, 340
Radiofrequenzhyperthermie 58
Radium bromatum 134
Radiumbromid 134
Rapsöl 151
Rasayanas 214
Reckeweg, Hans-Heinrich 220
Regazell energen plus 185, 186
Reinkarnationstherapie 324, 325
Reishi 183, 186ff., 316
Reisklee 85
Reiztherapie 166
Rhabarberwurzel 255
Rhamnus frangula 280
Rhamnus purshianus 280
Rheum palmatum 255
Riboflavin 89, 90
Ribonucleosid 322
Rohkostdiät 342
Rooibostee 188, 189
Rote Waldameise 131
Rote-Bete-Kur nach Seger 189ff.
Rotklee 268, 280
Rotkleeblüten 255
Rotulme 254
Rumex acetosella 255
Rutosid 197

S

Sabal serrulata 316
Saccharomyces boulardii 300
Saccharomyces cerevisiae 93, 94, 300, 301
Saccharomyces kefir 162
Sägepalme 316
Salpetersäure 129
Sandotter 325
Saponine 116
Sarkom 32
Sarsaparilla 225, 226
Sauerampfer 254
Sauerstoff 123
Sauerstoff-Mehrschritt-Therapie 331
Sauerstoffüberdruckbehandlung *siehe* Hyperbare Oxygenation
Säure-Basen-Haushalt 243
Schafgarbenkraut 296
Scharlatanerie 24, 35
Scheinoperation 323
Schisandra chinensis 191
Schisandra sphenanthera 191
Schisandrafrüchte 191, 192
Schlaf 160, 161
Schlangengift 131
Schlangengiftreintoxin 325ff.
Schlangenkürbiswurzel 333, 334
Schlenz, Maria 192
Schlenzbäder 192ff.
Schlenzkur 192ff.
Schluckbeschwerden 350
Schneewurz 318
Schöllkraut 339
Schulmedizin 22ff.
Schwarzer Nachtschatten 296
Schwedenbitter 328
Schwermetalle 80
Schwermetallentgiftung 231
Scutelleria baicalensis 316
Seeger, Paul Gerhardt 320
Seetang 113, 114
Selen 43. 67ff., 95, 184, 352
Selenhefen 68
Senfölglycosid 59
Senkirkin 287
Serotonin 189
Serrapeptase 347
Serum anguillae 134
Sesquiterpene 318
Shiitake 69, 70, 82, 85
Sibirischer Ginseng *siehe* Taigawurzel
714-X 211, 212
Silicea 134
Silicium 134
Sisphonospora polymorpha 217
sKMT *siehe* Systemische Krebs-Mehrschritt-Therapie
Skorbut 202
SMT *siehe* Sauerstoff-Mehrschritt-Therapie
Soja 268, 269
Sojabohnenprodukt 274
Sojaöl 151
Solomides, Jean 321
Somlyai, Gábor 239
Sonnenblumenöl 151
Spontanheilungen 34
Squalamin 276
Squalen 328
Stachelpanax *siehe* Taigawurzel
Standardtherapien 23
Sterole 182
Stillingia sylvatica 280
Stoffwechsel 75
Strahlentherapie 27, 33, 83, 112, 119, 124, 150, 167, 206
–, begleitende Maßnahmen 353
Superoxidbismutase 75
Süßholz 316
Süßholzwurzel 280, 333, 334
Systemische Krebs-Mehrschritt-Therapie 330ff.

T

Tabebuia impetiginosa 14
Taigawurzel 110
Tamoxifen 103, 353

Register

Tanacetum parthenium 304
Tannine 64
Tanzpilz 156
Taraxacum officinale 154
Taurin 71
Taurolidin 71, 72
Teestrauch 53
Thallium aceticum 134
T-Helferzellen 126, 139
Therapieleitlinien 21
Therapien
–, experimentelle 24
–, unkonventionelle 24
Thiamin 89, 90
Thioredoxin 67
Thrombozytopenie 351
Thuja 135
Thymoject® Loges 195
Thymophysin® 72, 73
Thymostimulin 72, 73
Thymus 310
Thymusdrüse 194
Thymustherapie 194ff.
Thym-Uvocal® 195
Tian Xian 333ff.
Tibetische Medizin 313
Tiefenhyperthermie 58
Tierkohle 130
Traditionelle Chinesische Medizin 40
Tragant 41
TransferFaktor 138, 139, 196, 197
Treben, Maria 218, 219
Trifolium pratense 255, 268
Trophoblastenthese 315
Trypanosoma cruzi 335
Trypanosomentherapie 335, 336
Trypsin 51, 316
Tumorzellen 33
Tumosteron® 336ff.
T-Zellen 43

U

Übelkeit 349
Übersäuerung 267
Überwärmungsbäder nach Schlenz 192ff.
Ubichinon *siehe* Coenzym Q 10
Ukrain 339, 340
Ulmenrinde 255
Ulmus rubra 255
Ultraschallhyperthermie 58
Ultraviolette Bestrahlung des Blutes 277ff.
Uncaria tomentosa 125ff.
Urin 215, 273
Urintherapie 340ff.
Urmedizin nach Konz 342, 343
Urmilch 139
Urtinktur 127
UVB *siehe* Ultraviolette Bestrahlung des Blutes
UV-Strahlung 73

V

Vanadium 223
Veilchen 197ff.
Veilchensalbe 197
Venusfliegenfalle 227
Verdünnung 127
Verstopfung 350
VG 1000™ (nach Govallo) 343, 344
VIATHEN-T® 96, 97
Violanin 197
Vipera ammodytes meridionalis 325
Virimun® 124, 125
Viruxan® 124, 125
Viscum album 135
Vita Biosa 199, 200
Vitamin A 201, 202, 356
Vitamin B_{17} 294, 295
Vitamin C 83, 156, 202, 203, 250
Vitamin D 73, 74
Vitamin E 83, 203ff.
Vitamine 184
Vormilch 139

W

Waldeyer-Hartz, Heinrich Wilhelm Gottfried von 31
Warburg, Otto Heinrich 152
Wasserfenchel 133
Wasserkefir 205, 206
Wegwarte 296
Weihrauch 207, 208
Weintraubendiät 345, 346
Wüstenlilie 81ff.
Wuweizi 191

X

Xantho-C 208, 209
Xanthohumol 208
Xeronin 171

Z

Zabel, Werner 24
Zahnwurzelgranulome 217
Zanthoxylum americanum 280
Zapper 256, 257
Zellaktivator 164
Zeolithe 301
Zervixkarzinom 356
Zhu Ling 181
Zink 75, 76
Zinksalze 75
Zirbeldrüse 160
Zitronensäure 209, 210
Zitronensäurezyklus 209
Zweittumorprävention, diätetische 356, 357
Zytokine 93, 219
Zytostatikabehandlung 253

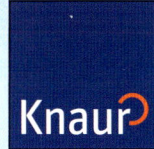

WEIL WISSEN
DIE BESTE MEDIZIN IST

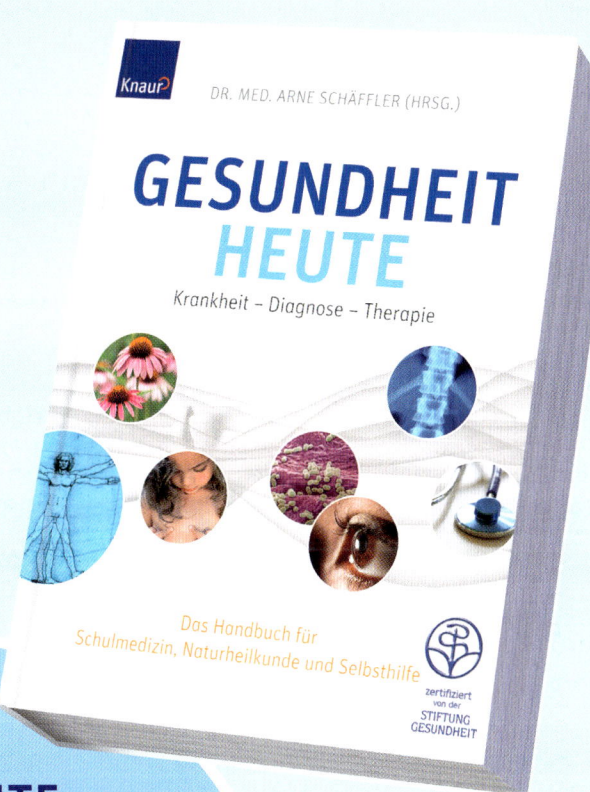

DIE WEBSITE ZUM BUCH:

www.gesundheit-heute.de

→ Schneller Zugriff auf über 2.200 Erkrankungen und ihre Behandlung

→ Interaktiver Krankheitsfinder: Mit wenigen Mausklicks zur richtigen Diagnose

→ Alle Informationen auf dem neuesten Stand

Dr. med. Arne Schäffler (Hrsg.)
Gesundheit heute

1392 Seiten
ISBN 978-3-426-64326-6

www.knaur-ratgeber.de

Die Autoren
Prof. Dr. Karsten Münstedt ist stellvertretender Direktor des Frauenklinikums der Universität Gießen und widmet sich seit vielen Jahren der Erforschung konventioneller und unkonventioneller Behandlungsmethoden von Krebserkrankungen.

Petra Thienel ist Apothekerin und beschäftigt sich mit der Auswertung wissenschaftlicher Studien zum Thema Krebs.

Wichtiger Hinweis
Die im Buch veröffentlichten Ratschläge wurden mit größter Sorgfalt von Verfassern und Verlag erarbeitet und geprüft. Eine Garantie kann jedoch nicht übernommen werden. Ebenso ist eine Haftung der Verfasser bzw. des Verlages und seiner Beauftragten für Personen-, Sach- oder Vermögensschäden ausgeschlossen.

Beachten Sie, dass sich aus den gesammelten Informationen keine Rechtfertigung zur Anwendung irgendwelcher Heilmethoden und Heilmittel ableiten lässt. Bei Interesse an einzelnen Heilmethoden oder Präparaten wird empfohlen, sich mit fachkundigen Therapeuten in Verbindung zu setzen. Eine kritiklose Selbstmedikation kann unter Umständen negative Folgen haben und sogar andere, parallel laufende Therapien ungünstig beeinflussen. Um Interessierte selbst vor gesundheitlichen Schäden zu schützen, ist vor sämtlichen Anwendungen immer Rücksprache mit dem jeweiligen Therapeuten zu halten.

Bildnachweis
Umschlagfotos und Innenteil: Corbis (4); Getty Images (2)

Bibliografische Information der Deutschen Nationalbibliothek
Die Deutsche Nationalbibliothek verzeichnet diese Publikation in der Deutschen Nationalbibliografie; detaillierte bibliografische Daten sind im Internet über http://dnb.d-nb.de abrufbar.

© 2008 Knaur Ratgeber Verlag
Ein Unternehmen der Droemerschen Verlagsanstalt Th. Knaur Nachf. GmbH & Co. KG, München
Alle Rechte vorbehalten

Das Werk einschließlich aller seiner Teile ist urheberrechtlich geschützt. Jede Verwertung außerhalb des Urhebergesetzes ist ohne Zustimmung des Verlages unzulässig und strafbar. Das gilt insbesondere für Vervielfältigungen, Übersetzungen, Mikroverfilmungen und die Einspeicherung und Verarbeitung in elektronischen Systemen. Es ist deshalb nicht gestattet, Abbildungen dieses Buches zu scannen, in PCs oder auf CDs zu speichern oder in Computern zu verändern oder einzeln oder zusammen mit anderen Bildvorlagen zu manipulieren, es sei denn mit schriftlicher Genehmigung des Verlages. Bei der Anwendung in Beratungsgesprächen, im Unterricht und in Kursen ist auf dieses Buch hinzuweisen.

Projektleitung und Redaktion: Franz Leipold
Herstellung: Veronika Preisler
Layout und Satz: Barbara Rabus
Bildredaktion: Sylvie Busche (Ltg.), Markus Röleke
Umschlaggestaltung: Claudia Fillmann & Sabine Krohberger, München
Druck und Bindung: Mohn Media, Gütersloh
Printed in Germany
ISBN 978-3-426-64470-6

5   4   3   2   1

Besuchen Sie uns auch im Internet unter der Adresse **www.knaur-ratgeber.de**